Der Koch ist der bessere Arzt

MEDIÄVISTIK ZWISCHEN FORSCHUNG, LEHRE UND ÖFFENTLICHKEIT

Herausgegeben von Wernfried Hofmeister

Band 8

PETER LANG
EDITION

Andrea Hofmeister-Winter / Helmut W. Klug /
Karin Kranich (Hrsg.)

Der Koch ist der bessere Arzt

Zum Verhältnis von Diätetik und Kulinarik im Mittelalter und in der Frühen Neuzeit

Fachtagung im Rahmen des Tages der Geisteswissenschaften 2013 an der Karl-Franzens-Universität Graz, 20.6.–22.6.2013

PETER LANG
EDITION

Bibliografische Information der Deutschen Nationalbibliothek
Die Deutsche Nationalbibliothek verzeichnet diese Publikation in der Deutschen Nationalbibliografie; detaillierte bibliografische Daten sind im Internet über http://dnb.d-nb.de abrufbar.

Gedruckt mit Unterstützung
der Universität Graz und des Instituts Allergosan Pharmazeutische Produkte,
Forschungs- und VertriebsGmbH

ISSN 1863-060X
ISBN 978-3-631-65247-3 (Print)
E-ISBN 978-3-653-04319-8 (E-Book)
DOI 10.3726/978-3-653-04319-8

Peter Lang Edition ist ein Imprint der Peter Lang GmbH.
Peter Lang – Frankfurt am Main · Bern · Bruxelles · New York · Oxford · Warszawa · Wien

Diese Publikation wurde begutachtet.

www.peterlang.com

Geleitwort

Seit Wilhelm Wackernagel 1827 zuerst Teile aus dem *Bůch von gůter spîse* publizierte, also seit gut 185 Jahren, ziehen mittelalterliche Kochrezepte das Interesse von Germanistinnen und Germanisten auf sich, allerdings mit wechselnder Intensität: Während der ersten gut 130 Jahre blieb der Kreis der Interessenten an dieser Materie und folglich die Zahl der Text-Editionen ebenso wie die der wissenschaftlichen Abhandlungen eher überschaubar. Erst als seit dem Ende der 50er Jahre des 20. Jahrhunderts ein neuer Schub von Editionen einsetzte und dank eines erweiterten Literaturverständnisses die kulturhistorische Aussagekraft dieser Textsorte erkannt wurde, gewann die Erforschung mittelalterlicher Kochrezepttexte an Substanz. Nicht zuletzt auch deshalb, weil nun verstärkt die Mitüberlieferung der Kochrezeptsammlungen in die Betrachtung einbezogen wurde, verstand man die Rezepte nicht mehr nur als schlichte, gar ad hoc aus der Küchenpraxis in die Schriftlichkeit transferierte Anweisungen zum Zubereiten von Speisen, sondern nahm ihre gelegentlich in den Sammlungen selbst oder in einzelnen Rezepten explizit zum Ausdruck kommende Affinität zur mittelalterlichen Gesundheitslehre wahr. Auch zeichnete sich, je besser die überlieferten handschriftlichen Rezeptsammlungen bekannt und je intensiver sie studiert wurden, immer deutlicher ab, dass die meisten dieser Sammlungen als Vertreter einer Reihe von deutlich differenzierbaren, jedoch gelegentlich auch miteinander interferierenden Textkorpora angesehen werden müssen. Das bedeutete aber auch, dass ihre vornehmliche Existenzform seit ihrer Entstehung die Schriftlichkeit gewesen sein muss. Damit war die Frage nach der Funktion und dem Stellenwert der Kochrezeptüberlieferung im Wissenskanon des Mittelalters und der frühen Neuzeit neu gestellt.

Es ist das Verdienst der Grazer Tagung vom 20.–22. Juni 2013, diese Frage aufgenommen und zum ersten Mal systematisch das Verhältnis von Diätetik und Kulinarik ins Zentrum der wissenschaftlichen Untersuchung mittelalterlicher und frühneuzeitlicher kulinarischer Literatur gestellt und dabei auch auf Texte bis zum Barock ausgegriffen zu haben. Erstmals wurde in zahlreichen Einzeluntersuchungen, die neben den eigentlichen Kochrezepten und Kochbüchern so unterschiedliche Textsorten wie Platinas *De honesta voluptate et valitudine* und seine deutsche Übersetzung, verschiedene Zwölf-Monats-Regimina, Wirtschaftsbücher oder medizinisch-gastrosophische Werke der frühen Neuzeit einbezogen, immer wieder fokussiert, wie es sich mit der Relation zwischen der medizinischen Theorie und ihrer Vermittlung in die kulinarische Praxis verhält. Die hier versammelten Vorträge belegen, was lange Zeit nur vage Vermutung war: Langsam beginnt sich abzuzeichnen, wie sehr die kulinarische Literatur dem medizinisch-diätetischen Diskurs verpflichtet ist.

Als jemand, der einen erheblichen Anteil seiner wissenschaftlichen Arbeit der Erschließung der deutschsprachigen mittelalterlichen und frühneuzeitlichen Kochrezeptliteratur gewidmet hat, war es mir eine besondere Freude, das große Interesse zu sehen, das dieses Forschungsgebiet gerade auch bei den Nachwuchswissenschaftler/innen weckt, die aus sehr unterschiedlichen Perspektiven und auf hohem Reflexionsniveau mit ihren Postern die Tagung bereicherten.

Den Organisator/innen kann ich zu der offenen und kommunikativen Atmosphäre nur gratulieren, von der alle Tagungsteilnehmer/innen und vor allem auch der Gegenstand selbst profitierten. Nicht zu vergessen die kulinarischen Köstlichkeiten, mit denen die ‚Rekonstruktion einer historischen Geschmackswelt' dem Praxistest unterzogen wurde – und auch wenn wir nach wie vor nicht sicher sein können, ob wir das schmeckten, was in der Zeit der Entstehung der Rezepte intendiert war: Es schien uns gelungen!

Trude Ehlert

Vorwort

Als eines der Grundbedürfnisse des Menschen ist die Ernährung in allen Kulturen ein wichtiges Thema und erstreckt sich über die verschiedensten Lebensbereiche. Dieser Umstand spiegelt sich auch in den Quellen des Mittelalters und der Frühen Neuzeit wider, wo Fragen der Nahrung und Nahrungsaufnahme nicht nur in zahlreichen Sparten der Artesliteratur und in geistlichen Traktaten über Fastengebote und die Todsünde *gula* abgehandelt werden, sondern sogar in der poetischen Literatur eine Rolle spielen.

In welch zahlreicher Facettierung Essen und Trinken den Alltag des mittelalterlichen Menschen prägten, mögen einige Beispiele aus der höfischen Dichtung demonstrieren: Die Versnovelle *Helmbrecht* aus der Mitte des 13. Jahrhunderts diskutiert Standesunterschiede der mittelalterlichen Gesellschaft und lässt viele Argumentationsbögen über Beispiele aus dem Bereich der Ernährung laufen: Dem Adeligen gebühren Wildbret, Fisch und das weiße Hühnerfleisch, der Bauer muss sich jedoch mit Haferbrei und den redensartlich zur Zwillingsformel verschmolzenen Gemüsesorten ‚Kraut und Rüben' zufrieden geben. Im *Herbstlied* des Dichters Steinmar wendet sich das lyrische Ich nach verschmähter Liebe lukullischen Freuden zu und interpretiert – wohlig getröstet durch kräftig gewürzten Gänsebraten und Wein – auf seine Weise das Sprichwort, demzufolge Liebe durch den Magen gehe. Der aberwitzige Streit zwischen einer Königstochter und einem Ritter im Märe *Die halbe Birne*, das Konrad von Würzburg zugeschrieben wird, entwickelt sich aus einem *faux pas* bei Tisch, bei dem die höfischen Benimmregeln sträflich vernachlässigt werden.

Über das Was und Wie im Diskurs über korrektes zwischenmenschliches Verhalten hinaus spielt Wolfram von Eschenbach auf einen weiteren bedeutenden Aspekt des Essens an, wenn er im 10. Buch des *Parzival* die Gastfreundschaft des Fährmanns Plippalinot kritisiert:

> dô brâht ein des wirtes sun
> purzeln unde lâtûn
> gebrochen in den vînæger.
> ze grôzer kraft daz unwæger
> ist die lenge solhiu nar:
> man wirt ir ouch niht wol gevar. (X, 551, 19–24)

‚Portulak und Salat an Vinaigrette', die man dem Artusritter Gawan auftischt, seien keine angemessene Speise für einen Ritter, der soeben einen todesmutigen Gegner besiegt hat und unmittelbar vor dem schwierigsten Kampf seines Lebens steht. Vordergründig mag man an die Energieversorgung eines Helden denken, die gewiss substanziellere Kost erfordert. Konfrontiert man diese literarische Quelle jedoch mit Sachtexten jener Zeit, informieren diese über tiefere Hintergründe: In den medizinischen Texten sowie in den Kochrezepttexten werden nämlich Portulak und Lattich gleichermaßen als leichte und kühlende Sommerspeise empfohlen. Speisen von der humoralpathologischen Qualität ‚kalt' dämpfen die aggressiv machende gelbe Galle (*cholera*) im Körper, beruhigen also ein hitziges Gemüt und machen friedfertig, was einem Ritter in der genannten Situation nicht hilfreich sein kann. Gerade das zuletzt zitierte Textbeispiel zeigt besonders deutlich, welch hohen Stellenwert die Ernährung in der mittelalterlichen Denkweise einnimmt, nicht nur hinsichtlich der Stillung eines physischen Grundbedürfnisses, sondern in der gesamten Lebensführung (Diätetik), einschließlich der Gesundheitsprophylaxe und darüber hinaus im symbolischen Sinn.

Die gedankliche Basis für die historische Gesundheitsvorsorge bildet die aus der Antike tradierte und in der orientalischen Medizin systematisierte ganzheitliche Sicht auf das Zusammenspiel aller möglichen Einflussfaktoren, denen der Mensch andauernd ausgesetzt ist. Besonders prägnant ist das in der Einleitung des *Liber de coquina*, einer lateinischen Quelle des späten 13. Jahrhunderts, formuliert. Dort wird über ‚köstliche Speisen' gesagt, diese seien jedem Medikament vorzuziehen, sofern sie nicht im Übermaß genossen, sondern mit vernünftiger Mäßigung und unter sorgfältiger Beachtung der Komplexion der Nahrungsmittel, also deren Zuordnung zu den Qualitäten feucht und trocken, warm und kalt, sowie der Jahreszeiten und des Lebensraumes zu sich genommen würden. Denn unter solchen Voraussetzungen dienten sie zur Stärkung des Körpers und der menschlichen Natur und sorgten für ein beschwerdefreies und langes Leben:

> quod si [sc. fercula varia delicata] cum moderantia et non superflue et debito modo sumpta fuerint, complexionibus convenientibus et temporibus ac regionibus observatis, omni electuario et medicamento sunt magis merito commendanda ac preponenda quantum corpus et naturam humanam coroborant et confirmant et ad etatem perducunt ylarem et longinquam.[1]

1 *Liber de coquina*. Das Buch der guten Küche. Hrsg. von Robert Maier. Frankfurt am Main: Friedrich 2005, S. 34.

Im Mittelalter und in der Frühen Neuzeit waren diese Zusammenhänge tief im Bewusstsein jedes Einzelnen verankert, zumal in dieser Zeit im Erkrankungsfall neben den invasiven Mitteln des Purgierens und Aderlassens kaum wirksame medizinische Therapien zur Verfügung standen. Die Küche hatte demzufolge einen wesentlichen Anteil an der Gesundheitsvorsorge, denn eine Hauptaufgabe des Arztes bestand darin, für seine Patient/innen individuell angepasste Ernährungsvorschriften auf Basis der traditionellen Säftelehre zu erstellen. Dem Koch kam dann – zumindest in der gehobenen Küche – die Aufgabe zu, Mahlzeiten auf das jeweilige Temperament und die konstitutionelle Verfassung der Esser/innen abzustimmen, die selbstverständlich gesund und zugleich wohlschmeckend sein sollten.

Der Gedanke, dass von der Küche aus kuriert werde und dem Koch dabei eine tragende Rolle zukomme, ist vom Spätmittelalter bis ins 18. Jahrhundert vielfach dokumentiert. In der Vorrede zur *Küchenmeisterei,* dem ältesten gedruckten deutschsprachigen Kochbuch von 1485, heißt es etwa: „ein ordenlicher koch mit wol bereitter natuͤrlicher speiß ist hie in disser zeit der best artzt." In Stephan Vigilius' deutscher Platina-Übersetzung von 1542 liest man: „Man spricht vnd ist war/ das *Culina,* das ist die kuchen/ der beste artzt sei/ wo die wol staffiert ist/ do darff man nicht vil Doctorn vnnd Apoteckern" (fol. IIIr).

Noch drastischer (und nicht ohne Selbstwusstsein) bringt es Marx Rumpolt in seinem *New[en] Kochbuch* 1581 auf den Punkt, indem er als kurfürstlicher Mundkoch in Mainz darauf hinweist, welch „sonderliche kunst es sey vmb kochen/ vnd Tisch mit Essenspeis zu versehen" (fol. IIIv), und dass ein Küchenmeister ohne fundierte Kenntnisse der Diätetik geradezu „Fuͤrsten vnd Herren/ auch andern gemeinen Leuten jr leben vnnd gute Gesundheit abstelen/ vnd zu derselbigen Moͤrder werden" (fol. IVr) könne. 1598 meint Frantz de Rontzier, der fürstliche Mundkoch zu Braunschweig, in seinem *Kunstbuch von mancherley Essen,* dass es „alzeit besser [sei]/ wenn mann aus der Kuͤchen/ als wenn mann aus der Apoteken die *medicin* entfanget vnnd gebraucht" (fol. IIIv). Und im selben Jahr sagt Anna Wecker, die Witwe des Stadtphysikus von Colmar, im Widmungsschreiben zu ihrem *Koͤstlich new Kochbuch [...] Nit allein vor Gesunde: sondern auch vnd fuͤrnemlich vor Krancke / in allerley Kranckheiten vnd Gebraͤsten: auch Schwangere Weiber / Kindbetterinnen / vnnd alte schwache Leute [...]* über ihren Mann, dass er „in seiner Cur trefflich vil auff das kochen gesehn und gehalten/ vnd so vil immer moͤglich gewesen/ jederzeit lieber auß der Kuchen/ dañ auß der Apotecken curirt vnd geholffen" habe. Wie tief diese Verbindung von Diätetik und Kulinarik weit über das Mittelalter hinaus in der allgemeinen Lebensführung verankert war, zeigt uns schließlich noch in der Barockzeit der Koch des Salzburger Fürsterzbischofs, Conrad Hagger, in seinem *New[en] Saltzburgische[n] Koch=Buch* von 1718/19. Auch er legt nach wie vor großen Wert darauf, „daß die Kuchen der Apotheck *correspondire*, und der Koch den Herren Medicum gleichsam *secundire*" (Vorrede, fol. 3v).

Aus all diesen Statements – die Reihe ließe sich bis in die Gegenwart fortsetzen – geht hervor, dass die Ausübung des Berufs eines Kochs neben Kreativität und küchentechnischen Fertigkeiten auch eine fundierte Kompetenz im Gesundheitsbereich erfordert, die den Koch zum Praktiker der Diätologie und damit in gewisser Weise tatsächlich zum ‚besseren Arzt' macht.

Die Beschäftigung mit Texten zur historischen Kulinarik – vorzugsweise mit mittelhochdeutschen und frühneuhochdeutschen Quellen zwischen 1300 und 1620 – hat im Fachbereich „Germanistische Mediävistik" des Instituts für Germanistik sowohl in der Lehre als auch in der Forschung bereits eine langjährige Tradition.[2] Dabei zeigte sich immer wieder deutlich, dass die Verflechtungen der historischen Kulinarik mit den Fragen der Gesunderhaltung des Körpers so eng sind, dass nur eine interdisziplinäre Betrachtungsweise zielführend sein kann. Kochrezepte sind nämlich keineswegs nur als simple Anleitungen zur Herstellung von Speisen zu lesen, sondern transportieren wichtige Informationen zur Prophylaxe gegen Krankheiten, wie sie im Mittelalter im Zentrum einer ganzheitlichen Gesundheitslehre stand und im gehobenen Alltagswissen einen immensen Stellenwert innehatte. Es verwundert daher nicht, wenn mittelalterliche handschriftlich überlieferte Kochbücher in der Regel nicht dem Umfeld der Küche, sondern dem Umfeld der praxisorientieren Medizin und dem so genannten Haushaltswissen des ‚treusorgenden Hausvaters' zuzuweisen sind.

Darüber hinaus können diese Texte gewissermaßen als Leittexte für die Wege der Wissensvermittlung und der Wissenstransformation von der Antike bis in die Frühe Neuzeit gelten. Sie nehmen medizinische

2 Aus dieser Forschungstradition sind z. B. in jüngster Zeit die Masterarbeiten von Verena Friedl und Natascha Guggi hervorgegangen (beide sind Beiträgerinnen in diesem Band) sowie der seit 2010 im Fachbereich beheimatete Universitätsverein „KuliMa – Kulinarisches Mittelalter an der Universität Graz", der auf seiner Website (http://kulinarisches-mittelalter.org) eine Auswahl von einschlägigen Proseminar- und Bachelorarbeiten sowie kleinere Forschungsarbeiten von Vereinsmitgliedern publiziert.

Theoreme der Antike auf, werden angereichert durch Impulse aus der orientalischen Medizin des Mittelalters und greifen in ihrer Anleitung zur praktischen Umsetzung auf die Ressourcen Mitteleuropas zurück. Es handelt sich also um kulturhistorisch multipel aufschlussreiche Texte.

Dennoch ist in den letzten Jahren – vor allem im deutschsprachigen Bereich – eine gewisse Stagnation in der wissenschaftlichen Aufarbeitung dieser Materie festzustellen. Nicht zuletzt diese Beobachtung veranlasste uns, in Graz eine Fachtagung zum Verhältnis von Diätetik und Kulinarik im Mittelalter und in der Frühen Neuzeit auszurichten, die Impulsgeberin und Motor sowie Plattform für die Vernetzung interdisziplinärer Forschungsaktivitäten sein wollte. Das vorrangige Ziel war es, jenen Forscher/innen ein Forum zu bieten, die sich in den letzten Jahren und/oder ganz aktuell mit der Thematik ‚Historische Kulinarik in ihrer Verbindung zu mittelalterlicher Diätetik' beschäftigt haben.

Die Tagung fand anlässlich des Tages der Geisteswissenschaften 2013 an der Karl-Franzens-Universität Graz statt und erfreute sich in diesem Kontext nicht zuletzt dank des öffentlichkeitswirksamen Titels ‚Der Koch ist der bessere Arzt' eines breiten Zustroms sowie der Aufmerksamkeit durch die Medien, ist doch die Verbindung zwischen Ernährung und Medizin, insbesondere unter dem Aspekt der Gesundheitsvorsorge, ein Thema von überzeitlicher Aktualität.

Entsprechend der Zielsetzung, die vielschichtigen Dimensionen der historischen Kulinarik breit auszuleuchten, wurden Referent/innen aus zahlreichen am Thema partizipierenden Forschungsdisziplinen eingeladen, die durch ihre Vorträge und Diskussionsbeiträge vielfältige wertvolle Anregungen einbringen konnten: Im Programm waren Teilnehmer/innen aus den Fächern Germanistik (Sprach- und Literaturwissenschaft), Geschichtswissenschaft, Medizingeschichte, Volkskunde, Kunstgeschichte, Archäologie und Theologie vertreten. Die Referate präsentierten einen Querschnitt durch die aktuelle Forschung und deckten den Zeitraum von der Antike bis über die Barockzeit hinaus ab.

Um die Teilnahme an der Tagung auch für Studierende attraktiv zu machen bzw. zu einer aktiven Beteiligung anzuregen, wurden außerdem ein Poster-Wettbewerb ausgeschrieben. Aus den eingegangenen Bewerbungen wurden sechs Beitragsangebote von insgesamt sieben jungen Kolleg/innen ausgewählt. Sie durften im Rahmen der Tagung in einer eigenen Sektion ihre laufenden oder gerade abgeschlossenen Forschungsprojekte in Bild und Wort resp. in Kurzreferaten vorstellen. Das durchwegs ambitionierte Niveau dieser Leistungsschau legte es nahe, die Nachwuchsforscher/innen einzuladen, ihre Beiträge für die Drucklegung breiter auszuarbeiten, ein Angebot, das alle Beteiligten gerne annahmen. So fügen sich in diesem Band Beiträge von bereits international bekannten Expert/innen und hoffnungsvollen Jungforscher/innen zu einem reichhaltigen ‚Menü' zu verschiedenen Forschungsfragen zusammen.

Der Band bildet nicht ganz exakt die Ergebnisse der Tagung ab, insofern als ein Referat nicht für die Drucklegung vorgelegt wurde, dafür aber zwei Beiträge, die während der Tagung noch nicht zur Verfügung standen und daher nicht unmittelbar diskutiert werden konnten, ergänzend hinzutreten: Dem Medizinhistoriker Kai Peter Jankrift sei für die Mühe gedankt, sein ursprünglich geplantes Referat in ausführlicher Gestalt schriftlich nachgereicht zu haben. Und der bekannten Editorin und Expertin für mittelalterliche und frühneuzeitliche Kochrezepttextüberlieferung Trude Ehlert gilt unser herzlicher Dank, dass sie der Tagung nicht nur quasi als ‚Schirmherrin' beigewohnt und für diesen Band ein wohlwollendes Geleitwort beigesteuert hat, sondern dass sie ihn darüber hinaus mit einer weiteren Edition von handschriftlichen Kochrezepttexten bereichert.

Die Beiträge wurden für die Drucklegung zu Themenblöcken gruppiert, innerhalb derer die Anordnung chronologisch nach den Quellen und Epochen erfolgt.

Den Reigen eröffnet ein medizinhistorischer Beitrag zum Mittelalter, dem zugleich die Rolle zugedacht ist, in zeitspezifische Vorstellungen über den Zusammenhang zwischen Speisegewohnheiten und Krankheiten einzuführen: KAI PETER JANKRIFT (München) legt mit seiner Untersuchung zum Interferenzbereich zwischen Medizin und Ernährungslehre den Stellenwert der Ernährung in der vormodernen Krankenpflege vor dem Hintergrund der Vier-Säfte-Lehre dar. Am Beispiel der seuchenhaft verbreiteten Krankheiten ‚Antoniusfeuer', Lepra und Pest demonstriert er, wie auf empirischer Beobachtung fußende Diätvorschriften selbst bei diesen als unheilbar geltenden Leiden eine gewisse Linderung bringen konnten.

Eine anonym zusammengestellte diätetisch-medizinische Sammelhandschrift des 15. Jhs., die in dieser Konstellation beinahe prototypisch den Tagungstitel markiert, steht im Zentrum des ersten Beitrags-Blocks:

MELITTA WEISS ADAMSON (London/Ontario) untersucht die Strategien der Corpusbildung anhand des Münchner Codex Cgm 415, dessen Einzeltexte über lateinische Vorlagen bis auf arabische, griechische und italienische Quellen zurückverfolgt werden können. Querverweise liefern Indizien dafür, dass die Zusammenstellung der Handschrift planvoll vonstatten ging und dass der Kompilator medizinisch hoch gebildet war. Da sich in dem Codex zwei Kochrezepttextsammlungen befinden, stellt sich die Frage, welche Rolle bei der Kompilation und Tradierung von Kochrezepttexten Ärzten zukam.

Die beiden genannten Kochrezepttextsammlungen in Cgm 415 wurden im Zuge zweier Grazer Qualifikationsarbeiten jüngst mit dem Konzept der dynamischen Edition erschlossen: VERENA FRIEDL (Wien) erläutert die Methodik ihrer Edition der anonymen deutschen Übersetzung des *Buchs von den chósten* des Jamboninus von Cremona, jener Kochrezepttextsammlung, die am Beginn des besagten Codex steht. Die zweite (anonyme) Kochrezeptsammlung hat NATASCHA GUGGI (Graz) nach derselben Methode ediert und dabei unter den zahlreichen Gerichten mit arabischem Namen etliche italienische Rezepte entdeckt. Sie untersucht in ihrem Beitrag, anhand welcher Merkmale die italienischen Gerichte in der deutschen Übersetzung identifiziert werden können.

Namhaften Ernährungsexperten des Mittelalters und der Frühen Neuzeit ist der nächste Block von Beiträgen gewidmet:

Mit seinem in mehreren Druckauflagen verbreiteten *Spiegel der Gesundheit* schuf der elsässische Arzt Lorenz Fries ein medizinisches Handbuch für gebildete Laien, dessen Stärke darin liegt, dass das zielgruppenadäquat vermittelte Fachwissen durch geschickte Pragmatisierung auch für den Alltag nutzbar gemacht wird. Die thematischen Schwerpunkte sowie Mechanismen und Akzente dieses Wissenstransfers bei Fries legt KARL-HEINZ STEINMETZ (Wien) in seinem Beitrag dar.

Auf demselben Erfolgsrezept, nämlich der Verbindung der gesamten traditionellen Gesundheitslehre mit konkreten Ratschlägen zu deren gastrosophischer Anwendung, beruht das viel gepriesene Kompendium *De honesta voluptate et valetudine* des Platina von Cremona, und das, obwohl der Verfasser selbst weder Arzt noch Koch war. THOMAS GLONING (Gießen) beleuchtet die erste und einzige Übersetzung des Werks ins Deutsche durch den Humanisten Stephan Vigilius (1542) und analysiert diese im Lichte der medizinisch-diätetisch ausgerichteten Kochkunst(-Literatur) des 15. und 16. Jahrhunderts. Ferner unternimmt er es, die Wege der Tradierung und der Transformation von Wissensbeständen im Spiegel der textuellen Entwicklung aufzuspüren sowie die sprachlichen Strategien aufzudecken, mit denen das medizinisch-kulinarische Programm überzeugend vermittelt wurde.

Im Gegensatz zu den in den beiden vorangehenden Beiträgen behandelten fachliterarischen Gewährsleuten hat der nächste Ernährungsfachmann die gesamte Karriereleiter vom einfachen Küchenjungen bis zum hoch geschätzten Chefkoch des Fürsterzbischöflichen Hofs in Salzburg absolviert: Das voluminöse *Neue Salzburgische Kochbuch* (1717/1718) mit seiner opulenten illustrativen Ausstattung darf als Höhepunkt der barocken Kochbuchliteratur angesehen werden. SIMON EDLMAYR und MARTINA RAUCHENZAUNER (Salzburg) versuchen in ihrem Beitrag unter Beiziehung außertextlicher Quellen aus dem Verwaltungsbereich des Salzburger Hofs am Beispiel der Zitrusfrüchte der kulinarischen ,Realität' hinter den Kochanleitungen nachzuspüren.

Der anschließende Beitrags-Block lässt sich unter dem Titel ,Corpusstudien' zusammenfassen:

Einen differenzierteren Blick als die bisherige Forschung wirft JOHANNA MARIA VAN WINTER (Utrecht) auf die reiche Überlieferung der *Regimina sanitatis* nach Monaten und der *Regimina sanitatis* nach Jahreszeiten und legt dar, dass diese nicht nur aus zwei verschiedenen Traditionssträngen stammen, sondern sich darüber hinaus deutlich durch ihre Funktion im Kontext der mittelalterlichen Gesundheitslehre unterscheiden. Als ganz und gar unzutreffend entlarvt sie den in der Vergangenheit mitunter gebrauchten Begriff „Mönchmedizin" im Zusammenhang mit den *Regimina duodecim mensium*.

Auf Basis der von ihr jüngst neu erstellten Edition der deutschen Bearbeitung der *Epistula Anthimi de observatione ciborum* untersucht MARIA-LUISA CAPARRINI (Novedrate/Como) die in dieser nahrungsmitteldiätetischen Schrift enthaltenen Zubereitungsanweisungen und stellt diesen ähnliche Rezepturen aus spätmittelalterlichen Kochrezepttextsammlungen gegenüber. Damit erweist sich einmal mehr der enge Konnex zwischen kulinarischen Gewohnheiten des Mittelalters und der Diätetik der Säftelehre.

Auch wenn es keine Kochrezepttexte enthält, vermag das *Speisenbüchlein* aus dem *Tegernseer Wirtschaftsbuch* interessante Einblicke in die benediktinischen Lebens- bzw. Essgewohnheiten zu vermitteln. Den Speiseplan des Klosters Tegernsee im 16. Jh. und die Listen von verwendeten Zutaten sowie Mengenangaben untersucht KARIN KRANICH (Graz) im Kontext der kirchlichen Fastengebote quer durch den Jahreslauf.

Einblick in ihr Editionsvorhaben des umfangreichen anonym überlieferten *Tiroler Kochbuch[s] anno 1714* gewährt SIMONE KEMPINGER (Salzburg) und analysiert als Beispiele für die Verschränkung von Kulinarik und Gesundheitslehre zwei Zubereitungsanleitungen für ‚Medizin aus der Küche'.

Realienkundliche Detailstudien präsentiert der nächste Beitrags-Block: Mit dem Färben von Lebensmitteln und dessen Bedeutung vor dem Hintergrund der mittelalterlichen Symbolik beschäftigt sich HELMUT W. KLUG (Graz). Nach einer gründlichen Erhebung des aktuellen Forschungsstandes legt er den Fokus auf das statistische Vorkommen von Färbeanweisungen in handschriftlichen Kochrezepttextsammlungen und bietet eine Deutung dieser offenbar überaus beliebten Praxis in Richtung Signaturenlehre.

Eine Quellenstudie zur Überlieferung von kulinarischen Latwerge-Rezepten in handschriftlichen Kochrezepttextsammlungen legt ANDREA HOFMEISTER-WINTER (Graz) vor und demonstriert die Wichtigkeit der Zusammenschau und sorgfältigen Analyse möglichst des *gesamten* Quellenmaterials, was sich als überaus langwierig erweist, weil rund ein Drittel aller handschriftlichen Überlieferungen von Kochrezepttexten in deutscher Sprache noch nicht ediert ist. Daher sieht sie als eine der wichtigsten Aufgaben der historischen Kochbuchforschung die Einrichtung eines digitalen Textarchivs an, das weit mehr leisten könnte, als nur eine umfassende Quellenbasis verfügbar zu halten; dieses Archiv sollte bisherige Forschungsergebnisse und alle künftigen zusammenführen, um so die einschlägige Forschung mit zeitgemäßer Methodik weiterzuentwickeln.

Der experimentellen Archäologie hat sich ANDREAS KLUMPP (Bamberg) mit seinem Dissertationsprojekt ‚Culina Historica' verschrieben. Er bemüht sich mit interdisziplinären Methoden um die Rekonstruktion mittelalterlicher Küchenpraxis. Insbesondere die Archäologie und ihre naturwissenschaftlichen Nachbarfächer seien gefragt, wenn es um Küchengerät und bauliche Einrichtungen geht, die zur Beurteilung der angewandten Zubereitungsmethoden unabdingbar sind: Pflanzliche und tierische Reste aus archäologischen Grabungen können helfen, den historischen Zutaten möglichst nahestehende heute noch kultivierte und produzierte Lebensmittel ausfindig zu machen und in Anbauversuchen nach- bzw. rückzuzüchten. Kochversuche auf rekonstruierten Feuerstellen schließlich sollen dazu dienen, überlieferte Kochrezepttexte mit möglichst ‚originalgetreuen' Zutaten, Arbeitsgeräten und Zubereitungsmethoden umzusetzen und so unsere Kenntnisse über die historische Küchenpraxis zu erweitern sowie ein möglichst authentisches Geschmacksergebnis zu erzielen.

Anhand von bildlichen Darstellungen mit Motiven aus dem Bereich der Esskultur weist die Kunsthistorikerin INKE BECKMANN (Göttingen/ Stuttgart) den erstaunlich reichen Quellenwert dieser Zeugnisse für die Erforschung der historischen Esskultur nach. Sie konzentriert sich in ihrer Detailstudie auf Realitätsgehalt und Stilisierung anhand des Motivs der Zitrone in der niederländischen Malerei des Goldenen Zeitalters im 17. Jahrhundert.

Unter dem Übertitel ‚Philologische Grundlagensicherung' bietet der letzte Beitrag schließlich neue ‚Nahrung' für die künftige Kochbuchforschung: TRUDE EHLERT (Giebelstadt) präsentiert die editorische Erst-Erschließung von Kochrezepttexten und Notizen aus dem *Günterstaler Notizenbuch*, umfassend aufbereitet in bewährter Weise durch eine genaue kodikologische Beschreibung des Überlieferungsträgers und eine Analyse der Schreibsprache. Darauf aufbauend bietet sie eine sorgfältige diplomatische Edition mit kritischen Anmerkungen, Kommentar und einem Ausgabenglossar.

Am Ende seien Dankesworte an die Förder/innen dieses Sammelbandes ausgesprochen: Für einen großzügigen Kostenzuschuss zur Drucklegung dieses Bandes sei dem Vizerektorat für Forschung und Nachwuchsförderung an der Karl-Franzens-Universität Graz, namentlich Herrn VR Univ.-Prof. Dr. Peter Scherrer, gedankt. Weitere finanzielle Unterstützung hat uns das Grazer Institut Allergosan Pharmazeutische Produkte, Forschungs- und VertriebsGmbH zuteil werden lassen, wo mit Respekt vor der TEM, der Traditionellen Europäischen Medizin, u. a. Forschungen rund um die Darmgesundheit betrieben werden mit dem Ziel, das traditionelle Wissen unserer Ahnen mit modernen Forschungsmethoden für uns heutige Menschen neu fruchtbar zu machen. Unser Dank gilt nicht zuletzt Wernfried Hofmeister für die Aufnahme des Sammelbandes in seine Buchreihe: Mögen die Forschungsarbeiten hier jenes breite Publikum erreichen, an das sich die Inhalte wenden!

Andrea Hofmeister-Winter

Helmut W. Klug

Karin Kranich

Inhaltsverzeichnis

Corpusstudien

Realienkundliche Detailstudien

Editorische Ersterschließung

Löwenfleisch, faule Birnen und Antoniuswein. Pest, Lepra, Heiliges Feuer und die Rolle der Ernährung aus Sicht der mittelalterlich-frühneuzeitlichen Heilkunde

Kay Peter Jankrift (München)

Abstract

Alimentation played different roles in the pre-modern conception of health and disease. The right proportion of food and drink helped to conserve health and could be used according to medical recommendation to avoid specific diseases. The exaggerated consumption of whatever foodstuff, however, could abet certain diseases with regard to the idea of the four humours. Finally, alimentation could serve medical treatment in order to re-establish the balance of humours and to prevent any further aggravation of a disease or even help to regain health. The article discusses this triple function of alimentation in medical visions through the examples of Saint Anthony's fire, leprosy and plague.

Der Tod lag in diesen Septembertagen des Jahres 1529 in der Luft. Die üblen Ausdünstungen, die Miasmen, mussten so rasch wie möglich eingedämmt werden, um einer weiteren Ausbreitung der Pestilenz im niederrheinischen Wesel Einhalt zu gebieten. Immerhin hatte die mysteriöse neue Krankheit, der „Englische Schweiß", den Erhebungen des Magistrats zufolge bereits hunderte Männer, Frauen und Kinder dahingerafft und Fäulnisgestank galt als bedeutendster Faktor für die Verbreitung der Seuche.[1] Potenzielle Gefahrenquellen auszumerzen, war mithin oberstes Gebot. Also schickten die Stadtväter ihre Ratsdiener aus, um elf Fässer mit verdorbenem Hering in den Rhein zu werfen, die der städtische Kloakenreiniger Clais Deylmeker schon seit mehreren Monaten vor seinem Haus gelagert hatte.[2]

---

1 Stadtarchiv Wesel A7 1529, fol. 223r, 224r und 237v. Stadtarchiv Wesel A3 1529/1530, fol. 28r und 31v. Allgemein Erich Püschel: Untersuchungen über die Verbreitung einer epidemischen Krankheit in Westfalen. Der Englische Schweiß des Jahres 1529. In: Westfälische Forschungen 10, 1957, S. 57–63. Erich Püschel: Der Englische Schweiß des Jahres 1529 in Deutschland. In: Sudhoffs Archiv 42, 1958, S. 169–181. Guy Thwaites, Mark Taviner und Vanja Gant: The English Sweating Sickness, 1485 to 1551. In: The New England Journal of Medicine 336, 1997, S. 580–582.

2 Stadtarchiv Wesel A7 1529, fol. 226v.

Bis zum Anbruch des mikrobiologischen Zeitalters in der zweiten Hälfte des 19. Jahrhunderts blieb die antike Theorie vorherrschend, dass todbringende Infektionskrankheiten wie die Pest vor allem auf das Wirken von Miasmen zurückzuführen waren.[3] Noch Rudolf Virchow (1821–1902), Begründer der modernen Pathologie und Arzt an der berühmten Berliner Charité, war im Gegensatz zu seinem Standeskollegen Robert Koch (1843–1910) ein überzeugter Verfechter der Miasmentheorie.[4] Deren Wurzeln reichten angeblich zurück bis zu Hippokrates von Kos (um 460–375 v. Chr.). Die antiken Lehren wurden zur Mitte des 14. Jahrhunderts im Angesicht des Schwarzen Todes durch den umbrischen Arzt Gentile da Foligno (1280/1290–1348) in seinem Pesthauchmodell wie auch im so genannten Pariser Pestgutachten von 1348 wieder aufgegriffen.[5] Denn einzig verdorbene Luft, die alle Einwohner gleichermaßen atmeten, war nach gängiger Vorstellung in der Lage, derart viele Menschen beiderlei Geschlechts ungeachtet ihres Alters, Vermögens und Standes zur gleichen Zeit an unterschiedlichen Orten krank zu machen. Was aber war zu tun, um dieser Wirkung prophylaktisch entgegenzuwirken, sie abzuschwächen oder bereits Erkrankte wieder gesunden zu lassen? In zeitgenössischen Vorstellungen spielte die Ernährung eine wesentliche Rolle bei der Vorbeugung und Behandlung von Krankheiten. Dies galt gleichermaßen für Erkrankungen Einzelner wie für Seuchen. Welche besondere Bedeutung dem Speiseplan nach zeitgenössischer Auffassung für die Entstehung, Prophylaxe und Therapie weit verbreiteter Krankheitsphänomene zukam, steht im Mittelpunkt dieser exemplarischen Betrachtung. Diese widmet sich mit der Pest, der Lepra und dem Heiligen Feuer drei Erscheinungen von höchst unterschiedlicher Natur, die sich in ihrer jeweils spezifischen Weise auf die vormoderne Gesellschaft niedergeschlagen haben.[6] Während Ausbrüche der

---

3 Vgl. Karl-Heinz Leven: Die Geschichte der Infektionskrankheiten. Von der Antike bis ins 20. Jahrhundert. Landsberg am Lech: ecomed 1997 (Fortschritte in der Präventiv- und Arbeitsmedizin. 6), S. 63–138.

4 Vgl. ebd., S. 92.

5 Zur Rezeption Alain Corbin: Pesthauch und Blütenduft. Eine Geschichte des Geruchs. Berlin: Wagenbach 2005. Roger French: Canonical Medicine. Gentile da Foligno and scholasticism. Leiden: Brill 2001.

6 Aus der umfangreichen Literatur zum Auftreten von Pest, Lepra und Heiligem Feuer in der Vormoderne seien exemplarisch genannt Klaus Bergdolt: Die Pest. Geschichte des Schwarzen Todes. München: Beck 2011. Vivian Nutton (Hrsg.): Pestilential complexities. Understanding medieval plague. London: The Wellcome Trust Centre for the History of Medicine at UCL 2008 (Medical History.

Pest spätestens seit dem Wüten des Schwarzen Todes zur Mitte des 14. Jahrhunderts vor allem in den Städten immer wieder Massensterben hervorriefen, blieb die Lepra zu allen Zeiten das grausame Schicksal Einzelner.[7] Das Heilige Feuer wiederum war keine Infektionskrankheit, sondern das Resultat einer tödlichen Vergiftung durch den Verzehr von Mutterkorn. Dabei muss vorab betont werden, dass sich die in Mittelalter und Früher Neuzeit gebräuchlichen Krankheitsbezeichnungen nicht unbedingt mit den Definitionen der gegenwärtigen Medizin decken. Eine retrospektive Diagnose auf der Basis schriftlicher Zeugnisse vorzunehmen, ist unmöglich.[8] Immerhin unterscheiden sich mittelalterliche Modelle recht deutlich von heutigen Konzeptionen der Medizin. Um die Rolle der Ernährung im Rahmen medizinischer Vorstellungen der Vormoderne zu verstehen, ist es zunächst nötig, sich die theoretischen Grundlagen der mittelalterlich-frühneuzeitlichen Heilkunde zu vergegenwärtigen.

Supplement. 27). Ole Jørgen Benedictow: The Black Death, 1348–1353. The complete history. Woodbridge: Boydell 2008. Martin Uhrmacher: Lepra und Leprosorien im rheinischen Raum vom 12. bis zum 18. Jahrhundert. Trier: Porta Alba 2011 (Beiträge zur Geschichte und Landeskunde. 8. Publications du CLUDEM. 36). Françoise Bériac: Histoire des lépreux au Moyen Age. Une société d'exclus. Paris: Imago 1988. Wolfram Aichinger: El fuego de San Antón y los hospitales antonianos en España. Wien: Turia & Kant 2009. Elisabeth Clementz: Les Antonins d'Issenheim. Essor et dérive d'une vocation hospitalière à la lumière du temporel. Strasbourg: Soc. Savante d'Alsace 1998 (Publications de la Société Savante d'Alsace et des Régions de l'Est. Collection Recherches et documents. 62). Kay Peter Jankrift: Krankheit und Heilkunde im Mittelalter. 2. Aufl. Darmstadt: Wissenschaftliche Buchgesellschaft 2012.

7 Die Schätzungen der Mortalitätsziffern gehen mit 10 Promille bis höchstens 5% weit auseinander. Hier Jörn Henning Wolf: Zur historischen Epidemiologie der Lepra. In: Maladies et société (XIIe–XVIIIe siècles). Actes du colloque de Bielefeld. Hrsg. von Neithard Bulst und Robert Delort. Paris: Editions du Centre National de la Recherche Scientifique 1989, S. 99–120. Richard Toellner: Zur Einführung – Lepra ist anders. In: Lepra – Gestern und Heute. 15 wissenschaftliche Essays zur Geschichte und Gegenwart einer Menschheitsseuche. Gedenkschrift zum 650-jährigen Bestehen des Rektorats Münster-Kinderhaus. Hrsg. von Richard Toellner. Münster: Regensberg 1992, S. 1–6.

8 Karl-Heinz Leven: Krankheiten. Historische Deutung versus retrospektive Diagnose. In: Medizingeschichte: Aufgaben, Probleme, Perspektiven. Hrsg. von Norbert Paul und Thomas Schlich. Frankfurt am Main: Campus 1998, S. 153–185. Axel W. Bauer: Die Pathographie Wolfgang Amadé Mozarts – Möglichkeiten und Probleme einer retrospektiven Diagnostik. In: Würzburger Medizinhistorische Mitteilungen 25, 2006, S. 153–173.

Zwischen Harnglas und Kochtopf – eine Frage der Säfte

Über mehr als ein Jahrtausend bildete die Hippokrates zugeschriebene, durch Galen von Pergamon verfeinerte Vier-Säfte-Lehre den Grundpfeiler der Medizin in Orient und Okzident.[9] Der so genannten Humoralpathologie zufolge bestimmte das Gleichgewicht von Blut, Schleim, gelber und schwarzer Galle – den vier vermeintlich im menschlichen Körper vertretenen Säften – über Gesundheit und Krankheit. Nach zeitgenössischer Auffassung legte der jeweils vorherrschende Saft zugleich das Temperament eines Menschen fest. Dabei übertrugen sich die Eigenschaften des heiß-feuchten Blutes, des feucht-kalten Schleims, der heißtrockenen gelben sowie der kalt-trockenen schwarzen Galle gleichsam auf den Charakter. Während der gesellige, wohlgelaunte Sanguiniker durch das Blut geprägt wurde, war dem jähzornigen Choleriker insbesondere gelbe Galle eigen. Schleim führte den antriebslosen Phlegmatiker zu seiner Passivität, die schwarze Galle den missmutigen Melancholiker zu seiner Übellaunigkeit. Auch die vier Lebensalter spiegelten sich in diesem Viererschema wieder. Zur Gesunderhaltung war es nötig, die Säfte in ihrer natürlichen Balance zu halten. Nach Auffassung der mittelalterlich-frühneuzeitlichen Heilkundigen war hierzu vor allem Maßhalten erforderlich. Die Diätetik als Lehre der gesunden Lebensordnung und -erhaltung bildete das theoretische Grundgerüst dieses medizinischen Modells.[10] Dabei spielte weiters das rechte Maß der so genannten *sex res non naturales* eine entscheidende Rolle für die Beibehaltung der Gesundheit wie auch in der medizinischen Behandlung zu deren Wiederherstellung. Licht und Luft (*lux et aer*), Bewegung und Ruhe (*motus et quietus*), Schlafen und Wachen (*somnus et vigilia*), der Stoffwechsel (*excreta et secreta*) und Gemütsbewegungen (*affectus animi*) waren dafür ebenso bedeutsam wie Essen und Trinken (*cibus et potus*).

---

9 Noga Arikha: Passions and tempers. A history of the humours. New York: Ecco 2007. Jankrift 2012 (wie Anm. 6), S. 7–11. Kay Peter Jankrift: Im Zeitalter der Harnschau. Ärzte im Hochmittelalter. In: Damals 9, 2013, S. 64–69.

10 Burghart Wachinger: Erzählen für die Gesundheit. Diätetik und Literatur im Mittelalter. Vorgetragen am 25. November 2000. Heidelberg: Winter 2001 (Schriften der Philosophisch-Historischen Klasse der Heidelberger Akademie der Wissenschaften. 23). Marilyn Nicoud: Les régimes de Santé au moyen âge. Naissance et diffusion d'une écriture médicale (XIIIe–XVe siècle), 2 Bde. Rom: École française de Rome 2007 (Bibliothèques des Ècoles Françaises de Athènes et de Rome. 333). Klaus Bergdolt: Leib und Seele. Eine Kulturgeschichte des gesunden Lebens. München: Beck 1999.

Völlerei oder eine falsche Ernährung konnten das Säftegleichgewicht aus dem Lot bringen. Den Speisen wurden nämlich unterschiedliche Eigenschaften zugeschrieben, die nach allgemeiner Auffassung direkt zu einem Überschuss eines der vier Säfte führen und so der Entstehung jeweils spezifischer Krankheiten Vorschub leisten konnten. Dabei waren sich die mittelalterlichen Heilkundigen jedoch keinesfalls einig darin, welcher Art die Gesundheitsgefährdungen waren, die vom Verzehr bestimmter Nahrungsmittel ausgingen, und auf welche Säfte sich diese im Einzelfall auswirkten. So hielt etwa Arnald von Villanova (ca. 1235–1311), Leibarzt von Papst Clemens V. (ca. 1250–1314) und Professor an der Universität von Montpellier, unter anderem den Genuss von Kohl, Linsen und Knoblauch für förderlich für die Entstehung von Lepra.[11] Nach seiner Auffassung waren es eben diese Hülsenfrüchte und Gemüse, die einen übermäßigen Fluss von schwarzer Galle und Schleim begünstigten. Wenngleich die Speise nicht die eigentliche Ursache für eine Erkrankung war, so verstärkte sie doch die individuelle Disposition auf ihre jeweils spezifische Weise. Diese Vorstellung ließ sich entsprechend auf Seuchen übertragen: Lösten auch die Miasmen die Krankheit aus, so konnte sich der Einzelne doch durch eine richtige Ernährung gegen die Gefahr rüsten und sich bemühen, seine Säfte im Gleichgewicht zu halten. Die Wahl der falschen Speise – vor allem im Übermaß – bedeutete hingegen, solch todbringenden Erkrankungen einen idealen Boden zu bereiten. Welche medizinischen Empfehlungen zur Prophylaxe und Behandlung sich aus diesen Vorstellungen ergaben, wollen wir im Folgenden anhand dreier Fallbeispiele eingehender betrachten.

Der Tod im Getreide

Um die Mitte des 9. Jahrhunderts findet sich in den Xantener Annalen der früheste schriftliche Beleg für ein massenhaftes Auftreten des so genannten „Heiligen Feuers" (*ignis sacer*) am Niederrhein.[12] Darin heißt es: *Anno DCCCLVII. Plaga magna vesicarum turgentium grassatur in populo et destabili eos putredine consumpsit, ita ut membra dissoluta ante mortem decide-*

11 Bériac 1988 (wie Anm. 6), S. 21. Zu Arnald von Villanova siehe u. a. Joseph Ziegler: Medicine and Religion, s. 1300. The case of Arnau de Villanova. Oxford: Clarendon Press 1998. Jaume Mensa i Valls: Arnau de Villanova. Barcelona: Editorial Rafael Dalmau 1997.

12 Annales Xantenses et Annales Vedastini. Hrsg. von Bernhard von Simson. Hannover: Hahn 1909 (Monumenta Germaniae Historica. Scriptores rerum Germanicarum in usum scholarum separatim editi. 12), S. 18.

rent. Verschiedene Quellen, so etwa die Jahrbücher von Fulda und Magdeburg, berichten von vorausgehenden Missernten und Hungersnöten.[13] Die Beschreibung der Plage deutet darauf hin, dass das Massensterben in engem Zusammenhang mit der großen Nahrungsmittelknappheit stand. Bis zum Ende des 11. Jahrhunderts häufen sich Berichte, in denen immer wieder vom „Heiligen Feuer" die Rede ist, das in steter Regelmäßigkeit auf schlechte Ernten folgte. Die leidgeprüften Opfer und ihre Angehörigen suchten Hilfe bei den Heiligen. So erzählt der burgundische Mönch Radulf Glaber, dass angesichts eines neuerlichen Auftretens des gefürchteten Phänomens im Jahre 997 unzählige Menschen zum Grab des kurz zuvor verstorbenen Cluniazenser-Abtes Maiolus († 994) nach Souvigny pilgerten, um dessen Beistand als himmlischer Fürsprecher zu erflehen.[14] Kaum ein Jahrhundert später, 1089, beschreibt der Benediktiner Siegebert von Gembloux (um 1030–1112) als Augenzeuge die verheerende Wirkung des „Heiligen Feuers".[15] Besonders im Westen Lothringens habe dieses Leiden viele Opfer gefordert. Die Unglücklichen, deren Inneres vom „Heiligen Feuer" verzehrt wurde, verfaulten den bewegten Worten des Chronisten zufolge bei lebendigem Leibe mit zerfressenen, verkohlten Gliedmaßen. Wer nicht starb, der war den Ausführungen zufolge zu einem noch viel elenderen Leben verdammt, nachdem sich die abgestorbenen Hände und Füße vom Körper abgelöst hatten und schmerzvolle Krämpfe ihr Siechtum begleiteten.

Siegeberts ausführliche Beschreibung des „Heiligen Feuers" weist eine unverkennbare Ähnlichkeit zu den Symptomen der heute mit dem Namen Ergotismus bezeichneten Vergiftung durch Mutterkornalkaloide wie etwa Ergotamin auf.[16] Solche Stoffe finden sich vor allem im so genannten „Mutterkorn", den Sklerotien des Schlauchpilzes „Claviceps pur-

---

13 Vgl. Kay Peter Jankrift: Epidemien im Hochmittelalter. In: Pest. Die Geschichte eines Menschheitstraumas. Hrsg. von Mischa Meier. Stuttgart: Klett-Cotta 2005, S. 129.

14 Rodolfo il Glabro. Cronache dell'anno mille. Historiarum libri. Storie. Hrsg. von Guglielmo Cavallo. Roma: Fondazione Lorenzo Valla 1989 (Scrittori greci e latini), S. 88.

15 Sigeberti Gemblacensis Monachi Opera Omnia accedit Chronicon Polonorum [...]. Hrsg. von Jacques Paul Migne. Turnhout: Brepols 1990 (Patrologia Latina. 160) [Reprint der Ausgabe Paris 1854], Sp. 224.

16 Klaus Starke: Die Pharmakologie des Mutterkorns. In: Antoniter-Forum 12, 2004, S. 7–29. Wulf Dahlke: Zur Ätiologie und Diagnose des Ergotismus. In: Antoniter-Forum 13, 2005, S. 112–137. Vladimír Křen: Ergot. The Genus Claviceps. Amsterdam: Harwood Acad. Publ. 1999.

purea“, der als Parasit bevorzugt auf Roggen, aber auch auf anderen Süßgräsern wächst. Dabei gedeihen die parasitären Pilze am besten bei solchen Witterungsverhältnissen, die ungünstig auf das Getreidewachstum wirken und schlechte Ernten bedingen.[17] Der Roggen war in weiten Teilen des mittelalterlichen Europa, so etwa im Norden und Osten des heutigen Deutschland, die mit Abstand am häufigsten verwendete Getreidesorte zum Brotbacken.[18] Beim Mahlen des vom Mutterkorn befallenen Getreides gelangten mitunter große Mengen des Gifts ins Mehl. Untersuchungen haben ergeben, dass der Gesamtanteil des vermahlenen Mutterkorns während des 17. und 18. Jahrhunderts bis zu einem Drittel des Gesamtvolumens ausmachte. Dies legt die Vermutung nahe, dass sich die Verhältnisse während des Mittelalters durchaus ähnlich gestaltet haben könnten. Dabei sind Verunreinigungen des Getreides durch Mutterkornalkaloide keinesfalls ein Phänomen der Vergangenheit. In Deutschland kam es noch 1985 zu einer Vergiftung durch mutterkornhaltiges Müsli und Stichproben der Untersuchungsämter bei Getreideprodukten ergaben bis in die jüngste Vergangenheit mitunter Ergotamin-Werte, deren Höhe als gesundheitsschädlich eingestuft wird.[19] Finden Mutterkornalkaloide und deren Derivate heute auch in Arzneimitteln zur Behandlung von Migräne oder der Parkinson-Krankheit kontrolliert Verwendung, so kann eine Überdosierung schwerwiegende Gesundheitsstörungen hervorrufen. Eine Ergotamin-Vergiftung führt zu einer starken Verengung der Blutgefäße, die sich insbesondere auf den Herzmuskel, die Nieren und die Glieder auswirkt. Diese Gesundheitsstörung wird begleitet von einer Parästhesie, einem unangenehmen Hautkribbeln, weshalb der Ergotismus in früheren Jahrhunderten auch als „Kriebelkrankheit“ bezeichnet wurde.[20] Im weiteren Verlauf kommt es zu Empfindungsstörungen, Lähmungen und sehr schmerzhaften Kontraktionen der Muskeln bis hin zum Dauerkrampf. Zu den weiteren Symptomen der Mutter-

17 Peer Frieß: Das Heilige Feuer. Ackerbauliche, klimatische und kulturelle Aspekte eines medizinischen Phänomens. In: Antoniter-Forum 20–21, 2012–2013, S. 7–52.

18 Vgl. Werner Rösener: Die Bauern im Mittelalter. München: Beck 1985, S. 139.

19 Hans-Jürgen Pfänder, Klaus Seiler und Ulrich Ziegler: Morgendliche „Müsli“-Mahlzeit als Ursache einer chronischen Vergiftung mit Secale-Alkaloiden. In: Deutsches Ärzteblatt 27, 1985, S. 2013–2016. Zu den Befunden u. a. Chemisches und Veterinäruntersuchungsamt Sigmaringen. Lebensmittelüberwachung und Umweltschutz. Jahresbericht 2009 unter http://www.ua-bw.de/uploaddoc/cvuasig/JB2009.pdf [abgerufen am 14. Februar 2014].

20 U. a. Justus Friedrich Karl Hecker: Geschichte der neueren Heilkunde. Berlin: Enslin 1839, S. 287.

kornvergiftung zählen Verwirrtheit, Halluzinationen, starke Kopfschmerzen, Erbrechen, Durchfall und ein unstillbares Durstgefühl.[21] Anhaltende Durchblutungsstörungen gipfeln schließlich in einer Gangrän: Gliedmaßen werden brandig und sterben ab. Nach qualvollem Leiden folgt der Tod durch Herz- oder Atemstillstand. Die heute beobachteten Erscheinungsformen des Ergotismus weisen deutliche Parallelen zu den mittelalterlich-frühneuzeitlichen Beschreibungen und zu bildlichen Darstellungen des „Heiligen Feuers" auf. Dieser Name weist unmissverständlich darauf hin, dass die Zeitgenossen ein Auftreten der Plage als Ausdruck göttlichen Zorns betrachteten. Dennoch scheint man schon bald den Verdacht gehegt zu haben, dass irgendein Zusammenhang zwischen der Ernährung und dem Erscheinen des „Heiligen Feuers" bestehen könnte. Zumindest spielten Speise und Trank bei der Behandlung der unter den grauenerregenden Auswirkungen des Phänomens leidenden Opfer durch den Orden der Antoniter eine herausragende Rolle.

Antoniuswein und „schönes" Brot

Die Antoniter sind als die älteste spezialisierte Hospitalgemeinschaft zur Krankenpflege bekannt.[22] Ihre Ursprünge liegen in dem Dorf La-Motte-au-Bois nahe Grenoble in der Dauphiné. Hierher gelangten der Überlieferung zufolge um 1070 Reliquien des Heiligen Antonius, die ein einheimischer Ritter aus dem Orient mitgebracht hatte.[23] Einige Jahre später, 1083, wurde das kleine Gotteshaus, das die wertvollen Gebeine beherbergte, durch eine Schenkung der Benediktinerabtei St. Pierre in Mont-

---

21 Vgl. Jankrift 2012 (wie Anm. 6), S. 127.

22 Hierzu noch immer vor allem das Standardwerk von Adalbert Mischlewski: Grundzüge der Geschichte des Antoniterordens bis zum Ausgang des 15. Jahrhunderts. Unter besonderer Berücksichtigung von Leben und Wirken des Petrus Mitte de Caprariis. Köln, Wien: Böhlau 1976 (Bonner Beiträge zur Kirchengeschichte. 8). Ferner Laura Fenelli: Il Tau, il fuoco, il maiale. I canonici regolari di sant' Antonio Abate tra assistenza e devozione. Spoleto: Fondazione Centro Italiano di Studi sull'Alto Medioevo 2006 (Uomini e mondi medievali. 9). Wolfram Aichinger: Das Feuer des Heiligen Antonius. Kulturgeschichte einer Metapher. Spanien im Kontext der Romania, 13.–18. Jahrhundert. Frankfurt am Main: Lang 2008 (Historisch-anthropologische Studien. 22).

23 Adalbert Mischlewski: Die Antoniusreliquien in Arles – eine heute noch wirksame Fälschung des 15. Jahrhunderts. In: Fälschungen im Mittelalter. Bd. 5: Fingierte Briefe, Frömmigkeit und Fälschung, Realienfälschungen. Hrsg. von Detlev Jasper. Hannover: Hahn 1988 (Schriften der Monumenta Germaniae Historica. 33,5) S. 417–431.

majour bei Arles übertragen. Inzwischen hatte der Ort, an dem sich eine Laienbruderschaft herausgebildet hatte, seinen ursprünglichen Namen bereits in Saint-Antoine geändert. Die letzte Ruhestätte des Mönchsvaters zog Scharen von Pilgern an. Förderlich wirkte dabei fraglos die Nähe zu einem der Hauptwege, die nach Santiago de Compostela führten. Die Brüder kümmerten sich um die Versorgung der Wallfahrer ebenso wie um die Pflege der Kranken. Noch vor 1130 hatte die Gemeinschaft ein Haus in Saint-Antoine errichtet, in dem insbesondere Opfern des „Heiligen Feuers" Obdach und Hilfe geboten wurden. Die Kunde von den besonderen Diensten der Antoniter verbreitete sich nicht zuletzt durch die Jakobs-Pilger. Als Papst Innozenz IV. (ca. 1195–1254) die Bruderschaft im Jahre 1247 schließlich zum Orden erhob, umfasste ihr europaweites, durch Schenkungen beständig wachsendes Netz bereits über 370 Niederlassungen.[24] Mit der Spezialisierung der Gemeinschaft wurde die Bezeichnung „Heiliges Feuer" allmählich durch den Namen „Antoniusfeuer" überlagert, der allerdings im Orden selbst wohl nie verwendet wurde.[25] Zugleich wurde dem heiligen Antonius eine herausragende Rolle als himmlischer Fürsprecher für die Opfer der Krankheit zugeschrieben. Daraus entwickelte sich aber auch die Vorstellung, Antonius könne höchstpersönlich für einen sündhaften Lebenswandel mit dem Leiden strafen. Spätmittelalterliche und frühneuzeitliche Schriftzeugnisse erlauben Einblicke in den Umgang der Antoniter mit den Kranken. Dieser ist gekennzeichnet durch ein unmittelbares Zusammenwirken von Glauben und Heilkunst. Der Beistand seines heiligen Patrons galt für den Orden als Grundpfeiler der Krankenpflege. Obwohl die ‚irdischen' Ursachen des „Heiligen Feuers" erst im 17. Jahrhundert erkannt wurden und die Schäden, die durch die Vergiftung mit dem Mutterkorn an den Gliedmaßen verursacht worden waren, irreversibel blieben, wählten die Antoniter doch zufällig oder intuitiv wirksame therapeutische Maßnahmen, um das Leiden wenigstens zu lindern und dessen Tod bringenden Fortschritt aufzuhalten.[26] Ein erster Schritt in diese Richtung

24 Siehe hierzu das Kartenwerk bei Mischlewski 1976 (wie Anm. 22).

25 Vgl. Adalbert Mischlewski: Das Antoniusfeuer in Mittelalter und früher Neuzeit in Westeuropa. In: Maladies et société (XIIe–XVIIIe siècles). Actes du colloque de Bielefeld. Hrsg. von Neithard Bulst und Robert Delort. Paris: Editions du Centre National de la Recherche Scientifique 1989, S. 249–268, hier 262.

26 http://www.antoniterforum.de/der-antoniter-orden [abgerufen am 24. Februar 2014]. Pierre Bachoffner: Bemerkungen zur Therapie des Antoniusfeuers. In: Antoniter-Forum 4, 1996, S. 82–89. Régis Delaigue: L'accueil des malades dans les hôpitaux des Antonins. In: Antoniter-Forum 15, 2007, S. 16–31. Günter Engel:

war, dass den Kranken vom Zeitpunkt ihrer Aufnahme im Antoniterspital an ausschließlich solches Brot gereicht wurde, das garantiert frei von Mutterkorn (weil vermutlich aus reinem Weizenmehl gebacken) – war.[27] Weizen stellte höhere Ansprüche an den Boden als Roggen[28] und brachte geringere Erträge. Mithin war der Weizen das teuerste Getreide, aus dem entsprechend „schönes" Brot gebacken wurde. Dass solch gute Kost zugleich einen guten Schutz vor einer weiteren Aufnahme von Ergotin mit sich brachte, fügte sich gerade in den Niederlassungen der Antoniter in besonderer Weise zum Wohle der Kranken. Immerhin war Weizen weit weniger anfällig für das parasitäre Mutterkorn als Roggen. Therapeutische Effekte erzielte die Pflegegemeinschaft aber vor allem durch den so genannten Antoniuswein, den man die Hilfesuchenden bei ihrer Aufnahme ins Spital trinken ließ. Der Rebensaft war zuvor mit einer Reliquie des heiligen Antonius in Berührung gebracht und mit verschiedenen Heilkräutern versetzt worden. Diese Schätze aus der Apotheke der Natur sind auf dem Altar verewigt, den Matthias Grünewald († um 1530) zu Beginn des 16. Jahrhunderts für das Ordenshaus der Antoniter im elsässischen Isenheim schuf.[29] Heute befindet sich das religiöse Kunstwerk im Musée d'Unterlinden in Colmar. Auf einem der Altarflügel lassen sich vierzehn Kräutergewächse erkennen und identifizieren. Während einige dieser Heilkräuter harntreibend und abführend wirken, was die Entgiftung der Kranken beschleunigte, fördern andere die Gefäßerweiterung und helfen so, das Absterben von Gliedmaßen zu verhindern. Die übrigen Arzneipflanzen sind für ihre betäubende und schmerzstillende sowie ihre antibakterielle und blutstillende Wirkung bekannt. Auch in Wasser gelöst fanden diese pflanzlichen Drogen bei der Krankenpflege in den Antoniterhäusern Verwendung. War die Vergiftung bereits so weit fortgeschritten, dass die Extremitäten brandig geworden waren, kam eine derartige Hilfe indes zu spät. Übrig blieb dann nur noch die Amputation, um so möglicherweise das Leben des Kranken zu retten. Die Wunden wurden nach dem Eingriff mit einem

---

Das Antoniusfeuer in der Kunst. Die Antoniter und ihr ganzheitlicher Therapieansatz. In: Antoniter-Forum 7, 1999, S. 7–35.

27 Vgl. Adalbert Mischlewski: Vergangene Größe – lebendige Spuren. Beobachtungen zum Antoniusbrot. In: Antoniter-Forum 18, 2010, S. 82–84.

28 Vgl. Ernst Schubert: Essen und Trinken im Mittelalter. Darmstadt: Wissenschaftliche Buchgesellschaft 2006, S. 74.

29 Vgl. Bruno Calvès: Grünewald et le retable d'Isenheim. Regards nouveaux sur un chef-d'œuvre. In: Historiens & Géographes, Nr. 410, avril–mai 2010, S. 65–71. Horst Ziermann und Erika Beissel: Matthias Grünewald. München: Prestel 2001.

speziellen Balsam versorgt, für dessen Herstellung im Wesentlichen die gleichen Heilkräuter verwendet wurden, die auch dem Antoniuswein beigemengt wurden.[30]

Hatten Speise und Trank in den Niederlassungen des Antoniter-Ordens im aufgezeigten Rahmen therapeutische Funktion, so hatten Ernährungsempfehlungen im Fall der Lepra vor allem die Prophylaxe im Blick. Der Katalog vermeintlich lepraférdernder Nahrungsmittel war dabei variabel. Er orientierte sich sowohl daran, welche Säfte von den Heilkundigen für die Entstehung der Krankheit verantwortlich gemacht wurden, wie auch an den jeweils typischen Ernährungsgewohnheiten im zeitlichen Wandel. Die Vorstellung, dass „man ist, was man isst", die der Philosoph und Anthropologe Ludwig Andreas Feuerbach (1804–1872) im Jahre 1850 in seiner Rezension zur Schrift „Lehre der Nahrungsmittel für das Volk" des niederländischen Arztes Jakob Moleschott (1822–1893) zum Ausdruck brachte und die seither zu einem geflügelten Wort geworden ist, war zu dieser Zeit alles andere als neu.[31] Bereits Heilkundige der Vormoderne hatten die Ansicht vertreten, dass der Mensch Eigenschaften dessen übernehmen könne, was im Übermaß auf seinem Speiseplan stünde.

Die Kranken mit dem Löwengesicht oder „Man wird zu dem, was man isst"

In seinem Traktat „Curae", auch „Practica brevis" genannt und vor 1150 in Salerno verfasst, warnte der heilkundige Autor Johannes Platearius nachdrücklich vor dem übermäßigen Genuss melancholischer und cholerischer Speisen.[32] Neben verunreinigter Luft und einem direkten Umgang mit bereits Erkrankten erachtete der Arzt unter anderem die Ernährungsweise als mögliche Ursache für die Entstehung der Lepra. Der Verzehr von verdorbenem Schweinefleisch oder die Verwendung von zu viel Pfeffer und Knoblauch leisteten nach seiner Auffassung einer Lepraerkrankung Vorschub, weil dadurch das Gleichgewicht der Säfte durcheinandergebracht und der Fluss der schwarzen oder der gelben

30 Vgl. Elisabeth Clémentz: Vom Balsam der Antoniter. In: Antoniter-Forum 2, 1994, S. 13–21.

31 Jakob Moleschott: Lehre der Nahrungsmittel für das Volk. Nürnberg: Enke 1850. Ludwig Feuerbach. Gesammelte Werke. Hrsg. von Werner Schuffenhauer. Berlin: Akademie Verlag 1982, Bd. 10, S. 358.

32 Vgl. Bériac 1988 (wie Anm. 6), S. 21.

Galle in gesundheitsschädigender Weise angeregt wurde. Außer den Nahrungsmitteln, die Platearius fraglos aus der regionalen, zeittypischen Küche kannte, findet sich auf seiner Liste gefährlicher Speisen auch Löwenfleisch. Es steht zu bezweifeln, dass eine derart exotisch anmutende Zutat im Italien des 12. Jahrhunderts tatsächlich auf dem Speiseplan stand. Wahrscheinlicher ist, dass der Salernitaner diese Empfehlung aus einem weit älteren medizinischen Kompendium aus Kleinasien übernommen hatte, wo es in der Spätantike noch Löwen gab.[33] Dass Platearius in seiner Aufzählung Löwenfleisch nennt, obwohl dieses in der zeitgenössischen italienischen Küche gar keine Verwendung fand, erklärt sich mit Blick auf das Erscheinungsbild der Lepra in ihren heute bekannten Formen. Diese unterscheiden sich nicht wesentlich von mittelalterlich-frühneuzeitlichen Darstellungen der Krankheit.

Der Lepraerreger, das erstmals 1873 durch den Norweger Gerhard Armauer Hansen (1841–1912) nachgewiesene „Mycobacterium leprae", wird zumeist über den Nasen-Rachen-Raum durch Tröpfchen- oder Schmutzinfektion übertragen.[34] Unzureichende persönliche Hygiene und mangelnde Reinlichkeit der Wohnung begünstigen die Ausbreitung des Erregers. Die Rolle der Ernährung wird dabei heute als zweitrangig eingestuft.[35] Das intrazellulär lebende Mycobacterium ist nur schwach virulent und wird durch das menschliche Immunsystem zumeist symptomlos abgewehrt. So blieb die Lepra zu allen Zeiten das grausame Schicksal Einzelner. Die Inkubationszeit kann sehr lang sein und sich in Einzelfällen auf mehrere Jahrzehnte belaufen.[36] Der Lepraerreger ist nur für den Menschen pathogen, was die moderne Wirkstoff-Forschung noch immer

33 Vgl. Josef H. Reichholf: Einhorn, Phönix, Drache. Woher unsere Fabeltiere kommen. Frankfurt am Main: Fischer 2012, S. 125.

34 Zum klinischen Bild der Lepra in der gegenwärtigen Medizin siehe u. a. Laura C. Rodrigues und Diana N. J. Lockwood: Leprosy now. Epidemiology, progress, challenges, and research gaps. In: The Lancet Infectious Diseases 11, 2011, H. 6, S. 464–470. Koichi Suzuki, Takeshi Akama, Akira Kawashima u. a.: Current status of leprosy. Epidemiology, basic science and clinical perspectives. In: The Journal of Dermatology 39, 2012, H. 2, S. 121–129.

35 Vgl. Wolf 1989 (wie Anm. 7), S. 108–110.

36 Eine Übersicht der unterschiedlichen Angaben bei Kay Peter Jankrift: Leprose als Streiter Gottes. Institutionalisierung und Organisation des Ordens vom Heiligen Lazarus zu Jerusalem von seinen Anfängen bis zum Jahre 1350. Münster: LIT 1996, S. 9, Anm. 27.

vor Probleme stellt. Bis heute ist es nicht gelungen, Mycobacterium leprae in vitro auf einem Nährboden zu kultivieren.[37]

Die Lepra tritt in verschiedenen Verlaufsformen auf. Die so genannte tuberkuloide Form ist gekennzeichnet durch einen Befall des Haut- und Nervengewebes und wird durch de- oder hyperpigmentierte, manchmal gerötete und stets gefühllose Hautflecken sichtbar. Im Nacken und an den Gliedmaßen kommt es zu knotenartigen Aufreibungen der Nervenstränge (*lepra nervosa*). Bei niedriger Resistenz gegen den Erreger, verbunden mit einer verzögerten oder gar ausbleibenden Immunreaktion, äußert sich die Krankheit in ihrer virulenteren, der so genannten lepromatösen Form. Dabei vermehrt sich das Mycobacterium ungebremst im Körper, vor allem in den Nervenscheiden. Braunrote, gefühllose Flecken werden auf der Haut sichtbar. Vor allem im Gesicht bilden sich bereits in einem frühen Stadium der Krankheit knotige Infiltrate. Die Aufreibung der Nervenstränge führt in der weiteren Folge dazu, dass die Kranken ihre Augen nicht mehr schließen können und erblinden. Auf den Schleimhäuten des Nasen-Rachen-Raumes entstehen Geschwüre, die sich einhergehend mit einer Veränderung des Kehlkopfes auf die Stimme auswirken. Diese nimmt einen heiseren, kratzigen Klang an. Sobald der Erreger in die Blutbahn eingedrungen ist, beginnt der Befall der inneren Organe. Durch die Gefühllosigkeit der Hautflecken bleiben Verletzungen oftmals unbemerkt, was eine fortschreitende Zerstörung des Gewebes und die Entwicklung von Entzündungen begünstigt. Dadurch können sowohl bei der tuberkuloiden wie auch bei der lepromatösen Form der Lepra Verstümmelungen der Gliedmaßen und neurologische Störungen auftreten. Die Knoten im Gesicht verschmelzen in einem fortgeschrittenen Stadium der Krankheit zum so genannten „Löwengesicht" (*facies leontina*). Typisch für die Entstellung ist dabei auch der Einfall der Nase, da der Erreger auch Knochen und Knorpel angreift. Eben dieses Bild stand Johannes Platearius offenbar vor Augen, als er dem Verzehr von Löwenfleisch eine lepraförderende Wirkung zuschrieb. Die Erwähnung hat mithin einen zutiefst symbolischen Charakter, der sich aus dem wohl auffälligsten Symptom der Lepra ableitete.

In späteren medizinischen Kompendien des Mittelalters fand dieses Denkmodell allerdings keinen Niederschlag mehr. Vielmehr erachteten Arnald von Villanova (ca. 1235–1311) und sein englischer Zeitgenosse John von Gaddesden (ca. 1280–1348/49) Speisen, denen überwiegend phleg-

---

37 http://www.dahw.de/lepra-tuberkulose-buruli/lepra/4-mikrobiologie?gclid=CNWLmP-Z57wCFQkUwwod16oA6Q [abgerufen am 25. Februar 2014].

matische und melancholische Eigenschaften zugeschrieben wurden, als förderlich für eine Lepra-Erkrankung.[38] Hierzu zählten sie neben dem Fleisch von Rind, Kuh und Ziegenbock verschiedene Kräuter, Kohl, Linsen, Zwiebeln, Knoblauch und Käse. Guglielmo da Saliceto (ca. 1210– ca. 1280), Professor für Medizin an der Universität von Bologna, betonte bei seinen Ausführungen über den Zusammenhang zwischen der Ernährung und der Gefahr, von der Lepra befallen zu werden, dass der Verzehr von Birnen ebenso gesundheitsgefährdend sei wie der von Kohl.[39] Auf seiner schwarzen Liste standen außerdem Pilze, Trüffeln, Essig und Wildbret wie Hase, Fuchs oder Wolf.

Die medizinischen Empfehlungen erlauben mit ihren Aufzählungen von Nahrungsmitteln zugleich einen kleinen Einblick in die regionalen Kochtöpfe. War der Pfeffer, vor dessen Genuss Johannes Platearius so eindringlich warnte, ein Luxusgut aus dem Orient, das sich ebenso wie Trüffeln – schon gar in größeren Mengen – vor allem auf den Tellern der Wohlhabenden fand, dürfte das ebenfalls von ihm als bedenklich eingeschätzte verdorbene Schweinefleisch wahrscheinlich von Arm und Reich gleichermaßen verzehrt worden sein.[40]

Gleiches gilt für bestimmte Sorten von Wild. Insbesondere die Jagd auf das so genannte Hochwild, zu dem in manchen Regionen auch der Bär, der Fasan oder der Luchs gezählt wurden, war ein Privileg des Adels.[41] Hasen und anderes Niederwild durften indes von jedermann frei gejagt werden und trugen zu einer Bereicherung des Speiseplans bei. Die meisten der Nahrungsmittel, von deren übermäßigem Verzehr die zeitgenössischen Ärzte so dringend abrieten, waren zweifelsohne fester Bestandteil einer für die allermeisten erschwinglichen Alltagsküche.

---

38 Vgl. Bériac 1988 (wie Anm. 6), S. 21.

39 Vgl. ebd., S. 22.

40 Zum mittelalterlich-frühneuzeitlichen Pfefferhandel siehe z. B. Thomas Ertl: Seide, Pfeffer und Kanonen. Globalisierung im Mittelalter. Darmstadt: Wissenschaftliche Buchgesellschaft 2008. Maximilian Kalus: Pfeffer – Kupfer – Nachrichten. Kaufmannsnetzwerke und Handelsstrukturen im europäisch-asiatischen Handel am Ende des 16. Jahrhunderts. Augsburg: Wißner 2010 (Materialien zur Geschichte der Fugger. 6). Ralf Bos: Trüffel. Geschichten, Warenkunde und Rezepte vom exklusivsten Lebensmittel der Welt. Köln: Fackelträger 2006. Christian Volbracht: Trüffeln. Mythos und Wirklichkeit. Wiesbaden: Tre Torri 2012.

41 Vgl. Werner Rösener: Die Geschichte der Jagd. Kultur, Gesellschaft und Jagdwesen im Wandel der Zeit. Düsseldorf: Patmos 2004.

Dienten die diätetischen Empfehlungen der Heilkundigen der Lepraprophylaxe, so lässt sich beobachten, dass diese Ratschläge zu einer gesunden Ernährung in den Leprosorien offenbar keine Beachtung geschenkt wurde. Die Küchenordnungen des 16. und 17. Jahrhunderts für das Leprosorium „Kinderhaus" außerhalb der westfälischen Stadt Münster belegen, dass die Kost der Spitalinsassen zwar insgesamt wenig abwechslungsreich, aber wohl besser war als die der meisten Handwerker in der Stadt.[42] Exotische Gewürze hatten in der vor allem deftigen Küche allerdings noch keinen Platz. Auch Wein und Weißbrot gab es nur an Festtagen. Dafür konsumierten die Bewohner von Münster-Kinderhaus große Mengen an Fleisch. Eine Hochrechnung der täglich gereichten Mengen ergibt, dass der jährliche Pro-Kopf-Verbrauch an Fleisch 1558 deutlich über 100 Kilogramm lag.[43] Dabei handelte es sich vor allem um Rindfleisch, aus dem der so genannte Potthast zubereitet wurde, ein typisch westfälisches, in der Region noch heute verbreitetes Gericht in Form einer Würzbrühe, in der die kleingeschnittenen Fleischstückchen gekocht werden. Der Pfeffer, der heute unbedingt in das Gericht gehört, war in früheren Jahrhunderten nicht zuletzt aus Kostengründen noch kein typischer Bestandteil des Potthasts. Neben Fleisch bestand die Kost in „Kinderhaus" zumeist aus konserviertem Fisch, Hülsenfrüchten wie Erbsen, Kohl, Rüben, Käse und Brot.[44] Damit enthielt der Speiseplan gleich eine ganze Reihe von Nahrungsmitteln, die gemäß den diätetischen Empfehlungen der Ärzte in Verdacht standen, den Fluss der schwarzen Galle und damit die Lepra zu fördern. Im Gegensatz zur Kost in den Antoniterspitälern, die die Krankenpflege gewissermaßen therapeutisch unterstützte, wurden derartige Ansprüche für die Ernährung in Leprosorien augenscheinlich zu keiner Zeit erhoben. Eine wie auch immer geartete Behandlung der Leprakranken gehörte also nicht zu den definierten Aufgaben der Leprosorien, deren karitative Leistungen auf die Gewährung von Obdach, Kleidung und Nahrung festgelegt war. Mit den bekannten medizinischen Mitteln konnten die Heilkundigen das Voranschreiten der

42 Vgl. Barbara Krug-Richter: „Item am dinxtage up der hilligen drey koninge dach den armen einen rinderen potthast..." – Lebensstandard und Nahrungsgewohnheiten im Leprosorium Münster-Kinderhaus im 16. und 17. Jahrhundert. In: Lepra – Gestern und Heute. 15 wissenschaftliche Essays zur Geschichte und Gegenwart einer Menschheitsseuche. Gedenkschrift zum 650-jährigen Bestehen des Rektorats Münster-Kinderhaus. Hrsg. von Richard Toellner. Münster: Regensberg 1992, S. 29–39, hier 39.

43 Ebd., S. 33.

44 Ebd., S. 38.

Krankheit ohnehin nicht aufhalten. Bevor schließlich der Tod infolge einer Sepsis oder eines Organversagens eintrat, erwartete die Kranken mitunter ein langes Siechtum. Im Gegensatz dazu konnte die Pest ihre Opfer schon binnen Stunden dahinraffen.

Böses Blut

Wurde die Lepra nach dem Modell der Vier-Säfte-Lehre durch ein Übermaß an schwarzer Galle hervorgerufen, so wurde das feucht-warme Blut in Zusammenhang mit der Pest als krankheitsfördernder Faktor angeführt.[45] Der allgemeinen Vorstellung zufolge stand neben den Miasmen vor allem die Nahrung in Verdacht, den Blutfluss anzuregen und so die Fäulnis der inneren Organe zu bewirken. Angelehnt an diese Vorstellung empfahlen die Heilkundigen, leicht verderbliche und schlecht riechende Nahrungsmittel zu meiden. Mit den Pestregimina und -consilia entstand vor dem Hintergrund der Seuche gegen Mitte des 14. Jahrhunderts eine neuartige medizinische Fachliteratur, in der die Ärzte ihre Verhaltensempfehlungen darlegten. Der Schwerpunkt lag dabei – nicht zuletzt aufgrund des äußerst raschen Krankheitsverlaufs – auf der Prophylaxe. Giovanni Dondi dall'Orologio (1318–1389), der Leibarzt des Bischofs von Mailand, riet in seinem Pestconsilum unter anderem dazu, das kranke Blut im Körper durch Aderlass zu vermindern.[46] Ferner empfahl er, Gesicht und Hände regelmäßig mit Rosenwasser und Essig zu waschen sowie trübe Luft und den Südwind zu meiden. Zur Reinigung der Luft in den Wohngemächern hielt es Dondi für ratsam, in den frühen Morgenstunden ein Feuer mit wohlriechenden Hölzern wie Eiche, Esche, Olive und Myrthe zu entfachen. Durch Zugabe von Balsam, Weihrauch oder Sandelholz ließ sich der Effekt des reinigenden Rauches steigern. Auch die Nahrung sollte gemäß den Empfehlungen des Arztes möglichst wohlriechend und entsprechend gewürzt sein. Auf diese Weise angerichtet, konnten Hammel-, Kalb- und Ziegenfleisch ebenso gefahrlos verzehrt werden wie Rebhühner, Fasane und Hühner. Der Genuss von Fisch hingegen galt aufgrund der raschen Verderblichkeit und des unangenehmen Geruchs als Gesundheitsrisiko. Gleiches galt für Birnen

---

45 Vgl. Klaus Bergdolt: Der Schwarze Tod. Die Große Pest und das Ende des Mittelalters. 3. Aufl. München: Beck 1995, S. 21.

46 Ebd., S. 27–28. Karl Sudhoff: Pestschriften aus den ersten 150 Jahren nach der Epidemie des Schwarzen Todes 1348. In: Sudhoffs Archiv 5, 1911, S. 351–354. Francesco Aldo Barcaro: Pietro d'Abano, Jacopo e Giovanni de'Dondi dall' Orologio. Tre grandi europei del Trecento. Padova: Panda 1991.

und andere süße, leicht faulende Früchte. Wein und Bier konnten nach Dondis Ansicht jedoch gefahrlos genossen werden.

Der umbrische Arzt Gentile da Foligno (1280/1290–1348), Verfasser des ältesten bekannten Pestconsiliums, der bei der Krankenbehandlung in Perugia selbst dem Schwarzen Tod zum Opfer fiel, empfahl, alle Speisen vor dem Verzehr in Wein zu tauchen.[47] Der Heilkundige war davon überzeugt, dass besonders Saures der Fäulnis im Inneren des Körpers entgegenwirken könne. Darüber hinaus riet er, warmen Gerichten stets Campher, kalten hingegen Mooskraut beizufügen, um einen intensiven Geruch zu erzeugen. In Pulverform wird der scharf-bitter schmeckende und ähnlich wie Eukalyptus riechende Campher vor allem aus der Rinde und dem Harz des gleichnamigen, in Asien beheimateten Baumes gewonnen, ist aber auch in ätherischen Ölen etwa von Lorbeergewächsen enthalten.

Für die vergeblichen Versuche der mittelalterlich-frühneuzeitlichen Ärzte, die an der Pest Erkrankten vor dem Tod zu retten, spielte die Ernährung keine Rolle. Aderlass, Isolierung und Theriak waren die drei Grundpfeiler, auf denen der aussichtslose Kampf gegen einen übermächtigen Gegner fußte.

Fazit: Die Ernährung in mittelalterlich-frühneuzeitlichen Konzeptionen von Krankheit und Gesundheit

Die angeführten Beispiele haben gezeigt, dass der Ernährung im Rahmen mittelalterlich-frühneuzeitlicher Vorstellungen von Gesundheit und Krankheit verschiedene Rollen zukamen. Speise und Trank im rechten Maß genossen dienten der Gesunderhaltung und konnten nach ärztlicher Empfehlung zur gezielten Vorbeugung bestimmter Krankheiten eingesetzt werden. Auf der anderen Seite konnte jedoch der übermäßige Konsum eines jeden Nahrungsmittels in Abhängigkeit von der ihm zugeschriebenen Eigenschaft im Rahmen der Vier-Säfte-Lehre dem Auftreten jeweils spezifischer Krankheiten Vorschub leisten. Schließlich aber konnte die Ernährung auch zu therapeutischen Zwecken genutzt werden, um das Gleichgewicht der Säfte wieder ins Lot zu bringen und so ein Voranschreiten der Krankheit zu verhindern oder gar – im Falle leichterer Erkrankungen als dem „Heiligen Feuer“, der Lepra oder der Pest – eine Wiederherstellung der Gesundheit zu unterstützen.

47 Vgl. Bergdolt 1995 (wie Anm. 45), S. 28. Roger French: Canonical Medicine. Gentile da Foligno and scholasticism. Leiden u. a.: Brill 2001.

Cgm 415 als Beispiel einer medizinisch-diätetischen Sammelhandschrift

Vom Arzneibuch zum Kochbuch, vom Kochbuch zum Arzneibuch: Eine diätetische Reise von der arabischen Welt und Byzanz über Italien ins spätmittelalterliche Bayern

Melitta Weiss Adamson (London/Ontario)

Abstract

By using Cgm 415 (fol. 1r–278v) of the Bayerische Staatsbibliothek in Munich as its main example, the study deals with corpus formation in medieval medical-dietetic literature, the role physicians played in the compilation and transmission of culinary recipes, and the close connection between cookbooks and pharmacopoeias. It argues that the types of sources used, and the cross-references between the treatises in Cgm 415 point to a university-trained physician as the (main) compiler of the whole corpus. A case is made that the physician in question was Zambonino da Gaza de Cremona, thought to be the translator of the first treatise, who taught at Padua in the second half of the thirteenth century. His close connections with members of the Franciscan Order may explain the arrival of the Latin corpus in the Franciscan monastery in Munich where it was translated into Bavarian German in the early fifteenth century.

Es ist für uns heute nur schwer vorstellbar, dass ein moderner Kochbuchautor sich Inspirationen für Gerichte in Arzneibüchern holt, und umgekehrt, dass die Pharmazie ihre Heilmittellisten mit Rezepten aus Kochbüchern anreichert. Im Mittelalter waren gegenseitige Entlehnungen dieser Art allerdings gang und gäbe, wobei der Diätetik als Bindeglied zwischen Kochkunst und Medizin eine wichtige Bedeutung zukam. Der Übergang von Nahrungsmitteln zu einfachen Drogen war seit jeher ein fließender, und dass es auch bei Speisen und zusammengesetzten Heilmitteln zu Überschneidungen kam, sollte daher nicht verwundern. Wie die mittelalterliche Heilkunde war die Diätetik der Humorallehre der Antike verhaftet.[1] Diese kombinierte die vier Grundelemente Feuer, Wasser, Luft und Erde mit jeweils zwei der vier Primärqualitäten heiß, kalt, nass und trocken und seit Hippokrates auch mit den vier Körpersäften Blut, Schleim, gelber Galle und schwarzer Galle. Galen verfei-

1 Vgl. Erich Schöner: Das Viererschema in der antiken Humoralpathologie. Wiesbaden: Steiner 1964. – Klaus Schönfeldt: Die Temperamentenlehre in deutschsprachigen Handschriften des 15. Jahrhunderts. Dissertation Heidelberg 1962.

nerte das medizinische Konzept dahingehend, dass er die Primärqualitäten heiß, kalt, nass und trocken in seiner Beschreibung der *materia medica* noch weiter in vier Intensitätsgrade, im lateinischen Mittelalter *gradus* genannt, unterteilte, wobei der erste Grad die schwächste Intensität besaß und der vierte Grad die stärkste.[2]

Es waren die Araber, die im Frühmittelalter das *gradus*-System auch für die Beschreibung von Nahrungsmitteln benutzten, vor allem jener Nahrungsmittel, die sich traditionell mit den Heilmitteln überlappten. Bei Galen waren das etwa Majoran, Dill, Minze, Kümmel, Zimt, Safran, Fenchel, Mohn, Senf, Kürbis, Gurke, Weizen, Gerste, Linsen, Marillen, Zitronen, Zwiebeln und Knoblauch, denen der arabische Arzt Haly Abbas aus dem 10. Jahrhundert noch weitere Lebensmittel wie Wein und Honig hinzufügte.[3] Er war es auch, der basierend auf der galenischen Medizin eine Unterscheidung traf zwischen Heilmitteln (*medicina*), Giften (*mortifera potio*), heilbringenden Lebensmitteln (*medicinales cibi*) und reinen Lebensmitteln (*solum cibus*).[4] Wie ich bereits andernorts gezeigt habe, deutet einiges darauf hin, dass es sich bei den reinen Lebensmitteln um solche mit einer Intensität vom 1. bis 2. Grad handelt und bei den heilbringenden um solche mit einer Intensität vom 3. bis 4. Grad, also in erster Linie um Kräuter und Gewürze sowie einen relativ kleinen Anteil an Obst und Gemüse.[5] Diätetik war im Mittelalter aber noch mehr als gesunde oder heilbringende Ernährung, nämlich eine umfassende gesunde Lebensweise, zu der Atmung, Schlaf, körperliche Betätigung und Verdauung ebenso gehörten wie Körperpflege, Sexualität und

---

2 Vgl. Georg Harig: Bestimmung der Intensität im medizinischen Werk Galens. Berlin Ost: Akademie-Verlag 1974. – Galen: Die Kräfte der Nahrungsmittel. Buch 1–2. Stuttgart: Hippokrates-Verlag Marquardt 1948. (Die Werke des Galenos. Übersetzt und erläutert von Erich Beintker und Wilhelm Kahlenberg. III). – Ders.: Die Kräfte der Nahrungsmittel. Buch 3: Gute und schlechte Säfte der Nahrungsmittel. Die säfteverdünnende Diät. Die Ptisane. Stuttgart: Hippokrates-Verlag Marquardt 1952. (Die Werke des Galenos. Übersetzt und erläutert von Erich Beintker und Wilhelm Kahlenberg. IV). – Mark Grant: Galen on Food and Diet. New York und London: Routledge 2000.

3 Vgl. Melitta Weiss Adamson: Food in Medieval Times. Westport, CT: Greenwood 2004, S. 207.

4 Vgl. Manfred Ullmann: Islamic Medicine. Edinburgh: Edinburgh University Press 1978, S. 100.

5 Vgl. Adamson 2004 (wie Anm. 3), S. 209f.

emotionales Wohlbefinden.[6] Und wieder war es Haly Abbas, der die Matrix für die Gesundheitslehren oder *Regimina sanitatis* des Mittelalters schuf, indem er die *res non naturales* oder Ursachen für Krankheit oder Gesundheit mit den sechs Themenbereichen Luft (*aer*), Bewegung und Ruhe (*motus et quies*), Essen und Trinken (*cibus et potus*), Schlafen und Wachen (*somnus et vigilia*), Füllung und Entleerung (*repletio et evacuatio*) und Emotionen (*accidentia animi*) zu einem festen Schema verband.[7]

In der mittelalterlichen *Regimen sanitatis*-Literatur wird das Kapitel Essen und Trinken (*cibus et potus*) naturgemäß am ausführlichsten behandelt, wobei sehr oft eine Zweiteilung in allgemeine Richtlinien zur Ernährung und eine diätetische Liste von Nahrungsmitteln zu beobachten ist.[8] In ersterem Abschnitt werden Themen wie Appetit, Menge und Art von Speise und Trank nach Tages- und Jahreszeit beziehungsweise Typ (Sanguiniker, Choleriker, Phlegmatiker, Melancholiker) behandelt, während in letzterem die Primärqualitäten sowie Schaden und Nutzen diverser tierischer und pflanzlicher Nahrungsmittel aufgelistet werden. Wie meine Studie über das Kapitel *cibus et potus* in lateinischen und deutschen Gesundheitslehren des Mittelalters gezeigt hat, sind es vor allem die diätetischen Nahrungsmittelverzeichnisse, die Rezepte für verschiedene Speisen enthalten und deren erstes Auftreten dort bisweilen dem in mittelalterlichen Kochbüchern um Jahrzehnte vorausgeht.[9] Dies ist etwa der Fall bei der international beliebten ‚weißen Speise' *blanc manger*, die der Arzt und Regimenautor Arnold von Bamberg Anfang des 14. Jahrhunderts als *alba comestio sive blantmaser* bezeichnet, dreißig Jahre vor der ersten Erwähnung von *blamensir* im ältesten deutschen Kochbuch, dem *Buoch von guoter spise*.[10]

Der fließende Übergang von Nahrungsmitteln und Heilmitteln veranlasste so manchen Mediziner, beide gemeinsam abzuhandeln, so geschehen im wohl berühmtesten medizinischen Kompendium des Mittel-

6 Vgl. Melitta Weiss Adamson: Regimen sanitatis. In: Medieval Science, Technology and Medicine. An Encyclopedia. Hrsg. von Thomas F. Glick, Steven J. Livesey und Faith Wallis. New York und London: Routledge 2005, S. 438f.

7 Für eine detaillierte Analyse des Regimen im *Liber pantegni* von Haly Abbas siehe Wolfram Schmitt: Theorie der Gesundheit und ‚Regimen sanitatis' im Mittelalter. Habilitationsschrift Heidelberg 1973, S. 58–95.

8 Vgl. Melitta Weiss Adamson: Medieval Dietetics. Food and Drink in Regimen Sanitatis Literature from 800 to 1400. Frankfurt am Main u. a.: Lang 1995 (German Studies in Canada. 5).

9 Vgl. ebd., S. 196f.

10 Vgl. ebd., S. 203f.

alters, dem *Canon medicinae* Avicennas, dessen zweites Buch einfache Drogen zusammen mit Lebensmitteln auflistet.[11] Doch auch zwischen Speisen und zusammengesetzten Heilmitteln besteht eine Affinität, werden doch beide in Form von Rezepten tradiert. Bei den medizinischen Rezepten wurde im Allgemeinen den Mengenangaben mehr Beachtung geschenkt als bei den Kochrezepten, was auf Grund der stärkeren Wirkung von Drogen auf den Körper auch verständlich ist. Aus der hier kurz umrissenen engen Verbindung von Kochkunst und Medizin wird ersichtlich, dass Ärzten bei der Übermittlung von Kochrezepten im Mittelalter eine wichtige Rolle zukam. Da viele Ärzte, die Gesundheitslehren verfassten, auch für das gesundheitliche Wohl des Adels und hohen Klerus verantwortlich waren, trat neben der Arztpraxis der Adelshof bereits früh als Vermittlungsträger hinzu, und in späterer Folge dann auch das Kloster.[12]

Vorbildfunktion, was die Kochkunst anlangte, hatte im hohen Mittelalter in Europa der Mittelmeerraum und hier besonders die arabische und italienische Küche. Auf zwei Wegen gelangten arabische Rezepte nach Mittel- und Nordeuropa, einerseits über das maurische Spanien und Südfrankreich und andererseits über Sizilien und Süditalien. Lernten Medizinstudenten etwa in Montpellier die mediterrane Küche in Theorie und Praxis kennen, so waren es in Italien die medizinischen Schulen von Salerno, Bologna und Padua, von wo so manches mediterrane Gericht seinen Siegeszug durch Europa antrat. Ein Weg der Tradierung von Italien über Österreich nach Süddeutschland lässt sich hier bereits früh erkennen, was vermutlich durch die herrschaftlichen Beziehungen der Staufer zu erklären ist. Um wieder auf besagten Haly Abbas zurückzukommen: Sein *Regimen sanitatis* im *Liber pantegni* oder *Liber regius*, wie sein in Salerno benutztes Kompendium in der lateinischen Übersetzung aus dem Arabischen genannt wurde, lag bereits Anfang des 13. Jahrhunderts in deutscher Übersetzung vor, als Teil des so genannten *Breslauer Arzneibuchs*.[13]

---

11 Avicenna: Liber canonis. Venedig 1507. Nachdruck Hildesheim: Olms 1964. Die zusammengesetzten Drogen werden im Canon separat in einem Antidotarium in Buch V abgehandelt.

12 Siehe zum Beispiel die Regimen-Verfasser Theodorus, Arnald de Villanova, Magninus Mediolanensis, Gregorius, Everhard von Wampen, Konrad von Eichstätt und Arnold von Bamberg. Vgl. Adamson 1995 (wie Anm. 8).

13 Das Breslauer Arzneibuch R 291 der Stadtbibliothek. Hrsg. von C. Külz und E. Külz-Trosse. Sonderdruck. Dresden: Marschner 1908.

Als Beispiel eines mediterranen Kochbuchs und seiner Tradierung nördlich der Alpen möchte ich einen kurzen Blick auf den *Liber de coquina* werfen, Italiens älteste Sammlung von Kochrezepten. Die beiden frühesten Textzeugen aus dem 14. Jahrhundert sind auf Pergament geschrieben und werden heute in der Bibliothèque Nationale in Paris aufbewahrt. Einer ist Teil des Sammelkodex 7131, der einst dem berühmten Chirurgen Henri de Mondeville aus Montpellier gehörte und möglicherweise von ihm selbst geschrieben worden war, während der andere im Sammelkodex 7328 zu den Beständen des Herzogs von Berry, des Bruders Karls V. von Frankreich, zählte.[14] Eine der frühesten Papierhandschriften des lateinischen Kochbuchs wurde um 1400 in einen Sammelkodex eingetragen, der zu den Bibliotheksbeständen des Augustiner Chorherrenstifts Sankt Florian zählt und möglicherweise auch dort geschrieben wurde, was darauf hindeutet, dass das Kochbuch wohl über monastische Beziehungen von Italien nach Österreich kam.[15] Ungefähr dreißig Jahre danach wird eine Fassung des *Liber de coquina*, die nach Angaben der Handschrift auf einen Arzt aus Assisi zurückgehen soll, in Straßburg von einem Schreiber namens Reimboldus Fillinger in einen Papierkodex eingetragen, der heute in Châlons-sur-Marne aufbewahrt wird. Und wieder dreißig Jahre danach, um 1461–65, ist es ein Professor der Medizin und Rektor der Universität Heidelberg, Erhard Knab, selbst Autor eines *Regimen sanitatis*, der eine Abschrift des Kochbuchs machte, die heute im Besitz der Vaticanbibliothek ist.

Sowohl eine medizinische als auch eine monastische Komponente ist bei einem Corpus von Texten vorhanden, das Teil von Cgm 415 ist, einer Sammelhandschrift aus dem frühen 15. Jahrhundert, die einst dem Franziskanerkloster in München gehörte und heute zu den Beständen der Bayerischen Staatsbibliothek zählt. Der Kodex besteht aus zwei Teilen, die jeweils von einer anderen Hand geschrieben wurden. Auf Grund der Ähnlichkeit der Schrift des zweiten Faszikels (fol. 279r–348v) mit Noti-

---

14 Vgl. Bruno Laurioux: I libri di cucina italiani alla fine del Medioevo. Un nuovo bilancio. In: Archivio Storico Italiano 154, 1996, S. 33–58. Für das Stemma siehe S. 37. Für eine Studie und Edition von fünf *Liber de coquina*-Handschriften siehe Anna Martellotti: I Recettari di Federico. Dal „Meridionale" al „Liber de coquina". Florenz: Olschki 2005.

15 Melitta Weiss Adamson: Mediterranean Cuisine North of the Alps: The Cookbook in Sankt Florian Codex XI. 100. In: *kunst und saelde*: Festschrift für Trude Ehlert. Hrsg. von Katharina Boll und Katrin Wenig. Würzburg: Königshausen & Neumann 2011, S. 239–258. Deutsche Rezeption siehe S. 240–245, Textedition S. 246–257.

zen der Gebrauchshand im ersten Faszikel (fol. 1r–278v) hat Verena Friedl vor kurzem die durchaus plausible Vermutung geäußert, dass es sich bei dem Schreiber des zweiten Faszikels um den Besitzer des ersten gehandelt haben könnte.[16] Der erste Faszikel, der im Mittelpunkt meiner Ausführungen stehen wird, setzt sich nach Ansicht von Karin Schneider aus vier Teilen zusammen, allesamt in deutscher Sprache geschrieben, nämlich Jamboninus' von Cremona *Liber de ferculis et condimentis* (fol. 1r–20v), Burgundios von Pisa *De vindemiis* (fol. 20v–37r), einem Kochbuch (fol. 37v–98r) und einem Arzneibuch (fol. 98r–278v).[17] Nach Ansicht des mittelalterlichen Kompilators beziehungsweise Schreibers bestand das Corpus allerdings nur aus drei Teilen, dem diätetischen Kochbuch auf fol. 1r–20v, einer Kombination aus Weinbuch und Kochbuch auf fol. 20v–98r und dem Arzneibuch in alphabetischer Anordnung auf fol. 98r–278v, das nur als Fragment erhalten ist. Die Tatsachen, dass das Weinbuch und das Kochbuch nahtlos ineinander übergehen und dass das Arzneibuch in der Überschrift als drittes „Buch" bezeichnet wird, sprechen für die Annahme, dass beide eine Einheit bilden. Bei genauerer Analyse zeigt sich auch, dass das Weinbuch nicht nur auf Burgundios von Pisa *De vindemiis* zurückgeht, sondern ebenfalls eine Kompilation aus mindestens drei Quellen darstellt. Das gesamte deutsche Textcorpus im ersten Faszikel von Cgm 415 basierte auf einer lateinischen Vorlage, die über weite Strecken selbst eine Übersetzung aus dem Arabischen, Griechischen oder Italienischen darstellte.[18]

Werfen wir zunächst einen Blick auf den ersten Traktat, ein diätetisches Kochbuch, dessen Rezepte ursprünglich auf Arabisch geschrieben und Teil eines umfassenden Arzneibuchs von über tausend Einträgen waren. Verfasser des als *Minhāǧ al-bayān fīmā yasta 'miluhū al-'insān* bekannten Werks war Ibn Ǧazla, ein Bagdader Arzt des 11. Jahrhunderts. Von allen Traktaten in Cgm 415 ist es dieses erste Kochbuch, das in den

16 Vgl. Verena Friedl: *daz púch von den chósten*. Dynamische Edition des deutschen Jamboninus von Cremona nach Cgm 415. Mit einem Glossar und Zutatenregister. Masterarbeit, Graz (Karl-Franzens-Universität) 2013, S. 26.

17 Vgl. Karin Schneider: Die deutschen Handschriften der Bayerischen Staatsbibliothek München: Cgm 351–500. Wiesbaden: Harrassowitz 1973 (Catalogus codicum manu scriptorum Bibliothecae Monacensis. V, 3), S. 205–208.

18 Vgl. Melitta Weiss Adamson: *mich dunkcht ez sein knöllell*: Von den Mühen eines bayerischen Übersetzers mittelalterlicher Fachliteratur. Vortrag gehalten bei der Tagung Mittelalterlich-frühneuzeitliche Fachtexte als Objekt der Fachsprachen- und Fachprosaforschung, Universität Ostrava, Tschechische Republik, 1. Dezember 2011.

letzten Jahren mehrfach die Aufmerksamkeit der Fachwelt auf sich zog und inzwischen in bereits zwei Editionen vorliegt, der ersten von Anna Martellotti aus dem Jahr 2001 mit moderner italienischer Übersetzung, und der zweiten, dynamischen Edition von Verena Friedl aus dem Jahr 2013.[19] Viele der an die hundert Gerichte, die Ibn Ǧazla in sein Arzneibuch integrierte, sind seit über tausend Jahren Teil der arabischen Küche und werden auch heute noch vielerorts in der arabischen Welt zubereitet, ja sie tragen oft auch noch dieselben Namen. Die medizinischen Angaben in den Rezepten deuten auf eine Kombination von zwei Konzepten hin, die Jahrtausende alt sind, nämlich einerseits das Heilen mit Gleichem, also *similia similibus*, und andererseits mit Entgegengesetztem, also *contraria contrariis*. Rote Speisen zur Vermehrung des Blutes sind ein Beispiel für das erstere Prinzip der Volksmedizin, während die Behandlung mit dem Gegenteil die Grundlage der jüngeren auf Balance ausgerichteten Humorallehre bildet.[20] Im 13. Jahrhundert wurden 82 Rezepte aus dem *Minhāǧ al-bayān* in Italien exzerpiert und unter dem Titel *Liber de ferculis et condimentis* ins Lateinische übersetzt. Sowohl im *Explicit* des einzigen erhaltenen Fragments der lateinischen Version, das aus dem 14. Jahrhundert stammt und lediglich 50 Rezepte umfasst, als auch im *Incipit* der deutschen Übersetzung in Cgm 415, das damit inhaltlich übereinstimmt, wird ein gewisser Jamboninus aus Cremona als Übersetzer genannt und Venedig als Ort der Übersetzung.[21] Die bairische Fassung ist also von enormer Bedeutung, weil sie uns erlaubt, das zur Gänze aus dem arabischen Arzneibuch bezogene Rezeptmaterial des *Liber de ferculis* zu erfassen. Dabei zeigt sich, dass sowohl der lateinische Kompilator und Übersetzer Jamboninus als auch der anonyme bairische Übersetzer soweit wie möglich die latinisierten arabischen Speisennamen und die alphabetische Anordnung beibehalten. Der bairische Übersetzer gibt allerdings vergleichsweise mehr Erläuterungen und Erklärungen, was mit der größeren Exotik der arabischen Küche im Bayern des frühen 15.

---

19 Friedl 2013 (wie Anm. 16). – Anna Martellotti: Il Liber de ferculis di Giambonino da Cremona: La gastronomia araba in Occidente nella dietetica. Fasano: Schena 2001.

20 Vgl. Melitta Weiss Adamson: Ibn Ǧazla auf dem Weg nach Bayern. In: Wissen über Grenzen. Arabisches Wissen und lateinisches Mittelalter. Hrsg. von Andreas Speer und Lydia Wegener. Berlin und New York: de Gruyter 2006 (Miscellanea Mediaevalia. 33), S. 368f.

21 Paris, Bibliothèque Nationale, Cod. lat. 9328, fol. 161rb. – München, Bayerische Staatsbibliothek, Cgm 415, fol. 1r.

Jahrhunderts und dem weniger wohlhabenden Publikum als in Norditalien zusammenhängen mag.[22]

War, wie wir gesehen haben, der erste Traktat in Cgm 415 dem Bagdad des 11. Jahrhunderts verhaftet, so führt uns der Beginn des zweiten in das Byzanz des 10. Jahrhunderts. Burgundios von Pisa *De vindemiis* war die unmittelbare Vorlage für die bairische Übersetzung, aber wie schon Jamboninus war auch Burgundio nur der Kompilator und Übersetzer eines viel umfangreicheren Kompendiums, in diesem Fall der *Geoponica*, eines landwirtschaftlichen Lehrbuchs in griechischer Sprache.[23] Das aus zwanzig Abschnitten oder „Büchern" bestehende Werk wurde in Konstantinopel kompiliert und ist Kaiser Constantinus Porphyrogenitus gewidmet.[24] Alle direkten griechischen Quellen sind leider nicht mehr existent, aber ein landwirtschaftlicher Text, nämlich der von Cassianus Bassus, ist uns aus mittelpersischen und arabischen Übersetzungen bekannt. Seine Hauptquelle war wiederum ein griechisches Handbuch aus dem 4. Jahrhundert von Vindonius Anatolius aus Beirut, seines Zeichens Präfekt von Illyricum.[25] Ähnlichkeiten bestehen auch zwischen den *Geoponica* und verschiedenen lateinischen landwirtschaftlichen Werken, so etwa dem *Opus agriculturae* des Palladius aus dem 4. Jahrhundert und Columellas *De re rustica* aus der Mitte des 1. Jahrhunderts n. Chr., die selbst wiederum aus älterem griechisch-römischem Quellenmaterial schöpften.[26]

22 Vgl. Adamson 2006 (wie Anm. 20), S. 363–366.

23 Vgl. Martina Giese: Zur lateinischen Überlieferung von Burgundios Wein- und Gottfrieds Pelzbuch. In: Sudhoffs Archiv 87, 2003, S. 197–202. Für eine lateinische Übersetzung siehe Henricus Beckh: Geoponica sive Cassiani Bassi scholastici de re rustica eclogae. Leipzig: Teubner 1895. Für eine englische Übersetzung siehe Andrew Dalby: Geoponika – Farm Work: A modern translation of the Roman and Byzantine farming handbook. Totnes, Devon: Prospect Books 2011.

24 Vgl. Dalby 2011 (wie Anm. 23), S. 9. – Arnold Toynbee: Constantine Porphyrogenitus and his world. Oxford: Oxford University Press 1973.

25 Robert Rodgers: Κηποποιΐα: Garden Making and Garden Culture in the Geoponika. In: Byzantine Garden Culture. Hrsg. von Antony Littlewood, Henry Maguire und Joachim Wolschke-Bulmahn. Washington, D. C.: Dumbarton Oaks Research Library and Collection 2002, S. 159–175. Ein Stemma des landwirtschaftlichen Schrifttums von Pseudo-Democritus bis Petrus de Crescentiis s. auf S. 163.

26 Lucius Junius Moderatus Columella: On Agriculture. With a recension of the text and an English translation by Harrison Boyd Ash. 3 Bände. Cambridge: Harvard University Press 1941–1955 (Loeb Classical Library). – Palladii Rvtilii Tavri Aemiliani viri inlvstris Opvs agricvltvrae. De veterinaria medicina. De insitione.

Basierend auf einer mindestens 1500 Jahre zurückreichenden Tradition landwirtschaftlicher Fachliteratur decken die *Geoponica* eine Vielzahl an Themenbereichen ab, die von der Witterung, Pflanzen- und Tierzucht bis zur Schädlingsbekämpfung reichen. Nicht weniger als fünf „Bücher", nämlich die Bücher 4 bis 8, sind dem Weinbau und der Winzerei gewidmet, und es sind diese Bücher, die ein gewisser Burgundio von Pisa im 12. Jahrhundert in Byzanz vorfand. Im Gegensatz zu Jamboninus ist Burgundio ein wohl bekannter mittelalterlicher Übersetzer, vor allem der Werke des Aristoteles.[27] Der aus Pisa stammende Burgundio wurde um 1100 geboren und war für sein ausgezeichnetes Griechisch berühmt. Als er Mitte zwanzig war, begleitete er quasi als Dolmetsch für Griechisch einen deutschen Bischof zu einer Disputation nach Konstantinopel. Die *Geoponica* lernte er wohl bereits auf dieser ersten Reise nach Konstantinopel kennen. Später schlug er die Juristenlaufbahn ein und kehrte vor seinem Tod 1193 noch mehrere Male nach Konstantinopel zurück. Seine Exzerpte aus den *Geoponica*, im Lateinischen *De vindemiis* genannt, sind in mindestens zehn Handschriften erhalten, sieben davon aus dem 14. und drei aus dem 15. Jahrhundert.[28] Ein Vergleich der byzantinischen Quelle mit den frühesten erhaltenen lateinischen Versionen zeigt, dass Burgundio Material von Buch 5 bis 7 exzerpierte. Er dürfte ursprünglich auch die Absicht gehabt haben, die entlehnten Passagen aus diesen Büchern thematisch anzuordnen, gab den Plan aber schnell wieder auf und übersetzte stattdessen das Material in der Reihenfolge, wie er es in der griechischen Quelle vorfand. An zwei Stellen in Burgundios Text wurden schon früh Zusätze eingefügt, und diverse Informationen wurden später auch am Ende der verschiedenen Versionen angehängt.

Dass sich in 1500 Jahren in der Winzerei so einiges ändert, sollte uns nicht überraschen, auch wenn die Antike und das Mittelalter nicht mit unserer schnelllebigen Zeit zu vergleichen sind. Bottiche und Amphoren aus Ton, wie sie bei den Griechen üblich waren, hatten im Italien des 12. Jahrhunderts längst Holzbottichen und Holzfässern Platz gemacht. Burgundio adaptiert den Text entsprechend. Und wer kannte noch die

---

Hrsg. von Robert H. Rodgers. Leipzig: Teubner 1975 (Bibliotheca scriptorum Graecorum et Romanorum Teubneriana).

27 Zu Leben und Werk Burgundios von Pisa siehe Pieter Beullens: Burgundio of Pisa. In: Medieval Science, Technology and Medicine. An Encyclopedia. Hrsg. von Thomas F. Glick, Steven J. Livesey und Faith Wallis. New York und London: Routledge 2005, S. 104f. – Dalby 2011 (wie Anm. 23), S. 9–10.

28 Beschreibung der Handschriften in Giese 2003 (wie Anm. 23), S. 197–205.

Namen der Persönlichkeiten aus der Antike, die einem in den *Geoponica* auf Schritt und Tritt begegnen, fast möchte man meinen, als eine Art *name dropping*: Zoroaster, Florentinus, Sotion, Africanus, Demokritos, Diophanes, Apuleius, Leontinus, Anatolius, die Quintilii, Paxamos, Demageron und Fronto? Burgundio eliminiert sie alle.[29]

Was auf *De vindemiis* in Cgm 415 folgt, sind sieben Kapitel, die die Behandlung von Weinfässern und verdorbenem Wein zum Inhalt haben und die durchaus die bairischen Gepflogenheiten des Spätmittelalters widerspiegeln mögen (fol. 30v–31v). Darauf folgen Auszüge aus dem *Opus agriculturae* des Palladius (fol. 32r–35r). Die Kombination von *De vindemiis* mit Palladius-Material scheint in der Tradierung eher die Regel als die Ausnahme gewesen zu sein. In sechs der zehn Kodizes, die Burgundios Weinbuch enthalten, finden sich auch Palladius-Exzerpte, allerdings nicht immer die gleichen. Die Palladius-Kapitel in Cgm 415 befassen sich allesamt mit der Winzerei und sind den Abschnitten im *Opus agriculturae* für die Monate Oktober und November entnommen.[30] Mit anderen Worten, welche Arbeiten für den Winzer im Oktober und November anstehen, ist für den Kompilator der lateinischen Vorlage des bairischen Übersetzers von besonderem Interesse. Der Palladius-Teil des Weinbuchs ist nicht speziell gekennzeichnet, weshalb er wohl auch von Karin Schneider nicht als eigener Text erkannt wurde. Palladius und der Titel seines Werkes werden jedoch in Cgm 415 wiederholt erwähnt, im Weinbuch werden sogar einige Kapitelüberschriften aus Palladius übernommen. Das Weinbuch im bairischen Kodex endet mit sechs Weinrezepten (fol. 35r–37r), die einen eigenen Untertitel tragen und von der Rettung und Klärung verdorbenen Weins handeln, dem Süßen von Wein, der Herstellung von Gewürzweinen und schließlich von einem medizinischen Weinrezept. Dieses leitet über zum ersten Kochrezept, jenem für die bereits erwähnte populäre weiße Speise *blanc manger* (fol. 37v).

29 Nach Rodgers 2002 (wie Anm. 25), S. 164, wäre es allerdings ein Fehler, die Namenszuschreibungen in den Kapitelüberschriften allesamt als Erfindung der byzantinischen Enzyklopädisten abzutun, da die Textgeschichte noch nicht ausreichend erforscht ist.

30

Cgm 415	Opus agriculturae
Kapitel 1–2	November: Lib. 12, XII
Kapitel 3	November: Lib. 12, VIIII
Kapitel 13, 4–10, 5, 11–12, 14	Oktober: Lib. 11, XIIII

Das Kochbuch auf fol. 37v–98r wird von Karin Schneider als „offenbar nach italienischer Vorlage" beschrieben.[31] Es ist unklar, ob sie damit die Sprache oder den Inhalt der vom bairischen Übersetzer benutzten Vorlage meint. Was die Sprache betrifft, so enthält die deutsche Übersetzung der unbekannten Quelle noch einige Hinweise, die darauf hindeuten, dass die italienischen Rezepte im Kochbuch zuerst ins Lateinische übersetzt wurden, bevor sie den Weg über die Alpen antraten. Speisennamen wie *Gamina fredam* (fol. 42r), *paparoti veronenses* (fol. 79r–v) und *ryfioli quadragesimales* (fol. 82r–v) verraten durch die Adjektive und Kasusendungen, dass eine lateinische Zwischenstufe vorlag. Was den Inhalt betrifft, so sind viele Speisen ohne Zweifel der italienischen Küche entnommen und tragen oft auch noch ihre italienischen Namen, doch dieses Rezeptgut ist nur ein Teil des Kochbuchs, in das außerdem eine Vielfalt von lateinischen, griechischen und arabischen Rezepten für Speisen, Soßen, Speisewürzen, Gewürzweine bis hin zu praktischen Küchentipps integriert wurde. Auch Anna Martellottis Bezeichnung *Ricettario internazionale*[32] charakterisiert die Rezeptsammlung nicht ausreichend, da diätetische Rezepte der mittelalterlichen Schulmedizin ebenso vertreten sind wie lokale Gerichte und, wenn man das Weinbuch mit einbezieht, eine 1500 Jahre alte Weinbautradition des Mittelmeerraums.

Da es zu den italienischen Rezepten in diesem Kochbuch im vorliegenden Sammelband einen eigenen Beitrag von Natascha Guggi von der Universität Graz gibt, soll hier nicht im Detail darauf eingegangen werden, nur so viel sei gesagt: Die Rezepte, die im Text mit speziellen italienischen Ortsnamen in Verbindung gebracht werden, weisen mit einer Ausnahme, der *torta parmesana* mit Provenienz Parma, auf die Region Venezien, allen voran auf den Stadtstaat Venedig, gefolgt von Verona und Padua.[33] Dies könnte ein Anhaltspunkt dafür sein, dass das Kochbuch in oder um Venedig kompiliert wurde. Beim medizinisch-diätetischen Material werden oft Quellenangaben gemacht, die ein gutes Bild der Literatur vermitteln, welche dem Kompilator zur Verfügung stand. Die ersten zwei diätetischen Rezepte in der Sammlung (fol. 43v–44r) werden Almansor zugeschrieben, womit der *Liber de medicina ad Almansorem* des Rhazes gemeint ist, der noch fünf weitere Male, vor allem in

---

31 Schneider 1973 (wie Anm. 17), S. 206.

32 Martellotti 2001 (wie Anm. 19), S. 48.

33 Venedig in 5 Rezepten (fol. 46r, 49r, 72r, 87r, 89r); Verona in 2 Rezepten (fol. 40r, 79r); und Padua in einem Rezept (fol. 82v). Vgl. Vortrag Adamson 2011 (wie Anm. 18).

Bezug auf Soßen, erwähnt wird.[34] Avicenna scheint dreimal auf, wobei einmal konkret auf das zweite und einmal auf das vierte Buch (wohl des *Canon medicinae*) Bezug genommen wird.[35] Dreimal ist auch Ysaac vertreten, bei dem es sich um Isaac Judaeus, den Verfasser des *Liber dietarum universalium et particularium* handelt, einer umfassenden Lebensmitteldiätetik, die von Constantinus Africanus ins Lateinische übersetzt wurde.[36] Dreimal wird auch auf ein *puch anthidotario*, also ein *Antidotarium*,[37] möglicherweise das des Nicolaus Salernitanus, verwiesen, und zweimal auf ein *puch der slächten ertzney*, womit das in Cgm 415 nachfolgende Arzneibuch gemeint ist.[38] Ein lateinisches Zitat entstammt dem populären *Regimen sanitatis Salernitanum*,[39] und jeweils einmal werden Constantinus,[40] Ypocras,[41] also Hippokrates, und das *Tacuinum sanitatis* in der personifizierten Form *meister tacui* genannt.[42] Die meisten Quellenver-

---

34 Fol. 50v, 54r, 54r, 64v, 94r. Für den Primärtext siehe zum Beispiel den Inkunabeldruck Liber Rasis ad Almansorem. Venedig: Bonetus Locatellus per Octavianum Scotum 1497, fol. 2r–60v. Für Beschreibungen von Rhazes' Regimen s. Schmitt 1973 (wie Anm. 7), S. 115–124; Adamson 1995 (wie Anm. 8), S. 57–64.

35 Fol. 52r, 83v, 92v. Vgl. Canon 1507 (wie Anm. 11); Schmitt 1973 (wie Anm. 7), S. 125–130; Adamson 1995 (wie Anm. 8), S. 65–71.

36 Fol. 64r, 81r–v, 92v. Für den Primärtext mit Kommentar von Petrus Hispanus siehe Omnia opera Ysaac. Lyon: Bartholomeus Trot in officina Johannis de Platea 1515. – Schmitt 1973 (wie Anm. 7), S. 96-99.

37 Fol. 64 v, 64v, 92v–93r. Vgl. Dietlinde Goltz: Mittelalterliche Pharmazie und Medizin dargestellt an Geschichte und Inhalt des Antidotarium Nicolai. Mit einem Nachdruck der Druckfassung von 1471. Stuttgart: Wissenschaftliche Verlagsgesellschaft 1976 (Veröffentlichungen der Internationalen Gesellschaft für Geschichte der Pharmazie. N. F. 44).

38 Fol. 48v, 82v. Das Arzneibuch in Cgm 415 befindet sich auf fol. 98r–278v.

39 Fol. 53v. Für den Primärtext siehe die Editionen Regola Sanitaria Salernitana: Regimen sanitatis Salernitanum. Versione Italiano di Fulvio Gherli. Salerno: Ente Provinciale Per Il Turismo 1961, und Regimen Sanitatis Salernitanum. Hrsg. von Erwin Braun. Basel: Erwin Braun Gesellschaft für Präventivmedizin 1981. Für eine Beschreibung des Regimen siehe Adamson 1995 (wie Anm. 8), S. 97–102.

40 Fol. 48r.

41 Fol. 92v.

42 Fol. 92v. Le Taqwim al-Sihha (Tacuini sanitatis) d'Ibn Butlan. Un traité médical du XIe siècle. Histoire du texte, édition critique, traduction, commentaire par Hosam Elkhadem. Leuven, Belgien: Peeters 1990 (Académie royale de Belgique, classe des lettres, Fonds René Draguet. 7). – Luisa Cogliati Arano: The Medieval Health Handbook Tacuinum Sanitatis. Übersetzt und adaptiert von Oscar Ratti und Adele Westbrook. New York: Braziller 1976. – The Four Seasons of the House of Cerruti. Übersetzung von Judith Spencer. New York: Facts on File 1984.

weise im Kochbuch, nämlich acht in Serie, gelten einem Arzneibuch. Hinter dem Namen Serapio verbirgt sich aller Wahrscheinlichkeit nach Pseudo-Serapions Heilmittellehre *Liber Aggregatus in Medicinis Simplicibus*, ein beliebtes Nachschlagewerk für Apotheker im Spätmittelalter.[43] Aus dieser Liste wird ersichtlich, dass der Kompilator neben Kochrezepten aus der näheren und weiteren Umgebung Venedigs sein Material aus der medizinischen Literatur bezog, und da zunächst aus der Regimenliteratur, in erster Linie aus dem *Liber de medicina ad Almansorem* von Rhazes, und in der zweiten Hälfte der Rezeptsammlung vermehrt aus Arzneibüchern, in denen das Material zumeist alphabetisch angeordnet war. Der Großteil der hier genannten Werke war, wie zu zeigen sein wird, Teil des Curriculums an den europäischen medizinischen Schulen des Hoch- und Spätmittelalters.

Das an das zweite Kochbuch in Cgm 415 anschließende Arzneibuch trägt den Titel *Hie hebt sich an daz dritt puoch von den slechten tugenden der ding oder von der slechten ercznei* (fol. 98r). Es beginnt mit einem Eintrag für Wasser, wobei *aqua* vom bairischen Übersetzer direkt als ‚Wasser' wiedergegeben wird. Der Übersetzer oder Schreiber muss aber schnell erkannt haben, dass die Übersetzung der Indexwörter oder Lemmata ins Deutsche die alphabetische Anordnung der Einträge in der lateinischen Vorlage völlig umstoßen würde und er rettete die Situation dahingehend, dass er das lateinische Wort *aqua* zwischen Titel und Beginn des ersten Abschnittes wohl nachträglich einfügte. Vom zweiten Eintrag an werden die Indexwörter aus der lateinischen Quelle beibehalten und erst danach mit deutschen Entsprechungen, so welche existierten, versehen. Wie im Fall des vorangehenden Kochbuchs kann die lateinische Version

– Hans Zotter: Das Buch vom gesunden Leben. Die Gesundheitstabellen des Ibn Butlan in der illustrierten Übertragung des Michael Herr nach der bei Hans Schott erschienenen Ausgabe Straßburg 1533. Mit 32 getreuen Farbwiedergaben aus dem Tacuinum sanitatis Codex Vindobonensis 2396. Graz: Akademische Druck- und Verlagsanstalt 1988. – Schmitt 1973 (wie Anm. 7), S. 147–155; Adamson 1995 (wie Anm. 8), S. 83–91.

43 Fol. 84r, 84r, 84v, 84v, 84v, 85v, 86r, 86v. Zu Pseudo-Serapion siehe Peter Dilg: The ‚Liber aggregatus in medicinis simplicibus' of Pseudo-Serapion. An influential work of medical Arabism in Islam and the Italian Renaissance. In: Islam and the Italian Renaissance. Hrsg. von Charles Burnett und Anna Contadini. London: Warburg Institute, University of London 1999 (Warburg Institute Colloquia. 5), S. 221–231. Für eine italienische Übersetzung aus dem 14. Jahrhundert siehe El Libro agregà de Serapiom. Volgarizzamento di frater Jacobus Philippus de Padua. Hrsg. von Gustav Ineichen. Venedig und Rom: Istituto per la Collaborazione Culturale 1962 und 1966 (Civiltà Veneziana. Fonti e testi. III, 1).

des Arzneibuchs heute nur hinter dem Schleier der bairischen Übersetzung erahnt werden, da ein lateinisches Original bisher nicht bekannt ist oder zumindest noch nicht identifiziert werden konnte. Das Arzneibuch bricht abrupt im Buchstaben L ab (fol. 278v), mitten im Eintrag für *Litargium*, Bleioxid. Alles in allem werden im Arzneibuchfragment die medizinischen Eigenschaften von 300 Heilmitteln behandelt, über 200 davon sind der Pflanzenwelt entnommen, über 30 der Tierwelt, zu der auch *homo*, der Mensch, zählt, und an die 40 Einträge betreffen Mineralien, die Mehrheit davon Steine zur Heilung.[44] Daneben wird noch eine Handvoll von Rezepten für zusammengesetzte Heilmittel genannt. Die lateinische Vorlage muss in Eile kompiliert worden sein, da drei Einträge als Duplikate enthalten sind, nämlich Blutstein (*ematitis*),[45] Champignons (*agaricus*)[46] und Kolophonium (*colophonia*).[47] Ein Vergleich des Arzneibuchs mit spätmittelalterlichen Kräuterbüchern zeigt, dass die meisten Pflanzen-Lemmata im Arzneibuch zum Standardinventar von Herbarien zählten. 159 Einträge finden sich zum Beispiel auch im *Hortus sanitatis*.[48]

Wie das vorhergehende Kochbuch beginnt das Arzneibuch mit einer Liste von Flüssigkeiten, wobei es sich hier zwar nicht um Weine handelt, sondern um Wasser, Molke, Rosenwasser, Essig und Agrest, die aber allesamt in der mittelalterlichen Küche Verwendung fanden (fol. 98r–104v). Erst danach wendet sich der lateinische Kompilator den pflanzlichen Heilmitteln zu, die traditionsgemäß die *materia medica* anführten: *artemisia, abrotanum, absinthium, achorus, anacardus, agaricus* und so weiter, die in späterer Folge mit Tieren, Tierprodukten und Mineralien, die in Form von Lapidarien bis in die Antike zurückreichen, kombiniert werden.[49] Waren die Quellenangaben im Kochbuch noch relativ dünn gesät, so spielen sie im Arzneibuch eine dominante Rolle. Abgesehen von den Palladius-Hinweisen im Weinbuch waren es, wie bereits erwähnt, Serapio, Almansor, Avicenna, Ysaac, ein Antidotarium, das Arz-

44 Diese kurze Beschreibung des Inhalts und die ungefähre Zahl der Einträge beruht auf meiner ersten, unveröffentlichten Transkription des umfangreichen Arzneibuchs. Menschliche Heilmittel sind vor allem der männliche Samen, Harn, Kot, zu Asche verbranntes Menschenhaar, Menstrualblut, Muttermilch, Speichel, Zähne und verbrannte, zu Pulver gestoßene Knochen (fol. 251v–252r).

45 Fol. 127v–128r, 227v–228r.

46 Fol. 110v, 131r–132r.

47 Fol. 197v–198r, 206v–207r.

48 Hortus sanitatis. Mainz: Jacob Meydenbach 1491.

49 Neben eingestreuten Mineralien finden sich unter lapis neun Einträge in Serie (fol. 273v–275r).

neibuch in Cgm 415 selbst, ein (nicht identifizierter) Vers des *Regimen sanitatis Salernitanum*, Ypocras, *meister tacui*, und Constantinus. Alle diese Quellen werden auch im Arzneibuch genannt, zusammen mit einer Menge anderer. Die Zahlen einiger der am häufigsten angeführten Quellenverweise sind enorm: Avicenna erscheint 398-mal, wobei das dritte Buch des *Canon medicinae* mit 109 Verweisen am meisten verwendet wurde, gefolgt vom vierten Buch mit 49 und dem zweiten Buch mit 9. Die zweithäufigste Quelle ist Rhazes' *Liber de medicina ad Almansorem*. 237-mal wird auf das Regimen mit der Bezeichnung *Almansor* verwiesen. Zusätzlich wird Rhazes noch 37-mal separat erwähnt, vermutlich handelt es sich dabei um andere Werke des medizinischen Autors. 74-mal nennt der Kompilator die Heilmittellehre des Johannes Mesue, wobei er oft das erste, zweite, dritte und fünfte Buch und sogar Abschnitte darin identifiziert.[50] Isaac Judaeus, der Autor/Kompilator des *Liber dietarum*, wird 53-mal erwähnt, Galen 51-mal und Constantinus 47-mal, bisweilen mit Werktiteln. Zusätzlich wird der *Viaticus* von Constantinus, sein Nachschlagewerk für wandernde Ärzte, das 40-mal im Text aufscheint, in der Regel ohne Hinweis auf den Autor genannt.[51] Serapio wird 35-mal im Arzneibuch als Quelle angegeben, gefolgt von 27 Erwähnungen von Dioscorides. Alle anderen Quellen werden nur selten, zwischen ein- und neunmal erwähnt.[52]

Die Hauptquellen des Arzneibuchs deuten auf einen Kompilator, der allem Anschein nach seine medizinische Ausbildung an einer Universität wahrscheinlich in Frankreich erhalten hatte. Bereits im Jahre 1190 wurden an der medizinischen Fakultät in Paris Werke wie die *Aphorismen* des Hippokrates, Galens *Tegni* und *Pantegni* und Ysaacs *Liber dietarum* in der Übersetzung von Constantinus Africanus sowie dessen *Viaticus*, fer-

50 Es dürfte sich dabei vermutlich um den *Grabadin* handeln, ein populäres Nachschlagewerk für Apotheker im Mittelalter. Hinter dem Namen Mesue verbirgt sich wohl ein Kompilator des 13. Jahrhunderts und nicht der historische Yahya ibn Masawaih oder Mesue der Jüngere, der um 1000 n. Chr. in Maradin am Euphrat lebte. http://www.rsm.ac.uk/welcom/feature-historyrsm.php (abgerufen am 12.08.2013).

51 Für eine digitalisierte Handschrift des Viaticus aus dem 12. Jahrhundert in der Universitätsbibliothek Heidelberg siehe http://digi.ub.uni-heidelberg.de/diglit/bav_pal_lat_1158/0007 (abgerufen am 12.08.2013).

52 Gerhardus Parmensis 9-mal, Salernitanum 9-mal, Tacuinum 8-mal, Paladius 8-mal, Aristotiles 8-mal, Macer 7-mal, Maister Wido Aretinis 6-mal, Kyranides 3-mal, nur je ein- bis zweimal erfolgen Verweise auf Annayn [Hunain?], Ruffus, Albucasim, Ypocras, Paulus, Dyonisius, Johannes Damascenus, puch Platearius, Alchamzi, Kuenig Salaym, Musarah, antidotario, Plinius und Maister Berchtold.

ner Dioscorides und das als *Macer* bekannte Herbar verwendet.[53] Im Laufe des 13. Jahrhunderts wurde dann auch das *Antidotarium Nicolai* in Paris studiert.[54] An der Großen Bibliothek der Sorbonne standen 1338 auch die fünf Bücher von Avicennas *Canon,* Serapions *Liber aggregationis,* das *Tacuinum sanitatis,* Rhazes' *Almansor,* ein nicht näher identifiziertes *Antidotarium* und die so genannte *Practica domine Trote de secretis mulierum,* also Trotulas *Secreta mulierum* zur Verfügung. In der Kleinen Bibliothek der Sorbonne gehörten zu den Beständen noch Ysaacs *Liber dietarum,* das *Antodotarium Nicolai* und die Kräuterbücher des Platearius und Macer. Auch die *Practica Mesue* war Teil des Fonds de la Sorbonne, der sich heute in der Bibliothèque Nationale in Paris befindet.[55] Von den Werken des Aristoteles wurden Mitte des 14. Jahrhunderts von den Studenten *De animalibus* und das vierte Buch von *De meteorologica* rezipiert.[56]

In der Liste der Bücher, die an der medizinischen Fakultät in Montpellier im frühen 14. Jahrhundert studiert wurden, finden sich ebenfalls mehrere der Hauptquellen des Arzneibuchs von Cgm 415, zum Beispiel Avicennas *Canon,* Rhazes allgemein und speziell sein Regimen *Ad Almansorem,* Isaac Judaeus und sein *Liber de dietis universalibus,* sowie verschiedene Werke Galens.[57] Bei vielen der im Arzneibuch erwähnten Quellen fällt außerdem eine Verbindung zu Italien auf. Mesues Buch der zusammengesetzten Drogen soll Mitte des 13. Jahrhunderts vermutlich in Padua kompiliert worden sein.[58] Pseudo-Serapions Buch der einfachen Drogen, der *Liber Serapionis aggregatus in medicinis simplicibus,* wird zwar dem berühmten arabischen Arzt Yuhanna ibn Sarabiyum (Johannes Serapion) zugeschrieben, wurde aber wahrscheinlich um 1250 auf maurischem Boden kompiliert. Das Werk wurde von Simon von Genua mit Hilfe des jüdischen Übersetzers Abraham von Tortosa um 1290 ins La-

---

53 Vgl. Eduard Seidler: Die Heilkunde des ausgehenden Mittelalters in Paris. Studien zur Struktur der spätscholastischen Medizin. Wiesbaden: Steiner 1967 (Sudhoffs Archiv. Beihefte. 8), S. 44.

54 Vgl. ebd., S. 46f.

55 Vgl. ebd., S. 58–61.

56 Vgl. ebd., S. 50.

57 Vgl. Luke E. Demaitre: Doctor Bernard de Gordon: Professor and Practitioner. Toronto: Pontifical Institute of Mediaeval Studies 1980 (Texts and Studies. 51), S. 111.

58 Vgl. Enzyklopädie Medizingeschichte. Hrsg. von Werner E. Gerabek, Bernhard D. Haage, Gundolf Keil, Wolfgang Wegner. Berlin: de Gruyter 2005, S. 979f.

teinische übersetzt.[59] Ein Gerhardus Parmensis (Gerhard von Parma) lebte von circa 1220 bis 1302 und ist als Autor eines *Formularium* bekannt.[60] Die Salernitanischen Schriften der Frauen von Salerno, allen voran Trota bzw. Trotula, sind italienischer Herkunft, ebenso wie die in Neapel Mitte des 13. Jahrhunderts angefertigte lateinische Übersetzung des vom Bagdader Arzt Ibn Butlan im 11. Jahrhundert verfassten *Tacuinum sanitatis*, das aber, wie oben erwähnt, Anfang des 14. Jahrhunderts bereits den Weg nach Paris gefunden hatte. Das *Opus agriculturae* des Palladius war italienischer Provenienz und im Mittelalter über die Halbinsel hinaus bekannt, und Guido von Arezzo, in Cgm 415 Wido Aretinis genannt, war ein medizinischer Autor des 12. Jahrhunderts, der an der Domschule von Parma lehrte.[61]

Die Verwendung derselben Quellen im Koch- und Arzneibuch im medizinischen Corpus von Cgm 415 (das gilt auch für die Palladius-Exzerpte im Weinbuch und im Arzneibuch), die Bedeutung der Diätetik und die Querverweise zwischen beiden Traktaten lassen vermuten, dass das Koch- und Arzneibuch vom selben Kompilator stammen. Die Vertrautheit des lateinischen Kompilators mit arabischer medizinischer Terminologie und arabischen diätetischen Rezepten könnte ferner als Anzeichen gesehen werden, dass es dieselbe Person war, die auch den ersten Traktat des Corpus, den *Liber de ferculis et condimentis*, exzerpierte und davon eine lateinische Version herstellte, vermutlich mit Hilfe eines jüdischen Übersetzers, der des Arabischen mächtig war, wie das bei Simon von Genua und Abraham von Tortosa der Fall war.[62] Wenn sich hinter Jamboninus von Cremona in der Tat der italienische Arzt Zambonino da Gaza de Cremona des 13. Jahrhunderts verbirgt, dann würden die im Koch- und Arzneibuch erwähnten Quellen diese Hypothese sogar

---

59 Siehe http://www.klostermedizin.de/index.php/die-klostermedizin/das-hochmittelalter/16-der-aggregator-pseudo-serapion-des-ibn-wafid (abgerufen am 12.08.2013).

60 Siehe http://thesaurus.cerl.org/record/cnp00366544 und Peter Herde: Bianchi (Albus, Blancus), Gerardo. In: Dizionario Biografico degli Italiani. Hrsg. von Mario Caravale und Hélène Angiolini. Rom Istituto della Enciclopedia Italiana 1960ff., Bd. 10 (1968); online: http://www.treccani.it/enciclopedia/gerardo-bianchi_(Dizionario-Biografico)/ (abgerufen am 28.04.2014). Ob es sich bei dem Formularium des Kardinals Gerhardus Parmensis bzw. Gerardo Bianchi um ein medizinisches Werk handelt, ist jedoch unklar.

61 Enzyklopädie Medizingeschichte 2005 (wie Anm. 58), S. 516.

62 Auch für Ibn Ǧazlas *Taqwīm*, sein zweites, tabellarisch angeordnetes Werk, ist uns der jüdische Übersetzer bekannt. Es handelte sich um Faraǧ ben Salīm bzw. Moses Faragut; vgl. Adamson 2006 (wie Anm. 20), S. 361.

noch bestärken. Auf Grund der Studien von Nancy Siraisi, Paul Marangon und Enrico Carnevale Schianca ist über Zambonino heute Folgendes bekannt:[63] Seinen eigenen Angaben zufolge wurde er in *Castra Novo Buce Adue*, also in Castelnuovo Bocca d'Adda in der Provinz Cremona (vermutlich in der ersten Hälfte des 13. Jahrhunderts) geboren.[64] Nach Francesco Arisis *Cremona litterata* soll er elf Jahre mit seiner Familie im Exil im nahe gelegenen Praglia verbracht haben, wo er vom Abt des Franziskanerklosters erzogen wurde.[65] Dieser soll ihn auch dazu angespornt haben, an der Sorbonne in Paris Geisteswissenschaften und Medizin zu studieren, was eine (heute nicht mehr erhaltene) Grabinschrift bestätigte, die ihn als *Dominus Jamboninus de Gazo Cremonensis doctor parisiensis scientiae medicinae* bezeichnete.[66] Nach Abschluss seines Studiums in Paris dürfte sich Zambonino in Venedig niedergelassen haben; er ist für das Jahr 1262 in der Chronik Ronaldinos als Professor der Medizin und Naturwissenschaften in Padua gelistet.[67]

Sein Interesse an Diätetik manifestiert sich in dem von ihm 1298 verfassten *Tractatus de conservatione sanitatis*, der in einer schönen Pergamenthandschrift der Bibliothek des Seminario Vescovile erhalten ist.[68] Dass Zambonino noch weitere Werke verfasste bzw. übersetzte, ist wahrscheinlich, allerdings nicht eindeutig bewiesen. Der italienische Arzt Michele Savonarola etwa schreibt um 1444–1447, er habe die erhaltenen berühmten Werke des edlen Zambonino de Gazo und Rigeto de Lido gesehen und gelesen.[69] Das von Andrea Gloria angegebene Todesjahr Zamboninos 1287 wird einerseits durch sein Regimen von 1298 widerlegt und andererseits durch sein Testament vom 18. Mai 1299, bei dessen Abfassung zwei Brüder des Franziskanerordens, Paolo da Milano und Padovao da Padova, präsent waren.[70] Da er danach nicht mehr ur-

63 Nancy G. Siraisi: Arts and Sciences at Padua. The Studium of Padua before 1350. Toronto: Pontifical Institute of Medieval Studies 1973; Paolo Marangon: Il Trattato „De conservatione sanitatis" di Zambonino da Gazzo († dopo il 1298). In: Quaderni per la storia dell'Università di Padova 8, 1975, S. 1–17; Enrico Carnevale Schianca. Il Liber de ferculis et condimentis, un ricettario di cucina araba nella traduzione di Jambobino da Cremona. In: Appunti di gastronomia 35, 2001, S. 5–60.

64 Vgl. Marangon 1975 (wie Anm. 63), S. 1–2.

65 Vgl. Carnevale Schianca 2011 (wie Anm. 63), S. 36–37, Anm. 16.

66 Vgl. Siraisi 1973 (wie Anm. 63), S. 111.

67 Vgl. ebd., S. 22, Anm. 44, und S. 176.

68 Padua, Biblioteca del Seminario Vescovile, Cod. 173, fol. 41ra–52va.

69 Vgl. Marangon 1975 (wie Anm. 63), S. 2.

70 Vgl. ebd., S. 3–5.

kundlich in Erscheinung tritt, ist anzunehmen, dass er um 1300 starb. Zamboninos lateinisches Regimen, von dem Marangon nur zwei kurze Abschnitte edierte, besteht aus einem Prolog (fol. 41rb–41vb), behandelt danach die *sex res non naturales* in der Reihenfolge Bewegung (*De exercitio*, fol. 41vb–42rb), Essen und Trinken (*De nutrimento*, fol. 42va–45va, und *De regimine potus aquae et vini*, fol. 45va–47vb), Schlafen und Wachen (*De regimine somni et vigiliae*, fol. 47vb–48va), Gemütsbewegungen (*De accidentibus animae*, fol. 48va–48vb), Luft (*De regimine mansionum*, fol. 48vb–49ra), Koitus (*De regimine coytus*, fol. 49ra–49va, was in der Regimenliteratur bisweilen unter Füllen und Entleeren des Körpers oder unter Gemütsbewegungen abgehandelt wird), ein Reiseregimen (*De regimine iter agentium*, fol. 49va–50va), Entleeren des Körpers (*De educendis superfluitatibus*, fol. 50va–50vb), ein Pestregimen (*De regimine sanitatis et pestilentiae*, fol. 50vb–51va) und schließlich ein weiteres Kapitel über Bewegung (*De regimine in castris seu exercitibus*, fol. 50vb–52va). Zamboninos Regimen folgt zwar nicht ganz der klassischen Reihenfolge der *res non naturales* etwa eines Haly Abbas, deckt aber alle Themenbereiche, manche sogar wiederholt, ab und beinhaltet außerdem ein Reiseregimen und ein Pestregimen.

Was die von Zambonino benutzten Quellen betrifft, so wird im Prolog des Regimen als erste Aristoteles' *De anima* (fol. 41rb) genannt, worauf vier weitere Hinweise auf Aristoteles folgen, im Speziellen auf das Werk *De generatione et corruptione* (fol. 41va) und *De conservatione sanitatis ad Alexandrum* (fol. 44rb). Bei Letzterem dürfte es sich um das populäre *Secretum secretorum* handeln.[71] Almansor wird ebenfalls fünfmal erwähnt (fol. 42ra, 44rb, 49rb, 49rb–49va, 49va), gefolgt von Avicenna mit vier Nennungen (fol. 41vb, 44rb, 45vb, 46va) sowie Hippokrates' *Aphorismen* (fol. 51vb) und Damascenus (fol. 41vb), die jeweils einmal aufscheinen. Am häufigsten genannt wird Galen, nämlich neunmal, wobei *De accidenti et morbo* (fol. 41va), *De regimine sanitatis* (fol. 41va, 41vb, 41vb) und *De febribus* (fol. 50vb) speziell genannt werden.[72]

Betrachtet man das medizinisch-diätetische Corpus von Cgm 415 in seiner gegenwärtigen fragmentarischen Form, so fällt auf, dass dem Corpus ein typisches Textgenre fehlt, ein *Regimen sanitatis*. Es ist vor-

71 Vgl. Steven J. Williams: The Secret of Secrets: The scholarly career of a pseudo-Aristotelian text in the Latin Middle Ages. Ann Arbor: University of Michigan Press 2003; Regula Forster: Das Geheimnis der Geheimnisse: Die arabischen und deutschen Fassungen des pseudo-aristotelischen Sirr al-asrar/Secretum Secretorum. Wiesbaden: Reichert 2006.

72 Ohne Werktitel wird Galenus viermal genannt, auf fol. 41vb, 41vb, 42ra, 51rb.

stellbar, dass Zamboninos Regimen von 1298 das Corpus abrunden sollte. Galen, die häufigste Quelle im Regimen, wird auch im Arzneibuch von Cgm 415 oft zitiert, nämlich 51-mal, was auf eine zunehmende Verfügbarkeit seiner Werke in Italien im späten 13. Jahrhundert schließen lässt. Dasselbe gilt für Aristoteles' Schriften: Von Paris aus gelangten seine Werke durch Professoren, aber auch italienische Studenten, die in Paris studiert hatten, nach Bologna und Padua, wie Nancy Siraisi mit ihrer Studie über Taddeo Alderotti und seine Schüler gezeigt hat.[73] Auch wenn Zamboninos Regimen nicht als Teil des Corpus in Cgm 415 konzipiert war, so verweist das Corpus eindeutig auf einen Kompilator mit solider Kenntnis der medizinischen Literatur, die speziell an französischen medizinischen Schulen auf dem Lehrplan stand, und auf einen Zugang zu einer guten Bibliothek medizinischer Literatur, die zum Teil aus Italien und zum Teil von Zeitgenossen Zamboninos aus der zweiten Hälfte des 13. Jahrhunderts stammte. Diese Werke wären Zambonino wohl in Padua zugänglich gewesen. Man könnte sich vorstellen, dass er, angeregt durch seine lateinische Version von Ibn Ǧazlas Rezepten, seine Arbeit als Kompilator fortsetzte, wobei er anfänglich bereits in lateinischer Fassung existierendes Material verwendete, wie etwa Burgundios *De vindemiis* und Palladius' *Opus agriculturae*, um schließlich das zweite Kochbuch und das Arzneibuch aus einer Fülle von Quellen zusammenzustellen.

Die bairische Übersetzung des Textcorpus gehörte einst zu den Beständen des Franziskanerklosters in München, bevor sie der Handschriftensammlung der Bayerischen Staatsbibliothek einverleibt wurde. Wie bereits erwähnt, wurde Zambonino vom Abt eines Franziskanerklosters erzogen und am Ende seines Lebens waren es zwei Franziskaner, die bei der Abfassung seines Testaments anwesend waren. Doch war Zambonino nicht der einzige Professor der Medizin im Italien des 13. Jahrhunderts, der Zeit seines Lebens enge Beziehungen zu den Franziskanern pflegte und mit *meister berchtold* (fol. 162v) vielleicht sogar Berthold von Regensburg im Arzneibuch des Corpus von Cgm 415 verewigte. Auch der berühmte Taddeo Alderotti dürfte auf Grund der Beziehungen seiner Familie zur Pfarre Santa Croce in Florenz seinen Elementarunterricht durch die Franziskaner genossen haben.[74] In Bologna, wo er später Medizin lehrte, hatten die Franziskaner bereits 1236 ein

73 Vgl. Nancy G. Siraisi: Taddeo Alderotti and his pupils: Two generations of Italian medical learning. Princeton, NJ: Princeton University Press 1981.

74 Vgl. ebd., S. 33.

studium eingerichtet, das 1336 als *studium generale* anerkannt wurde. Im Laufe des 13. Jahrhunderts folgten die Franziskaner Bolognas stets den intellektuellen Entwicklungen der Zeit. So schickten sie bereits Mitte des Jahrhunderts regelmäßig Franziskaner zum Studium nach Paris.[75] Sein Testament verfasste der kranke Alderotti 1293 in Bologna im Franziskanerkloster, allerdings soll er zwei Jahre danach noch bei einem Disput von Kollegen als Vermittler fungiert haben.[76] Unter anderem hinterließ er den Franziskanern und Serviten die in seinem Besitz befindlichen Werke der Philosophie und Schulmedizin von Aristoteles, Galen und Avicenna. Des Weiteren vermachte er den Klarissen 4000 Lire zum Ankauf von Besitz unter der Bedingung, dass die Schwestern aus dessen Ertrag jährlich 50 Lire für ein Stipendium verwenden, das einem Franziskaner das Theologiestudium in Paris ermöglichen sollte.[77]

Das aus all dem ersichtliche starke Interesse der Franziskaner an der Wissenschaft und ihre engen Beziehungen zu Professoren der Medizin sowohl in Bologna als auch in Padua berechtigen zur Annahme, dass das lateinische medizinisch-diätetische Corpus, das Cgm 415 als Vorlage diente, von Zambonino entweder allein oder mit Hilfe von Kollegen in seinem Umkreis kompiliert wurde und über monastische Verbindungen im Laufe des 14. oder Anfang des 15. Jahrhunderts in das Franziskanerkloster nach München gelangte, wo vermutlich die deutsche Fassung hergestellt wurde. Dass der Schreiber von Cgm 415 ein „relativ hohes Schreibtempo" hatte, wurde aus Verena Friedls Analyse der Handschrift klar.[78] Diverse Tilgungen, Alternativübersetzungen und Leerstellen im Text deuten außerdem auf eine schnell angefertigte Originalübersetzung.[79] Dass es sich bei dem Schreiber aber auch um den Übersetzer des Corpus handelt, ist zu bezweifeln, da es im Text einige Anzeichen dafür gibt, dass der Übersetzer die deutsche Fassung dem Schreiber diktierte. So wird etwa das französische Wort für Agrest, *vertjus*, vom Schreiber als *uertzu*, also offenbar nach Gehör wiedergegeben, und der italienische Männername Guido als *Wido* (fol. 162v). Eine gewisse Kenntnis der Diätetik und des Weinbaus scheint beim Übersetzer vorhanden gewesen zu sein, allerdings war er, wenn man seine Unsicherheiten beim lateinischen Wortschatz und einigen medizinischen Quellen betrachtet, weder

75 Vgl. ebd., S. 8.
76 Vgl. ebd., S. 36.
77 Vgl. ebd., S. 33f.
78 Friedl 2013 (wie Anm. 16), S. 33.
79 Vgl. ebd., S. 41.

Schulmediziner noch Koch. Halten sich die Leerstellen in den ersten beiden Traktaten mit jeweils acht noch in Grenzen, so schnellen sie mit 176 im Arzneibuch rasant in die Höhe und sind, wenn man den Umfang des Arzneibuchs mit einbezieht, im Verhältnis zum Kochbuch fünfmal so häufig. Auf Grund seiner enormen Schwierigkeiten mit der mittelalterlichen *materia medica* war er mit Sicherheit auch kein Apotheker, und es stellt sich die Frage, wie nützlich viele der Heilmittel letztendlich waren, wenn wichtige Ingredienzien aus sprachlicher Unkenntnis ausgelassen sind. Die Übersetzung in Cgm 415 dürfte für den internen Gebrauch hergestellt worden sein, was sich aus der Tatsache ergibt, dass sowohl Jamboninos als auch Burgundios deutsche Version Unikate sind und somit keine Breitenwirkung hatten. Was die arabische Küche in den ersten beiden Traktaten betrifft, so ist sie in den deutschen Kochbüchern des 15. Jahrhunderts praktisch nicht vertreten, während die Standardgerichte *limonia, rumania* und *sumachia* in die mediterranen Kochbücher und von Süditalien durch normannische Vermittlung auf den Britischen Inseln sehr wohl Aufnahme fanden.[80]

Was aus dem Textcorpus von Cgm 415 deutlich wird, ist die Fluidität beziehungsweise Hybridität, die für das spätmittelalterliche Kochbuch und Arzneibuch noch charakteristisch ist und mit weiteren Beispielen belegt werden kann. Codex III 1, 2° fol. 43 der Öttingen-Wallersteinschen Schlossbibliothek in Harburg, der heute zu den Beständen der Universitätsbibliothek Augsburg gehört, wurde nach Ansicht von Wolfgang Hirth vermutlich in der Zisterzienserinnenabtei Seligenthal im Bistum Regensburg kompiliert.[81] Der von einer Hand geschriebene Kodex besteht aus einem Arzneibuch (fol. 2r–58v), dem Kochbuch Meister Eberhards (fol. 59r–70r), Meister Albrants Rossarzneibuch (fol. 73r–79r) und einem Salbenbuch (fol. 79v–83v), wobei die Sprache wiederholt zwischen Deutsch und Latein wechselt. Als Quellen für das Arzneibuch dienten nach Hirth das *Secretum secretorum*, die *Praktik des Meisters Bartholomäus*, der *Macer floridus*, das *Arzneibuch Ortolfs von Baierland* und ein *Branntweintraktat*.[82] Dem sind noch hinzuzufügen einzelne lateinische Verse des *Regimen sanitatis Salernitanum*, Platearius' *Circa instans* sowie Hildegards von Bingen *Liber subtilitatum diversarum naturarum creaturarum*, besser

---

80 Adamson 2006 (wie Anm. 20), S. 369.

81 Vgl. Wolfgang Hirth: Studien zu den Gesundheitslehren des sogenannten ‚Secretum Secretorum': Unter besonderer Berücksichtigung der Prosaüberlieferungen. Diss. Heidelberg 1969, S. 28f.

82 Vgl. ebd., S. 29–31.

bekannt unter dem Namen *Physica*.[83] Letzterem Werk wurden Kapitel über mindestens acht Pflanzen und sieben Bäume entnommen, wobei der Großteil in deutscher Übersetzung erscheint. Hildegards *Physica* bildet auch den Konnex zum nachfolgenden *Kochbuch Meister Eberhards*. Neben Auszügen aus Hildegards Buch der Steine, Fische und Vögel in lateinischer Sprache wurden hier die Kochrezepte mit einem Gansrezept von Hildegard auf Deutsch sowie der Lebensmitteldiätetik aus der *Regel der Gesundheit* augmentiert. Bei Letzterer handelt es sich um eine deutsche Version des populären lateinischen *Regimen sanitatis*, nämlich jenes Konrads von Eichstätt aus dem frühen 14. Jahrhundert. Wie im Fall von Cgm 415 ist auch in diesem wohl für den Hausgebrauch hergestellten Kodex der Zisterzienserinnen, die sich hier vermutlich als Kompilatorinnen und Übersetzerinnen betätigten, die Verbindung von Kochbuch, Arzneibuch und Regimenliteratur sehr eng. Dass außerdem Hildegards medizinische Schriften in einem bairischen Frauenkloster rezipiert wurden, sollte uns nicht weiter verwundern.

Wenn wir uns nun den frühesten Zeugen der mittelalterlichen Kochbuchliteratur in Europa zuwenden, so galt lange Zeit der *Libellus de arte coquinaria* mit dänischen, isländischen und niederdeutschen Textzeugen, deren Tradition – so wird vermutet – bis ins frühe 13. Jahrhundert zurückgeht, als die älteste Sammlung.[84] Der auf Dänisch geschriebene Kopenhagener Sammelkodex von ca. 1300, der früheste erhaltene Textzeuge, enthält, wie könnte es anders sein, ein Kräuterbuch und ein Steinbuch, dem dann das Kochbuch folgt.[85] Noch wesentlich älter ist allerdings der neueste Fund von Kochrezepten, den die kanadische Medizinhistorikerin Faith Wallis von der McGill University machte, und der im April 2013 der britischen Öffentlichkeit zum ersten Mal vorgestellt und vorgekocht wurde. In der Propstei der Kathedrale von Durham wurde um 1140 ein medizinischer Kodex angelegt, der heute zu den Beständen des Sidney Sussex College an der Cambridge University

83 Vgl. Melitta Weiss Adamson: A Reevaluation of Saint Hildegard's Physica in Light of the Latest Manuscript Finds. In: Manuscript Sources of Medieval Medicine: A Book of Essays. Hrsg. von Margaret R. Schleissner. New York und London: Garland Publishing 1995 (Garland medieval casebooks. 8), S. 66–71, bes. S. 68f.

84 Libellus de arte coquinaria: An Early Northern Cookery Book. Hrsg. und übers. von Rudolf Grewe† und Constance Hieatt. Tempe, Arizona: Arizona Center for Medieval and Renaissance Studies 2001 (Medieval and Renaissance Texts and Studies. 222).

85 Vgl. ebd., S. 5.

gehört. Neben Salben und anderen Heilmitteln finden sich lateinische Rezepte für verschiedene Soßen, die zu Lamm, Huhn, Ente, Schwein und Rind gereicht werden sollten, sowie ein Rezept für Henne im Winter.[86] Zu den Zutaten der Soßen zählen Salbei, Pfeffer, Knoblauch, Senf und Koriander, und ein Rezept nennt die Gegend von Poitou in Frankreich als Herkunftsort. Die Durham Rezepte beweisen einmal mehr, dass bereits im 12. Jahrhundert eine enge Beziehung zwischen Kochkunst und Medizin bestand. Es mag wohl sein, dass im europäischen Mittelalter der Koch der bessere Arzt war, betrachtet man allerdings die Quellenlage, so zeigt sich, dass der Arzt der bessere Kochbuchautor war.

86 http://www.medievalists.net/2013/04/16/recipes-from-the-12th-century-discovered-in-manuscript/ und http://www.medievalists.net/2011/03/07/medieval-feast-at-durham-university/ (abgerufen am 12.08.2013).

Das Konzept der Dynamischen Edition dargestellt am *púch von den chósten* (Cgm 415)

Verena Friedl (Wien)

Abstract

The *púch von den chósten* contains recipes with a focus on dietetic treatises originating from medieval Arabic medicine. It was laid down by an anonymous writer in the first half of the 15th century. In my master's thesis I applied the concept of the Dynamic Edition, a multi-level model developed by Andrea Hofmeister-Winter, on this text. Guided by this technique my edition not only aims to provide a maximum of paleographic information on the first level of a so called basic transliteration, but also intends to offer an easily readable normalized version, which can be used for content-based analysis. The edited text, as well as the concept of the Dynamic Edition are introduced in this paper concluding that the procedure of dynamic editing provides better possibilities for the exploitation of source texts than traditional methods.

Das *púch von den chósten* im Cgm 415 ist eine Rezeptsammlung mit diätetischem Schwerpunkt, welche im 13. Jahrhundert vom italienischen Gelehrten Jamboninus von Cremona aus dem *Minhāǧ al-bayān* des orientalischen Arztes Ibn Ǧazla (Bagdad, 11. Jh.) exzerpiert worden war (*Liber de ferculis et condimentis*) und in der ersten Hälfte des 15. Jahrhunderts anonym ins Deutsche übertragen wurde.[1] In meiner Masterarbeit habe ich die deutsche Bearbeitung nach dem Konzept der Dynamischen Edition von Andrea Hofmeister-Winter ediert, welches darauf ausgerichtet ist, in mehreren Editionsstufen sowohl ein Maximum an paläographischen Informationen zu bieten als auch eine Lesefassung für inhaltliche Forschungen anzufertigen.[2]

Der Gegenstand der Edition: *daz púch von den chósten*

Der erste Teil der überwiegend deutschsprachigen Sammelhandschrift Cgm 415 erstreckt sich über 20 Blätter und umfasst unter dem Titel *daz*

1 Ausführlicher dazu Melitta Weiss Adamson: Ibn Ǧazla auf dem Weg nach Bayern. In: Wissen über Grenzen. Arabisches Wissen und lateinisches Mittelalter. Hrsg. von Andreas Speer. Berlin: de Gruyter 2006, S. 357–374, sowie in diesem Band, S. 39–62.

2 Verena Friedl: *daz púch von den chósten.* Dynamische Edition des deutschen Jamboninus von Cremona nach Cgm 415. Mit einem Glossar und Zutatenregister. Graz, Masterarbeit 2013.

púch von den chósten 82 diätetische Artikel, welche offensichtlich orientalisch-arabischen Ursprungs sind und jeweils eine Speise behandeln. Ein Artikel wird in der Regel mit der arabischen Bezeichnung der Speise eingeleitet, worauf manchmal eine zweite Bezeichnung (in deutscher, lateinischer oder aber in arabischer Sprache) folgt.

Neben auffallend wenigen lateinischen Begriffen sind im Text viele verballhornte arabische Begriffe enthalten. Diese bezeichnen neben Speisen auch Krankheiten und Zutaten und werden selten erläutert oder übersetzt.

Der diätetische Hintergrund der Rezeptsammlung offenbart sich darin, dass Speisen oft humoralpathologische Eigenschaften wie warm, kalt, feucht und trocken zugeschrieben werden, die sich aus ihren Ingredienzien und Zubereitungsformen ergeben, wobei diese Primärqualitäten im Gegensatz zur antiken Komplexionslehre nicht immer paarweise auftreten. ‚Gemachte Mandeln' (fol. 01v15–02r02) sind z. B. laut Text nur warm, betreffen also sowohl die gelbe Galle (und damit die Leber) als auch das Blut (und damit das Herz). Daher sind sie gegen *dúrren* (trockenen) Husten und gegen blutigen Auswurf (*plút rechsen*) nützlich.

Ein wichtiger Bestandteil jedes Artikels ist die Aufzählung der Krankheiten, Beschwerden oder Verletzungen, welche von der Speise kuriert oder zumindest gemildert werden können, manche Speisen können aber auch zur Stärkung gewisser Organe, also zur Gesundheitsvorsorge zubereitet werden. Das Gericht Abrahimia (fol. 01r08–01r17) wird zum Beispiel gegen keine Krankheit eingesetzt, sondern zur Stärkung der *tugend* (also der Kraft/Gesundheit) des Herzens, der Leber und des Magens. Die zu behandelnden Leiden sind oft alltäglicher Natur, wie z. B. Verdauungsbeschwerden, Kopfschmerzen, Geschwüre, Husten/Auswurf oder mangelnde männliche Fruchtbarkeit.

Ebenso wird auf die Nebenwirkungen eingegangen, die bei der Verabreichung von Speisen auftreten können, wenn diese nicht perfekt auf das Temperament der Esser abgestimmt sind. Um diese Nebenwirkungen zu vermeiden, werden oft ein oder zwei weitere Zutaten angeführt, welche aufgrund ihrer konträren Qualitäten die *schádlichhait* der Speise neutralisieren, wie z. B. Ingwer, ‚gesottener Wein', Zucker und eine Vielzahl anderer Ingredienzien.

Angegeben werden die einzelnen Zutaten der Rezepte oft mit genauen Mengenangaben, dabei werden die Gewichtseinheiten Pfund, Drachme oder Unze verwendet. Auch relative Mengenverhältnisse der Zutaten zueinander werden häufig angeführt, um die richtige Zusammensetzung zu gewährleisten, so etwa bei Chataiff (fol. 04r08–04r18): *nim ainn tail prot vnd ainen tail czukcher*. Weiters existieren auch ungefähre Mengenangaben aus der gelebten Küchenpraxis, diese wären beispielweise eine *hantuol* (eine Handvoll), *ain wenig* oder *etweuil* (ein bisschen, eine unbestimmte Menge).

Koch- oder sonstige Zubereitungszeiten werden generell nicht angegeben, außer wenn es sich um mehrere Tage handelt. Relative Angaben über den idealen Garpunkt nach dem Muster *daz ez schier chocht ist* oder *wenn ez schier gesotten ist* treten hingegen häufig auf. Die Zubereitungsarten sind ebenso wie die Zutatenpalette vielfältig. Speisen werden gebacken, gekocht, (am Bratspieß) gebraten und auch tagelang (in der Sonne) abgestellt.

Die Zutaten stammen wie die zugrunde liegende Quellenbasis aus der orientalischen Küche, oft finden sich im *púch von den chósten* beschriebene Speisen auch in anderen mittelalterlichen Kochbüchern der islamischen Welt.[3] Neben alltäglichen Zutaten wie Fleisch, Mandeln oder Zwiebeln sind auch sehr kostbare Ingredienzen wie Rosenwasser, Safran oder Sesamöl genannt. Da manche Zutaten im deutschsprachigen Gebiet nur schwer erhältlich waren, werden im frühneuhochdeutschen Text oft einheimische Alternativen angeboten.

Überlieferung

Überliefert ist *daz púch von den chósten* unikal in der Münchener Handschrift Cgm 415 im inhaltlichen Verbund mit weiteren kulinarischen, medizinischen und önologischen Abhandlungen. Außerdem ist in diesem Codex ein zweiter Faszikel enthalten, der von einem anderen Schreiber/einer anderen Schreiberin stammt und alchemistische, magische und astrologische Schriften umfasst. Alle Texte wurden auf Papier in einer zeittypischen Bastarda niedergeschrieben. Die routinierte Schrift und die offensichtlichen Lateinkenntnisse des Schreibers/der Schreiberin sowie der frühere Aufbewahrungsort des Codex sind ein klares Indiz dafür, dass der Text im Klosterbetrieb entstanden ist.[4]

---

3 Vgl. Peter Heine: Kulinarische Studien. Untersuchungen zur Kochkunst im arabisch-islamischen Mittelalter. Wiesbaden: Harrassowitz 1988.

4 Er gehörte dem Franziskanerkloster München, vgl. Karin Schneider: Die deutschen Handschriften der Bayerischen Staatsbibliothek München. Cgm 351–500. 2. Aufl. Wiesbaden: Harrassowitz 1973 (Catalogus codicum manu scriptorum Bibliothecae Monacensis. V, 3), S. 205.

Das Konzept der Dynamischen Edition

In den meisten modernen Editionen von spätmittelalterlichem Fachschrifttum begegnet uns der diplomatische Abdruck, welcher sich vorzugsweise an Leser/innen richtet, die sich in erster Linie mit dem Inhalt eines Dokumentes auseinandersetzen wollen. In dieser Editionsform gehen jedoch viele paläographische und damit auch linguistisch relevante Informationen verloren, die ein entsprechendes Fachpublikum interessieren könnten.

Aus diesem Grund bietet das Konzept der Dynamischen Edition, welches von Andrea Hofmeister-Winter entwickelt wurde, zum Faksimile der Handschrift zwei (oder je nach Bedürfnis und Umfang der Edition auch mehrere) Editionsstufen an, welche sich an diese beiden unterschiedlichen Interessenskreise richten: Während die erste Editionsstufe, die sog. Basistransliteration, ein Maximum an paläographischen Informationen bietet, präsentiert erst die zweite Editionsstufe eine Lesefassung in Form eines diplomatischen Abdrucks.[5] Um diese zu erreichen, werden die paläographischen Informationen der ersten Stufe mit Operationen der graphetischen Analyse reduziert, wodurch eine immer noch sehr textnahe, vor allem aber philologisch verantwortete Fassung entsteht. Durch diese Methode wird es nicht nur möglich, den in herkömmlichen Editionen unvermeidlichen Informationsverlust v. a. im Bereich der niederen Textkritik hintanzuhalten. Durch die getrennte Darstellung der beiden Editionsstufen kann das Textmaterial zudem für verschiedene Forschungsanliegen differenziert aufbereitet dargeboten werden. In Verbindung mit den Handschriftenbildern gewährt diese Editionsmethode maximale Transparenz.

Die erste Editionsstufe: Basistransliteration

Die Codierung der ersten Editionsstufe ist so gewählt, dass tunlichst nur ASCII-Zeichen verwendet werden, damit der Text mit allen handelsüblichen Textverarbeitungsprogrammen (wie etwa Microsoft Word oder LibreOffice Writer) kompatibel ist. Dabei greift man statt der Sonderzeichen auf Zeichen-Zahl-Kombinationen zurück, durch die an erster Stelle

5 Andrea Hofmeister-Winter: Das Konzept einer „Dynamischen Edition" dargestellt an der Erstausgabe des „Brixner Dommesnerbuches" von Veit Feichter (Mitte 16. Jh.). Theorie und praktische Umsetzung. Göppingen: Kümmerle 2003 (Göppinger Arbeiten zur Germanistik. 706).

die Graphtypklasse und an zweiter Stelle eine allfällige graphische Variante des Schriftsymbols angegeben wird. So wird in meiner Edition z. B. der Nasalstrich als Schriftsymbol aus der Graphtypklasse der Abbreviaturen mit dem Code <#1> wiedergegeben, wobei die Raute sich auf den Sachverhalt ‚Abkürzungszeichen' bezieht und die Ziffer 1 determiniert, um welche graphische Ausprägung des Abkürzungszeichens es sich handelt. Analog zu diesem Prinzip werden diakritische Zeichen über Vokalgraphen codiert: Hier steht <&> für den Sachverhalt Superskript und Ziffern 1–9 für die verschiedenen Erscheinungsformen, einschließlich des i-Punkts. Es mag auf den ersten Blick befremden, dass sogar i-Punkte eigens codiert werden, jedoch macht es hinsichtlich der Sicherheit der Transliteration einen Unterschied, ob das Vorhandensein eines i-Punkts die Identifizierung eines <i> (womöglich in unmittelbarer Nachbarschaft von ähnlichen Buchstaben <u, m, n> stützt, oder ob eine Segmentierung ohne solche Hilfszeichen erfolgen muss. Auch Ligaturen werden speziell gekennzeichnet, dafür habe ich für den vorliegenden Text eine Lemniskate zwischen den zwei verbundenen Graphen gewählt (z. B. <d∞e>). Der tironischen Note <et> habe ich ein eigenes, ebenfalls suchbares Zeichen zugewiesen, nämlich das <@>.

Diese Form der Codierung durch Zeichen-Zahl-Kombinationen kann individuell auf die jeweiligen Bedürfnisse des Textes bzw. des Schriftsystems zugeschnitten werden. Der Codierungsschlüssel wird übersichtlich mit Hilfe der Graphinventar-Tabellen (s. u.) vermittelt. Durch dieses Editionsverfahren wird nicht nur die Mitteilung, sondern auch die Verarbeitung des paläographischen Befundes erheblich erleichtert, denn die elektronische Basistransliteration ist gezielt durchsuchbar. So lassen sich Graphvarianten oder Diakritika bequem auffinden und untersuchen bzw. linguistisch verarbeiten.

Die zweite Editionsstufe: Lesefassung

In der zweiten Editionsstufe des Textes steht die leichte Lesbarkeit im Vordergrund. Graphvarianten brauchen auf dieser Editionsstufe nicht mehr formal differenziert zu werden, da diese paläographischen Informationen bereits in der Basistransliteration dokumentiert sind. Hier werden nun auch alle Abkürzungen (in runden Klammern) aufgelöst und Autokorrekturen des Schreibers (wie etwa Tilgungen oder Einfügungen) durchgeführt. Ferner werden zum besseren Textverständnis kleinere standardisierende Maßnahmen vorgenommen wie etwa die einheitliche

Darstellung von Diakritika durch Akzent oder die Kennzeichnung von Worttrennungen am Zeilenende durch den typographischen Trennstrich. Alle derartigen editorischen Eingriffe werden kursiv gesetzt, um zu signalisieren, dass gegenüber dem handschriftlichen Befund eine Bearbeitung stattgefunden hat.

Editionsbeispiel

Faksimile[6]

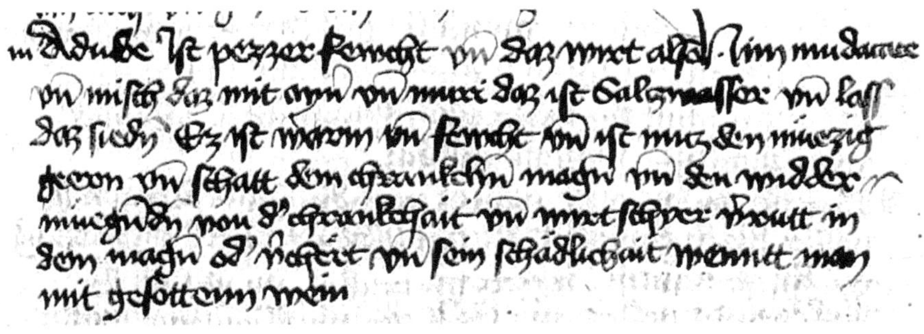

Abb. 1: *Cgm 415, fol. 17r, Ausschnitt*

Editionsstufe I: Basistransliteration

[17r19] mAdube Ist pezzer fewcht vn#1 daz wirt also °Ni&1m mudacate
[17r20] vn#1 mi&1sch daz mi&1t ay#2n vn#1 muri&1 daz ist Salczwasser vn#1 lass
[17r21] daz sied#1n Ez ist warm vn#1 fewcht vn#1 ist nucz d∞en mu&6ezi&1g
[17r22] geern vn#1 schatt d∞em chrankch#1n mag#1n vn#1 d∞en widd∞er=
[17r23] mu&6eg#1nd#1n von d#2 chrankchai&1t vn#1 wirt schyer v#2rutt i&1n
[17r24] dem mag#1n od#2 v#2che&6rt vn#1 sei&1n scha&6dlichai&1t wenntt man
[17r25] mi&1t gesottenn wei&1n

6 Bildquelle für diese und alle weiteren Abbildungen aus Cgm 415: München, BSB, Digitalisat online unter urn:nbn:de:bvb:12-bsb00062818-3 [01.05.2014].

Editionsstufe II: Lesefassung

[M67] **M**Adube Ist pezzer fewcht vn*(d)* daz wirt also Nim mudacate vn*(d)* misch daz mit ay*(er)*n vn*(d)* muri daz ist Salczwasser vn*(d)* lass daz sied*(e)*n Ez ist warm vn*(d)* fewcht vn*(d)* ist nucz den múezig geern vn*(d)* schatt dem chrankch*(e)*n mag*(e)*n vn*(d)* den widder=múeg*(e)*nd*(e)*n von d*(er)* chrankchait vn*(d)* wirt schyer v*(er)*rutt in dem mag*(e)*n od*(er)* v*(er)*chért vn*(d)* sein schádlichait wenntt man mit gesottenn wein

Das Graphinventar

Ein wichtiger Bestandteil der Dynamischen Edition ist das Graphinventar. Als Grundlage jeglicher Textkritik werden sämtliche alphabetischen Graphe (Minuskeln wie auch Majuskeln), Ligaturen, Superskripte, Abbreviatur- sowie Interpunktionssymbole und sonstigen Schriftzeichen gesammelt, wobei jeweils ein Idealrepräsentant ausgewählt wird. Die Schriftelemente werden nach Graphtypklassen geordnet, (wenn nötig) verbal beschrieben und mit den auf den verschiedenen Darstellungsebenen der Edition verwendeten Codierungen versehen.

Editionsstufe 1	Faksimilierte Beispiele		Beschreibung	Editionsstufe 2
&1	 02r11	 17v11	ein Punkt	[Akzent über dem zugehörigen Graph]
&2	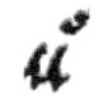 03r15	 14r20	ein geschlossener Kreis	[Akzent über dem zugehörigen Graph]
&3	 10r14	 07r09	linksseitiger Halbkreis	[Akzent über dem zugehörigen Graph]
&4	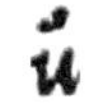 04r04	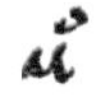 11r14	rechtsseitiger Halbkreis	[Akzent über dem zugehörigen Graph]
&5	 02r08	 05v25	zweiteiliges Superskript, bei dem mindestens ein Bestandteil strichförmig ist	[Akzent über dem zugehörigen Graph]

Tab. 1: Ausschnitt aus dem Graphinventar (Superskripte)

Das Graphinventar dient keineswegs nur der Transparenz für die Benützer/innen der Edition, sondern zuallererst dem Editor/der Editorin als wichtiges Werkzeug bei der Entzifferung schwer lesbarer Wörter/Passagen: Im *púch von den chósten* bereiten vor allem verballhornte arabische Termini Kopfzerbrechen und laufen Gefahr, missinterpretiert zu werden. Es liegt auf der Hand, dass eine Fehldeutung des handschriftlichen Befundes auf der untersten Ebene der textkritischen Bearbeitung zwangsläufig fatale Auswirkungen auf das Textverständnis auf allen höheren Ebenen haben muss.[7] Das lässt sich einsichtig an der Edition des *Liber de ferculis* von Anna Martellotti[8] zeigen, die zahlreiche Ungenauigkeiten, aber auch eine Reihe von bedenklichen Fehlern enthält, die mit der Methode der dynamischen Edition korrigiert werden konnten. Im Folgenden ein besonders drastisches Beispiel, das durch einen doppelten Lesefehler zustande gekommen ist:

Problematisch ist hier erstens eine Variante des initialen <v> (in der Basistransliteration als <v_2> codiert); aufgrund seiner quasi ‚zweistöckigen' Ausführung kommt es optisch dem <b> sehr nahe. Zweitens liegt in diesem Beispiel die für die gotischen Schriften geradezu charakteristische formale Kongruenz von <n> und <u> vor (zumal dieses frühen Bastarda-Schriftsystem das graphdifferenzierende ‚u-Häkchen' noch nicht verwendet). Martellotti hat den folgenden Ausschnitt (Cgm 415, fol. 10v, 17–19) daher folgendermaßen transkribiert:

> 41. **Mudacathat** Ist pezzer daz do awz caströnin flaisch wirt und ist warm und fewcht und chreftigt den leib und ist gut den verczerten von *buchewsch* oder von arbait [...] (fol. 10v17–19)[9]

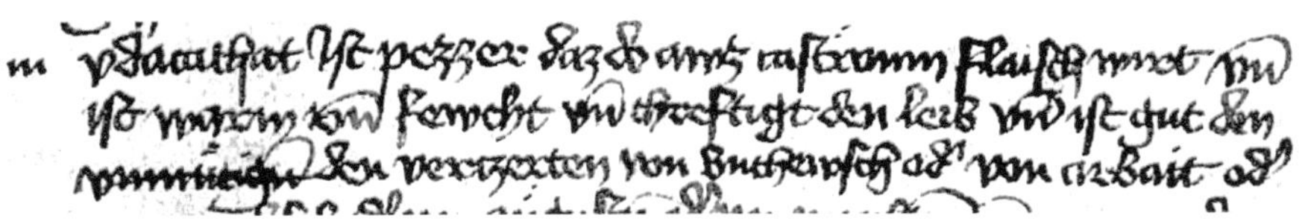

Abb. 2: Cgm 415, fol. 10v, Zeilen 17–19

7 Vgl. Andrea Hofmeister-Winter: Textkritik als Erkenntnisprozeß: sehen – verstehen – deuten. In: Editio, 19, 2005, S. 1–9.

8 Anna Martellotti: *Il Liber de ferculis* di Giambonino da Cremona. La gastronomia araba in Occidente nella trattatistica dietetica. Fasano: Schena Editore 2001.

9 Ebd., S. 208 (Hervorhebung durch Kursivierung von mir).

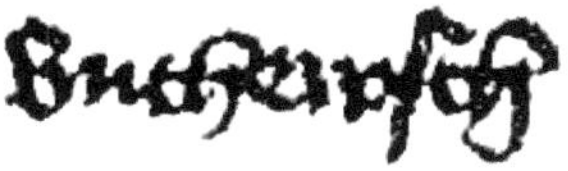

Abb. 3: Detailausschnitt aus Cgm 415, fol. 10v19

> [M41] **M***v*dacathat Ist pezzer daz do awz castrónin flaisch wirt vn*(d)* ist warm un*(d)* fewcht vn*(d)* chreftigt den leib vn*(d)* ist gut den verczerten von **vnchewsch** od*(er)* von arbait [...] (fol. 10v17–19)[10]

Ein Blick in das Graphinventar (Tab. 2 bietet einen Zusammenschnitt der Graphtypklassen <b> und <v>) kann in der direkten Gegenüberstellung des <b> und der beiden <v>-Varianten einerseits ein Bewusstsein für die selten vertretene <v_2>-Variante schaffen und die Konvergenzgefahr offenlegen. Das hilft andererseits, in Zweifelsfällen besser zu entscheiden, welcher Kategorie ein Graph mit welchem Grad an Sicherheit zuzuordnen ist. Letzte Gewissheit liefert schließlich die höhere Textkritik, denn das Wort *buchewsch* existiert gar nicht, während *vnchewsch* (nhd. Unkeuschheit) in der vorliegenden Aufzählung von diätetisch-medizinischen Wirkungen der Speise sehr wohl einen Sinn ergibt: Demnach ist das Gericht Mudacathat gut bei Erschöpfungszuständen nach übermäßiger sexueller Aktivität oder sonstiger körperlicher Überanstrengung.[11]

---

10 Friedl 2013 (wie Anm. 2), S. 180 (Lesefassung, Hervorhebung fett); vgl. ebd., S. 115 (Basistransliteration).

11 Unter diesen Umständen ist es geradezu als geniale Konjektur zu bezeichnen, wenn Martellotti in ihrer beigefügten italienischen Übersetzung trotzdem den richtigen Sinn trifft: „conviene a quelli che sono consunti *per stravizi* o per lavoro" (Martellotti 2001, wie Anm. 8, S. 209, Hervorhebung von mir; vgl. auch Martellottis Diskussion der vermeintlich korrupten Textstelle im Kommentarteil auf S. 300).

Editionsstufe 1	Faksimilierte Beispiele		Anmerkungen	Editionsstufe 2
b	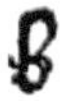 05r04	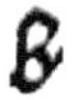 05r01	gelegentliche Schleifenbildung	b
v	 16v13	 18v06	–	v
v_2	 03r20	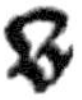 08r23	nur in Initialstellung; zweistöckig	v

Tab. 2: Ausschnitt aus dem Graphinventar: Die Graphe <b> und <v>

Ausblick

In den letzten Jahren hat computergestütztes Arbeiten auch in den Geisteswissenschaften fest Fuß gefasst. Die Möglichkeit, schier unbegrenzte Mengen an Daten elektronisch zu speichern und zu veröffentlichen, wird mehr und mehr auch von Textwissenschaften genützt. Hier tun sich nämlich sogar zwei entscheidende Vorteile des fortschreitenden digitalen Zeitalters auf:

Zum einen werden in immer mehr Bibliotheken und Archiven Digitalisierungsprojekte gestartet, in denen Handschriften und alte Drucke gescannt und über die Homepage online gestellt werden. Durch Vernetzung dieser Repositorien bzw. übergreifende Organisationen (wie z. B. Google Books beim derzeit laufenden Digitalisierungsprojekt der Österreichischen Nationalbibliothek *Austrian Books Online*[12]) kann mittelalterliche und (früh-)neuzeitliche Originalliteratur jedem Interessierten zugänglich gemacht werden. Dies ist nicht zuletzt ein großer Gewinn für Editionsprojekte, da Zugriff auf Originale in Sekundenschnelle erreicht werden kann. Zusätzlich wird der Buchbestand durch die Digitalisierung geschont und bleibt so länger erhalten, da bereits digitalisierte Bücher nur mehr in Ausnahmefällen im Original eingesehen werden müssen. Zum anderen werden zunehmend auch digitale Editionen online verfügbar gehalten, die flexiblere Präsentations- und Nutzungsformen als das gedruckte Buch bieten. Somit können nicht nur am Inhalt Interessierte schnellen Zugriff zu Texten gewinnen, sondern es können Erschlie-

12 Österreichische Nationalbibliothek: Austrian Books Online. Online im Internet: URL: http://www.onb.ac.at/about/austrianbooksonline.htm [Stand: 30-9-2013].

ßungsformen von Texten in unterschiedlicher Tiefe dargeboten werden, die Analysematerial auch für paläographische und graphetische Forschungen liefern. Solches Datenmaterial könnte – zu Textcorpora zusammengeschlossen – vielfältigen textübergreifenden Analysen nützen.

Überlegungen zu einer solchen internationalen und interdisziplinären Textplattform zur historischen Kochbuchforschung werden derzeit von der Grazer Mediävistik forciert. Hier sollen auch die Kochrezepttexte des *púch[s] von den chósten* ihren Platz finden und die Erforschung eines spannenden Bereichs der spätmittelalterlichen Alltagskultur beleben.

Italienische Rezepte in der anonymen Kochrezeptsammlung der Handschrift Cgm 415

Natascha Guggi (Graz)

Abstract

In the manuscript catalogue of the Bavarian state library Karin Schneider assumed that the anonymous collection of German cooking recipes in Cgm 415 (fol. 37v–98r) appeared to be translated originally from an Italian original. In order to reassess this assumption in my paper I analyse 1) which recipes are expressly called Italian by the scribe, 2) which are named after towns in northern Italy (Venice, Padua, Verona), or 3) which recipes list Italian ingredients that can be identified with modern Italian names. Another step is to contrast some of these recipes with texts from other 14th century Italian recipe collections. One striking result of my analysis is that the translator tried to adapt Italian culinary recipes to a Bavarian kitchen by substituting foreign ingredients for regional products.

Die Handschrift Codex germanicus monacensis 415 (kurz Cgm 415) der Bayerischen Staatsbibliothek in München[1] besteht aus zwei zusammengebundenen Faszikeln, die von zwei verschiedenen Händen geschrieben worden sind. Es handelt sich hierbei um eine überwiegend deutschsprachige Sammelhandschrift aus der ersten Hälfte des 15. Jahrhunderts. Im ersten Faszikel findet sich unter anderem eine anonyme Kochrezeptsammlung, die Gegenstand dieses Beitrages ist.

Das Kochbuch[2] auf den Blättern 37v–98r umfasst mehr als 160 Kochrezepte, die teilweise über einen diätetischen Hintergrund verfügen und somit inhaltlich gut zu den anderen Teilen des ersten Faszikels passen (*Das púch von den chósten* von Jambonius von Cremona, *De vindemiis* von Burgundio von Pisa, ein anonymes Arzneibuch sowie medizinische, alchemistische, Haus- und Zauberrezepte). Unter den Kochrezepten finden sich sowohl arabische als auch italienische Rezepte, die nicht nur einen wertvollen Beitrag zur Rekonstruktion mittelalterlicher Kulinarik liefern, sondern darüber hinaus die Überlieferungsgeschichte der Sammlung er-

1 München, BSB, Cgm 415: Digitalisat online unter urn:nbn:de:bvb:12-bsb00062818-3 [01.05.2014].

2 Eine ‚Dynamische Edition' der Kochrezeptsammlung stand im Zentrum meiner Masterarbeit. Alle im Folgenden zitierten Auszüge aus der Handschrift stammen aus der Lesefassung dieser Arbeit: Natascha Guggi: *ain weizz gemùess oder ain weizz chost mach also.* Dynamische Edition des Kochbuchs der Handschrift Cgm 415. Mit Glossar und Rezeptregister. Graz, Masterarbeit 2013.

hellen können. So unterstützen diese Rezepte die Annahme, dass der Text aus dem arabischen Raum nach Italien kam und dort mit einigen regionalen Rezepten angereichert wurde, ehe er schlussendlich durch die deutschsprachige Bearbeitung in den bayerischen Raum gelangte.[3]

Bereits Karin Schneider vermutet in ihrer Handschriftenbeschreibung, dass die Kochrezeptsammlung „[o]ffenbar nach italienischer Vorlage" ins Deutsche übersetzt worden sei.[4] Unklar ist jedoch, ob sich diese Aussage auf die Sprache der Vorlage bezieht oder auf den Inhalt und damit auf die regionale Prägung der Kochrezepte. Bei genauerer Untersuchung der Handschrift stellt sich heraus, dass wohl beides in gewisser Weise zutrifft, wobei Adamson aufgrund des sprachlichen Befundes zu dem Schluss kommt, dass es im Zuge der Überlieferungsgeschichte auch eine lateinische Zwischenstufe gegeben haben muss.[5] Da die Anordnung der Sammlung nicht nach geographischen Gesichtspunkten erfolgt ist, treten die italienischen Rezepte nicht als geschlossene Gruppe auf, sondern finden sich verstreut über das gesamte Kochbuch. Um diese italienischen Rezepte in der Handschrift zu identifizieren, müssen Kriterien für deren Erkennung festgelegt werden. Erst dann können Aussagen über Inhalt, Ursprung und Häufigkeit der Rezepte getroffen werden.

Dazu sei vorweg eines klargestellt: Da wir die von Karin Schneider vermutete italienische Vorlage nicht kennen, ist damit zu rechnen, dass es sich bei den geographischen Verortungen einzelner Kochrezepte im italienischen Raum um eine subjektive Einschätzung des Bearbeiters handeln kann – die Bezeichnung ‚italienisch' sagt im Grunde nur aus, dass der deutsche Übersetzer das betreffende Rezept für italienisch hielt. Verfolgt man die Wurzeln der einzelnen Rezepte in der historischen Kulinarik weiter zurück, wird man freilich feststellen, dass viele heute noch für genuin italienisch erachtete Speisen ihren Ursprung im arabischen Raum haben, was wiederum erklärt, wie es zu dieser eigenartigen Mischung von italienischen und arabischen Kochrezepten in der Sammelhandschrift Cgm 415 kommt.[6]

---

3 Siehe dazu den Beitrag von Melitta Weiss Adamson in diesem Band.

4 Karin Schneider: Die deutschen Handschriften der Bayerischen Staatsbibliothek München. Cgm 351–500. 2. Aufl. Wiesbaden: Harrassowitz 1973 (Catalogus codicum manu scriptorum Bibliothecae Monacensis. V, 3) S. 205–208; online unter http://www.manuscripta-mediaevalia.de/hs/kataloge/HSK0044.htm [08.08.2013].

5 Vgl. Anm. 3.

6 Vgl. z. B. Peter Heine: Kulinarische Studien. Untersuchungen zur Kochkunst im arabisch-islamischen Mittelalter. Wiesbaden: Harrassowitz 1988. Peter Peter: Kulturgeschichte der ital. Küche. 2. Aufl. München: Beck 2007; *Liber de Coquina.*

Merkmale italienischer Rezepte

Die italienischen Rezepte in der Handschrift Cgm 415 lassen sich durch verschiedene Merkmale erkennen. Die wohl deutlichste Zuordnung eines Kochrezeptes zum italienischen Raum erfolgt, wenn im Rezept ausdrücklich eine italienische Stadt oder Region genannt wird, aus der dieses Rezept stammen soll. Hierfür erwähnt der Schreiber meist zu Anfang des Rezeptes die italienische Stadt und gibt manchmal auch an, zu welchen Anlässen dieses Gericht in besagter Stadt zubereitet wurde. Die Städte, die in der Kochrezeptsammlung auf diese Art und Weise Erwähnung finden, sind Venedig, Padua und Verona.

Eine weitere Möglichkeit, die italienische Herkunft eines Rezeptes zu erkennen, besteht darin, Rezepte zu suchen, in denen die Adjektive *walisch* oder *welsch* vorkommen. Sie drücken eine romanische beziehungsweise italienische Zugehörigkeit aus und können ebenfalls Indikator für italienische Rezepte sein. In der Kochrezeptsammlung werden vor allem Zutaten mit diesem Attribut versehen (z. B. *walische[r] kúmel*, fol. 57v), aber auch Küchenutensilien werden so in einen geographischen Zusammenhang gebracht (z. B. *vnd scholl diselben darnach darawz nemen vnd schol si in ain vber glastiz gevaezz legen als di grozzen walischen hefen sint*, fol. 86v).

Ebenfalls ein Erkennungsmerkmal stellen verballhornte italienische Begriffe dar, die vorzugsweise als Bezeichnungen für Zutaten oder in Rezeptnamen vorkommen (z. B. *lazanigen/lasanien pletter*, 97r19, für Lasagneblätter oder *frittell*, fol. 65r23, für ital. *frittella*).[7]

Abgesehen davon weisen auch italienische Namen für Zutaten oder Gerichte auf italienische Rezepte hin (z. B. *minutelli* als eine in Venedig gebräuchliche Bezeichnung für die Nudelsorte *bigoli*[8] oder *rvfioli* als venezianische Bezeichnung für Ravioli).[9] Die regionale Verbreitung dieser Bezeichnungen deckt dabei die Gegenden rund um Venedig, Verona und

---

Das Buch der guten Küche. Hrsg. von Robert Maier. 3. Aufl. Frankfurt a. M.: Friedrich 2005.

7 Die zahlreichen Verballhornungen von italienischen Zutatenbezeichnungen lassen vermuten, dass der Verfasser des Kochbuches und/oder der Schreiber, dem die Rezepte diktiert wurden, des Italienischen wenig mächtig war/en. Vgl. dazu die Überlegungen zum Übersetzer und zum Schreiber des Cgm 415 im Beitrag von Melitta Weiss Adamson in diesem Band.

8 Vgl. Cristina Ortolani: L'Italia della pasta. Tradizioni, formati, indirizzi e ricette del primo piatto per eccellenza. Milano: Touring Editore 2003 (Guide Enogastronomia), S. 61.

9 Vgl. Ermolao Paoletti: Dizionario tascabile veneziano-italiano. Venezia: Andreola 1831, S. 264.

Padua ab, die in anderen Rezepten namentlich erwähnt werden. Die Herkunft der Rezepte ist daher deutlich dem nördlichen Italien und insbesondere dem Herrschaftsgebiet der Republik Venedig zu Anfang des 15. Jahrhunderts zuzuordnen.

Trotz dieser vier Erkennungsmerkmale gestaltet sich die Zuordnung einiger Rezepte zum italienischen Raum als schwierig. Dies ist insbesondere dann der Fall, wenn ein Rezept weder einen italienischen oder verballhornten Namen aufweist noch ein konkreter geographischer Raum genannt wird, aus dem dieses Rezept stammt. So kann z. B. das kumulative Auftreten von italienischen Zutaten in einem einzigen Rezept auf ein italienisches Rezept hinweisen. Enthält das Rezept jedoch nur wenige italienische Zutaten, wird die Zuordnung bereits schwieriger. Aufgrund der Nähe des deutschsprachigen Raumes zur Republik Venedig und des damit verbundenen Kulturaustauschs können italienische Zutaten durchaus auch im angrenzenden bairischen Sprachraum bekannt gewesen sein. Die Erwähnung von italienischen Zutaten in einem Rezept ist daher kein sicherer Indikator für den Ursprung des Rezeptes, besonders, wenn die Zutaten insgesamt nur ein- oder zweimal genannt werden. Dennoch lässt sich der Anteil der italienischen Rezepte in Zahlen fassen, indem all jene Rezepte, denen nach den genannten Indizien eine italienische Herkunft zugeschrieben werden kann, aufgelistet werden. Hierzu zählen insbesondere jene Rezepte, die namentlich einer italienischen Stadt zugeordnet werden, jene, die einen italienischen Namen tragen, und jene, die verballhornte italienische Begriffe enthalten.

Insgesamt lassen sich so 16 Rezepte mit italienischer Herkunft ausmachen. Das bedeutet, dass rund 10% aller Rezepte[10] des Kochbuchs dem italienischen Raum zuzuordnen sind. Diese Zahl sollte jedoch nicht als endgültig betrachtet werden, denn es ist denkbar, dass sie nach genauerer Analyse der Textsammlung nach oben zu korrigieren ist. Solche Parallelen könnten z. B. durch einen sorgfältigen Vergleich der Handschrift Cgm 415 mit italienischen Kochbüchern aus dem 14. und 15. Jahrhundert zutage treten, die zeitlich als Vorlage für die Kochrezeptsammlung in Frage kommen.

---

10 Erfasst wurden alle Rezepte, die mit einem neuen Absatz beginnen (erkennbar am Fehlen einer wohl als rubriziert geplanten Initiale, die provisorisch durch eine Minuskel am linken Seitenrand vertreten ist). Einzelne Rezeptvarianten innerhalb eines Rezeptes (sog. Alternativvorschläge) werden in der Zählung nicht extra berücksichtigt bzw. dem jeweiligen Hauptrezept zugeordnet.

Inhaltliche Analyse der italienischen Rezepte

Die italienischen Rezepte der Kochrezeptsammlung in der Handschrift Cgm 415 bereichern die mittelalterliche Küche auch inhaltlich. Von den 16 Rezepten, die anhand der genannten Indizien eindeutig dem italienischen Raum zugeordnet werden konnten, beschreiben vier die Zubereitung einer Schichtspeise (*venedische[] Turten*, fol. 46r23; *Paparoti veronenses*, fol. 79r19; *turten als man cze perm macht*, fol. 82v16; *lazanig(e)n*, fol. 97r19), drei Rezepte bieten eine Anleitung für die Zubereitung oder Verfeinerung von Krapfen (*Chrappfen gemacht von mandeln*, fol. 72r01; *Chrappfen od(er) màndling*, fol. 40r11; *Weizz frittell*, fol. 65r23), ein Rezept beschreibt die Veredelung von Wein (*wein der clarét haizt*, fol. 49r10) und ein Rezept beschäftigt sich mit der Wurstherstellung (*Salciciu(m) ist ain besund(er) wurst*, fol. 69r14). Hinzu kommen noch ein Rezept für einen Entenbraten (*Prechema*, fol. 89r23), ein Rezept für einen Kalbs- oder Rinderbraten (*Aine(n) gúet(e)n wolgesmakch praten*, fol. 45r17) und ein Rezept für die Zubereitung von Huhn (*Grassatum*, fol. 87r20). Außerdem finden sich noch drei Rezepte für Pasta (*Minutelli*, fol. 81r09, *Rvfioli*, fol. 82r08, *Bocancini/boconcinos*, fol. 87v10 bzw. 88r02) und eines für Suppe (*Canczarelli*, fol. 80v16). Von diesen 16 Rezepten wurden vom Bearbeiter fünf Venedig zugeordnet. Ein Rezept stammt aus Padua und drei Rezepte haben ihren Ursprung in Verona.

Im Folgenden werden alle bisher identifizierbaren italienischen Rezepte der Kochrezeptsammlung aufgelistet. Dabei wird besonderes Augenmerk auf die Zutaten gelegt, die mit ihrer Vielfalt beeindrucken. Anzumerken ist hierbei, dass der Schreiber/Bearbeiter bei vielen Rezepten alternative Zutaten aufführt. Die einzelnen Rezepte konnten also vielfach abgewandelt werden und passten sich jeder Gelegenheit an. So werden zum Beispiel meist mehrere Sorten von Fleisch genannt, die man für die jeweiligen Gerichte verwenden konnte. Der Koch hatte somit eine relativ große Entscheidungsfreiheit bei der Auswahl der Zutaten und konnte gleich auf mehrere Alternativen zurückgreifen, sollte er die erstgenannte Zutat nicht zur Verfügung haben oder wegen der Fastengebote nicht verwenden dürfen. Dies machte die Rezepte anpassungsfähig und das Kochbuch zu einem sehr vielseitigen Gebrauchstext. Zusätzlich finden sich innerhalb eines Rezeptes meist Rezeptvarianten (zum Beispiel verschiedene Füllungen für Teigtaschen), die weitere Möglichkeiten bieten, Rezepte abzuändern oder zu verfeinern.

1. Rezepte aus Venedig

	Rezeptbeginn	Zutaten
46r23	*Ainen venedischen Turten schol man also mach(e)n*	Fleisch, Eier, Speck, Käse, Gewürzpulver, dünne Fladenblätter (aus Weizenmehl), Schmalz, Salbeiblätter, Petersilie, Sisimbrium (Wasserminze), Rosinen
49r10	*Aber aine(n) and(er)n wein der claret haizt als den venedig(er) mach(e)n*	Rezeptvariante 1: Wein, Honig, Zimt, Ingwer, Galgan, Pfeffer, Kardamom, Indische Narde Rezeptvariante 2 (zusätzlich zu den oben genannten Zutaten): Aloeholz Rezeptvariante 3 (zusätzlich zu den oben genannten Zutaten): Steinwurz Rezeptvariante 4 (zusätzlich zu den oben genannten Zutaten): Safran zum Färben des Weins, Zucker statt Honig
72r01	*Chrappfen gemacht von mandeln vnd czukch(er) ist gar ain lustíg chost das dí venedig(er) nútczen*	Gestoßene und geschälte Mandeln, Zuckerpulver, Gewürzpulver (von Zimt, Nelken und Salz) Teig, Pistazien
87r20	*Grassatum ist ain chost daz dí venedig(er) offt nútczen*	Klein geschnittenes Huhn (alternativ auch andere Fleischsorten), Schweineschmalz, Zwiebeln, Essig oder Agrest
89r23	*Prechema Ist ain gúte chust vn(d) wollustige vn(d) derselb(e)n chost pfleg(e)n dí venedier in iren grozen wirtscháften vn(d) hochczeitten*	Rezeptvariante 1: Wilde Enten, Wasser, Schweineschmalz, Brühe von den Enten, Zwiebeln, Honig, Salz, Gewürzpulver, Rosinen Rezeptvariante 2: klein geschnittener Hase, Essig, Honig, Gewürzpulver

2. *Rezept aus Padua*

	Rezeptbeginn	Zutaten
45r17	*Aine(n) gúet(e)n wolgesmakch praten gemachd nach padawsch(e)m sitten*	Kalbs- oder Rindfleisch, Speck (von Schulter oder Rücken eines Kalbs oder Schweins), Fleischbrühe, Zwiebeln, Salz, welscher Kümmel, Feldkümmel oder Anis, Fenchel

3. *Rezepte aus Verona*

	Rezeptbeginn	Zutaten
40r11	*Chrappfen od(er) mándling werd(e)n allerpeest von aland wurcz [...] als man Im land ze pern tút*	Alantwurz, Beifußsamen, Beinwellwurzel, Fleisch, Eier, Käse, Schmalz
79r19	*Paparoti veronenses Ist ain kost knóllen. Daz nútczen di lewt Im land czu pern*	Geriebenes Weizenbrot, geriebener süßer Käse, Eier, Gewürzpulver, eine nicht näher bezeichnete Gewürzmischung[11], Salz, Weizenmehl, Hühnerbrühe (alternativ kann auch eine andere Fleischbrühe verwendet werden), Safran
82v16	*Ainen turten als man cze perm macht mit brod*	Teig, Hühnerstücke, Krapfen (aus Eiern und ungesalzenem Käse), mageres Schweinefleisch (Schulter), schmackhafte Brühe (ital. *brodo*) mit Gewürzpulver und Safran

11 *stupp gùt(er) Specie*, 79v01–02

4. Italienische Rezepte ohne Ortsnennung

	Rezeptbeginn	Zutaten
65r23	*Weizz frittell*[12] *mit ay(er) chlar od(er) dem weizz(e)n von den ayrn vn(d) mit czukch(er) vn(d) ist gar ain lustig chust fúr dí edeln(n)*	Rezeptvariante 1: Eiklar, Zucker, geronnene Milch oder weicher ungesalzener Käse, Schmalz Rezeptvariante 2 (zusätzlich zu den erstgenannten Zutaten): Eidotter
69r14	*Salciciu(m)*[13] *ist ain besund(er) wurst dí man macht von dem arsdarm vn(d) daz haizzen etliche slaufpratt vn(d) daz haizzt man auch Lunaga*	Darm, mageres und fettes Schweinefleisch (alternativ kann man auch Fische verwenden), Feldkümmelpulver, Fenchel oder Anis, gestoßener Knoblauch, Salz
80v16	*Canczarelli*[14] *Ist ain gute chost vnd wollustig macht man also*	Hühnerbrühe, Brühe aus Schweineschultern (alternativ auch Kitz- oder Hammelbrühe), Weizenmehl, Eidotter, Safran, Salz, Gewürzpulver
81r09	*Minutelli*[15] *daz man auch kórnll haizt*	Weizenmehl, Wasser, Hühnerbrühe (alternativ auch Kitz-, Hammel-, Schweine- oder Kalbsbrühe), Milch, Mandelöl, Eier, Käse, Ziegen- oder Kuhmilch, Minze, Steinminze, Wein, Wasser mit Honig und guten Gewürzen oder gemischt mit Ingwer

12 *Frittelle* nennt man in der italienischen Küche in Fett gebackene Hefeteigbällchen (vgl. Krapfen), meist süß, aber auch als pikante Varianten.

13 Lat. *salsicium* = ital. *salsiccia*.

14 Vermutlich von ital. *zanzara* ‚Mücke' (s. dazu weiter unten).

15 Venezianische Nudelsorte, die schon im Mittelalter bekannt war; vgl. Ortolani 2003 (wie Anm. 8), S. 61.

82r08	*Rvfioli quad(ra)gesimales*[16]	Rezeptvariante 1: geriebenes Brot oder geriebene Semmeln, gestoßene und geschälte Nüsse (alternativ auch Mandeln), Gewürzpulver, Honig (alternativ auch Zucker), Teigblätter (aus Weizenmehl, Wasser und Safran) Rezeptvariante 2: Kürbis, Wasser, Nüsse, Kastanien, Gewürzpulver
87v10	*Bocancini*[17] *Ist ain gúte chost dí macht man also*	Rezeptvariante 1: Hühner- oder Schweinebrühe vom Hinterschenkel oder von der Schulter (alternativ auch Kitz- oder Hammelbrühe), geriebenes Brot, Eier, geriebener Käse, Gewürzpulver Rezeptvariante 2: Weizenmehl, Eier, Brühe, geriebener Käse
97r19	*Lazanig(e)n*[18] *gemacht werd(e)n also*	Rezeptvariante 1: Lasagneblätter, Hühnerbrühe (alternativ auch Brühe mit Ochsen- oder Hammelfleisch), süßer Käse, Gewürzpulver, Fleisch Rezeptvariante 2: Fleisch, Öl, Rosinen, Äpfel, gestoßene Nüsse oder gestoßene Mandeln, Zuckerpulver

Die Zutaten gestalten sich so unterschiedlich wie die 16 Rezepte selbst. So werden verschiedene Fleischsorten verwendet (Huhn, Ente, Hase, Kalb, Rind, Kitz und Schwein), die untereinander oft austauschbar sind. Bei Käse[19] wird zwischen gesalzenem, ungesalzenem, weichem und süßem Käse unterschieden. *Stupp*, eine nicht näher erläuterte Mischung aus gestoßenen Gewürzen, wird in zwölf von 16 Rezepten verwendet und stellt somit eine der wichtigsten Zutaten dar. Ebenso wichtig ist Fleischbrühe, die in zehn von 16 Rezepten Verwendung findet. Ebenfalls in zehn Rezepten vertreten sind Eier (beziehungsweise Eiklar oder Eidotter). Salz ist nach *Stupp* das am häufigsten verwendete Gewürz, gefolgt von Safran.[20] Honig und Zucker[21] werden gleich oft verwendet, da sie

16 *Ravioli* mit vegetarischer Füllung, also geeignet für Fasttage (lat. *quadragesimalis*).
17 Ital. *bocconcino* ‚Leckerbissen'.
18 Auch *lazanien* geschrieben; für ital. *lasagne*.
19 Neun von 16 Rezepten verwenden Käse.
20 *Stupp* wird in 10 der 16 Rezepte empfohlen, Salz in sechs und Safran in fünf.
21 Honig und Zucker finden in fünf Rezepten Erwähnung.

jeweils als Alternative zueinander angeführt werden. Mehl[22] ist unter anderem als wichtiger Bestandteil von Teigen ebenfalls mehrmals vertreten.

Vorlagen für die Kochrezeptsammlung in Cgm 415

Wie eingangs bereits erwähnt, vermutet Karin Schneider in ihrer Handschriftenbeschreibung, dass das Kochbuch in Cgm 415 einer italienischen Vorlage folgt. Es lässt sich bereits an diesem Punkt dieser Untersuchung nachweisen, dass die Kochrezeptsammlung mehrere italienische Rezepte enthält, doch es lässt sich noch nicht bestätigen, dass auch alle anderen Rezepte aus einer italienischen Vorlage stammen. Der Vergleich mit dem berühmten *Libro de arte coquinaria* von Martino da Como[23] förderte zwar ähnliche Rezepte zutage, die sich aber in ihren Zubereitungsanleitungen mehr oder weniger deutlich unterscheiden. Das Rezept für *Canczarelli* wird z. B. im Kochbuch von Maestro Martino unter dem Titel *Per far zanzarelli* als ein Gemisch aus Eiern, geriebenem Käse und (Weiß-)Brot, Safran, Salz und Gewürzpulver beschrieben, das direkt in die kochende Suppe gerührt wird (*getta dentro quella materia, et dagli una volta col cocchiaro*),[24] während die Masse nach Cgm 415 keinen Käse enthält und durch einen Schaumlöffel zu drücken sei (*slahen od(er) treib(e)n durch aine(n) lochrechten schůmleffel od(er) durch ain ribeysen*, 80v21–23).

Ähnlich verhält es sich in der Gegenüberstellung der Kochrezepttexte des Cgm 415 mit anderen italienischen Kochbüchern, wie an einem Rezeptbeispiel gezeigt werden soll, das nicht ausdrücklich als italienische Spezialität bezeichnet wird, nämlich ‚Blanc manger', das ursprünglich aus der arabischen Küche stammt und sich im Spätmittelalter in ganz Europa großer Beliebtheit erfreute. Als Hauptzutaten für dieses Breigericht gelten Hühnerfleisch oder Fisch, Mandelmilch und Zucker.[25]

---

22 Geht man davon aus, dass jeder Teig Mehl enthält, so verwenden acht von 16 Rezepten diese Zutat.

23 Ediert in: Arte della cucina. Libri di ricette, testi sopra lo scalco, i trinciante e i vini dal XIV al XIX secolo. A cura di Emilio Faccioli. Vol. 1. Milano: Ed. Il Polifilo 1966 (Classici italiani di scienze tecniche e arti), S. 115–204. Digitale Version von Valeria Romanelli: http://www.uni-giessen.de/gloning/tx/martino2.htm [10.08.2013].

24 Ebd., S. 138.

25 Zu Blanc manger/Blancmanger vgl. Hans Wiswe: Kulturgeschichte der Kochkunst – Kochbücher und Rezepte aus zwei Jahrtausenden. München 1970, S. 25; Johanna Maria van Winter: Kochen und Essen im Mittelalter. In: Mensch und Umwelt im Mittelalter. Hrsg. von Bernd Herrmann. Frankfurt a. M.: Fischer 1989

Im *Libro della cucina del sec. XIV*, geschrieben von einem anonymen Verfasser aus der Toskana, findet sich ein Rezept für eine solche ‚weiße Speise' unter dem Titel *blanmangieri*,[26] und im *Libro de arte coquinaria* Maestro Martinos sind drei Varianten dieses Gerichts aufgezeichnet.[27] Zu diesen Kochanleitungen weist das erste Rezept der Sammlung in Cgm 415 für *Ain weizz gemùess od(er) ain weizz chost* (fol. 37v) große Ähnlichkeit auf, jedoch empfehlen die beiden italienischen Kochbücher als zusätzliche Ingredienz Speck und verwenden statt Ziegenmilch Schafsmilch. Alle übrigen Anweisungen stimmen mit der deutschen Version überein, und obwohl im Rezept der Handschrift Cgm 415 keine eindeutigen Hinweise auf eine italienische Herkunft zu finden sind, so ist es aufgrund dieser Übereinstimmungen denkbar, dass es sich dennoch um ein aus dem Italienischen übernommenes Rezept handelt. Es ist also nicht auszuschließen, dass sich der Verfasser bzw. Bearbeiter/Übersetzer der anonymen Kochrezeptsammlung der Handschrift Cgm 415 tatsächlich auch bei weiteren Rezepten an eine italienische Vorlage gehalten hat.

Auch wenn sich das zuletzt genannte Beispiel aufgrund seiner internationalen Verbreitung weniger dazu eignet, die Abstammung der gesamten anonymen Kochrezeptsammlung aus Cgm 415 von italienischen Vorlagen nachzuweisen, könnte es sich dennoch lohnen, in italienischen Kochbüchern des späten Mittelalters und der frühen Neuzeit nach weiteren Übereinstimmungen zu suchen. Genauso ergiebig wären breitere Untersuchungen zur regionalen Adaptierung fremdländischer Speisen im Zuge der Übersetzung von kulinarischer Fachliteratur.

Die Tradierungslinien von arabischen Quellen über Südeuropa – besonders Italien – in den deutschsprachigen Raum liegen noch weitgehend im Dunkeln, obwohl in der Überlieferung reiches Material für Detailstudien schlummert. Dass in der historischen Kochbuchforschung in Zukunft noch mehr Aufmerksamkeit auf Aspekte des kulturellen Aus-

---

(Fischer-Taschenbücher. 4129. Fischer Perspektiven), S. 88–100, hier 96–100; Melitta Weiss Adamson: Medieval Dietetics. Food and Drink in Regimen Sanitatis Literature from 800 to 1400. Frankfurt a. M. u. a.: Lang 1995 (German Studies in Canada. 5), S. 196f., sowie ihren Beitrag in diesem Band.

26 *Il libro della cucina del sec. XIV*. Testo di lingua non mai fin qui stampato. Hrsg. von Francesco Zambrini. Bologna: Romagnoli 1863. http://www.gutenberg.org/files/33954/33954-h/33954-h.htm und http://www.liberliber.it/mediateca/libri/l/libro_della_cucina/il_libro_della_cucina/pdf/il_libro_della_cucina.pdf [30.12.2013].

27 Arte della cucina 1966 (wie Anm. 23), Kap. II (S. 135f. und 149f.).

tauschs gelegt werden sollte, konnte diese kleine Analyse einiger Beispiele aus Cgm 415 bereits im Ansatz deutlich machen.

Literaturverzeichnis

Adamson, Melitta Weiss: Medieval Dietetics. Food and Drink in Regimen Sanitatis Literature from 800 to 1400. Frankfurt a. M. u. a.: Lang 1995 (German Studies in Canada. 5).

Guggi, Natascha: *ain weizz gemùess oder ain weizz chost mach also.* Dynamische Edition des Kochbuchs der Handschrift Cgm 415. Mit Glossar und Rezeptregister. Graz, Masterarbeit 2013.

Heine, Peter: Kulinarische Studien. Untersuchungen zur Kochkunst im arabisch-islamischen Mittelalter. Wiesbaden: Harrassowitz 1988.

Liber de Coquina. Das Buch der guten Küche. Hrsg. von Robert Maier. 3. Aufl. Frankfurt a. M.: Friedrich 2005.

Il libro della cucina del sec. XIV. Testo di lingua non mai fin qui stampato. Hrsg. von Francesco Zambrini. Bologna: Romagnoli 1863. Online: http://www.gutenberg.org/files/33954/33954-h/33954-h.htm und http://www.liberliber.it/mediateca/libri/l/libro_della_cucina/il_libro_della_cucina/pdf/il_libro_della_cucina.pdf [01.05.2014]

Maestro Martino [da Como]: *Libro de arte coquinaria.* In: Arte della cucina. Libri di ricette, testi sopra lo scalco, i trinciante e i vini dal XIV al XIX secolo. A cura di Emilio Faccioli. Vol. 1. Milano: Ed. Il Polifilo 1966 (Classici italiani di scienze techniche e arti), S. 115–204. Digitale Version von Valeria Romanelli: http://www.uni-giessen.de/gloning/tx/martino2.htm [01.05.2014]

Ortolani, Cristina: L'Italia della pasta. Tradizioni, formati, indirizzi e ricette del primo piatto per eccellenza. Milano: Touring Editore 2003 (Guide Enogastronomia).

Paoletti, Ermolao: Dizionario tascabile veneziano-italiano. Venezia: Andreola 1831.

Peter, Peter: Kulturgeschichte der ital. Küche. 2. Aufl. München: Beck 2007.

Schneider, Karin: Die deutschen Handschriften der Bayerischen Staatsbibliothek München. Cgm 351–500. 2. Aufl. Wiesbaden: Harrassowitz 1973 (Catalogus codicum manu scriptorum Bibliothecae Monacensis. V, 3).

Winter, Johanna Maria van: Kochen und Essen im Mittelalter. In: Mensch und Umwelt im Mittelalter. Hrsg. von Bernd Herrmann. Frankfurt a. M.: Fischer 1989 (Fischer-Taschenbücher. 4192. Fischer Perspektiven), S. 88–100.

Wiswe, Hans: Kulturgeschichte der Kochkunst – Kochbücher und Rezepte aus zwei Jahrtausenden. München 1970.

Der Ernährungsexperte als Kochbuchautor

Yedoch will ich ekleren uff deine vordrungen – Pragmatisierung der Ernährungsdiätetik im *Spiegel der Gesundheit* des Lorenz Fries von Kolmar

Karl-Heinz Steinmetz (Wien)

Abstract

Lorenz Fries, medical doctor in early 15th-century Strasbourg und Metz area, gained influence on medical knowledge of lay people through his medical-wellness-bestseller *Mirror of Health* (*Spiegel der Gesundheit*) of 1518. In this work he presents a chapter of traditional dietetics that lists humoral qualities of food. At the end of this ‚usual chapter', however, Fries surprises the reader by a school of dietetic experience: he explains the humoral dimension of taste, fragrance, colour, substance, nutrition strategies and tempering of food. Through this experiential school of dietetics a cooking reader can easily become a nutritionist or lay practitioner, as it were. It is quite natural that the *Mirror of Health* does not comprise cooking recipes, since they would be beyond the form of medical manual. It could, however, also indicate that the renowned practitioner Lorenz Fries was an excellent doctor but not gastrosopher.

Lorenz Fries von Kolmar: Arzt und Gesundheitsschriftsteller

Der Kernbereich der ärztlichen Tätigkeit ist zweifelsohne die Therapie. Immer schon konnten sich Ärzte aber auch als Autoren von Gesundheitsliteratur ein gutes Zubrot verdienen und ihren Bekanntheitsgrad als Arzt steigern. Diese Perspektive lockt nicht nur den heutigen Arzt, im Bereich der medizinischen Ratgeberliteratur und von *medical wellness* schriftstellerisch tätig zu werden, sondern entfaltete schon im 16. Jahrhundert ein gewisse Verführungskraft. Einen zu seiner Zeit berühmten Vertreter der Gattung schriftstellerisch tätiger Ärzte erblicken wir in Lorenz Fries von Kolmar, dessen Biographie hier zunächst in groben Linien skizziert sei, bevor wir die Ernährungsdiätetik seines Hauptwerks, des *Spiegels der Gesundheit* von 1518, genauer ins Auge fassen und analysieren – als Beispiel medizinischer Ernährungsberatung für Laien in Buchform.

Lorenz Fries wurde vermutlich zwischen 1485 und 1490 im Württembergischen oder Elsässischen geboren und studierte an den berühmten Universitäten Piacenza, Pavia und Wien Medizin. An einer dieser drei Universitäten erwarb Fries dann auch den Doktorgrad und schlug die Laufbahn des praktischen Arztes ein: Im Jahre 1518 ist seine Praxis in Kolmar bezeugt; 1519 zieht er nach Straßburg um und fungiert als Stadtarzt von Freiburg in der Schweiz. Ab 1526 ist er in Metz tätig und vom Juli 1530 stammen die letzten biographischen Zeugnisse, die auf uns gekommen sind. Im März 1532 schreibt Otto Brunfels über Lorenz Fries schon als Verstorbenen.[1]

Das schriftstellerische Œuvre von Lorenz Fries, das er nach Dienstschluss als Arzt an seinem Schreibtisch geschaffen hat, ist beeindruckend und belegt das breit gefächerte Interesse eines Autors, aus dessen Feder so mancher Bestseller der Bereiche Medizin, Astrologie und Geographie geflossen ist. Dennoch geht man nicht fehl, Lorenz Fries vor allem als einen Medizin- und Gesundheitsschriftsteller anzusehen, denn sein literarisches Schaffen begann und endete mit medizinischen Werken. Wegen seiner engen Anlehnung an das Schlüsselwerk der älteren Medizin, den *Canon medicinae* des Ibn Sina alias Avicenna, blieb er dem Gedächtnis seiner Zeitgenossen sogar unter dem Ehrennamen *Avicennista insignis* präsent, soll heißen „hervorragender Avicenna-Anhänger“.[2] Im Folgenden sei aus den zahlreichen medizinischen Schriften des Gesundheitsschriftstellers Lorenz Fries lediglich das Schlüsselwerk herausgegriffen: der im Jahre 1518 in der Straßburger Grüninger'schen Offizin erstmals verlegte *Spigel der Artzny* – ein Titel, den man wohl mit *Spiegel der Gesundheit* übertragen könnte.[3]

Spiegel der Gesundheit – Gesundheitsratgeber als Bestseller

Der *Spiegel der Gesundheit* ist, wie der Titel verrät, ein Gesamtüberblick über das Themengebiet der Medizin und Gesundheitslehre – ein Werk in der Volkssprache, das sich adressatenzentriert und leserfreundlich an den gebildeten Laien und Nicht-Akademiker wendet. Lorenz Fries legt selbst in seinem Vorwort offen, er habe für die ganz gewöhnlichen vorgebildeten Patienten einen *Canon medicinae* en miniature schreiben wol-

1 Zur Biographie von Lorenz Fries siehe vor allem den Beitrag von Karl Sudhoff: Fries, Lorenz. In: Allgemeine Deutsche Biographie. Hrsg. von der Historischen Kommission bei der Bayerischen Akademie der Wissenschaften. Bd. 49. Leipzig: Duncker & Humblot 1904, S. 770–775; einige wichtige Zusatzdaten und Spezifikationen bietet Ernest Wickersheimer: Fries, Lorenz. In: Neue Deutsche Biographie. Bd. 5. Berlin: Duncker & Humblot 1961, S. 609–610.

2 Vgl. Sudhoff 1904 (wie Anm. 1), S. 775.

3 Für diesen Beitrag wird die gut lesbare und von Fries selbst überarbeitete zweite Ausgabe herangezogen: Lorenz Fries: *Spigel der Artzny. Gemachet und widerum mit ernst ubersehen und gebessert.* 2. Auflage. Straßburg: Grüninger'sche Offizin 1529.

len.[4] Im Hintergrund des Werkes steht also die Überzeugung, dass alle wesentlichen Inhalte des praktischen Gesundheitswissens und der Medizin seit Hippokrates bei Avicenna (und seinen Kommentatoren) in verdichteter und systematisch geordneter Form gefunden werden können. Damit vertritt Lorenz Fries eine durchaus provokante Position im Wissensdiskurs seiner Zeit: Im Humanismus des späten 15. und frühen 16. Jahrhunderts war es nämlich en vogue, den lateinischen Avicenna und dessen Kommentatoren gering zu achten und stattdessen direkt auf die griechischen und lateinischen Quellen der früheren Medizingeschichte zurückzugreifen bzw. sich diese neu zu erschließen. Lorenz Fries hatte sicher nichts gegen diese humanistische Weite in Sachen Medizin einzuwenden. Wenn es allerdings um das am Krankenbett bewährte Wissen für die tägliche Praxis ging, bei dessen Verifizierung und Falsifizierung Generationen von Ärzten und Patienten mitgewirkt hatten, dann hält Fries den humanistischen Umweg für entbehrlich, denn gemäß seiner Auffassung ist alles Praxisrelevante in den Schriften der Avicenna-Tradition niedergelegt und braucht lediglich leserfreundlich übersetzt zu werden.[5]

Die im Vorwort erwähnte Taktik, für den „gemeinen" Leser und Kranken zu schreiben, scheint beim *Spiegel der Gesundheit* aufgegangen zu sein: Das Werk erfuhr bis 1546 sieben weitere Auflagen und einige Auskoppelungen, die sogar ins Dänische übersetzt wurden.[6] Die große Leserstreuung belegt, dass der *Spiegel der Gesundheit* als eine Art *medical-wellness*-Führer für gebildete Laien und als ein Medizinhandbuch für des Lateins unkundige Therapeuten fungierte. Ausschlaggebend für den Erfolg war, wie schon erwähnt, die Fries'sche Schreibstrategie mit einer strikten Orientierung an den klassischen Quellen – *Canon medicinae* des Avicenna, dem *Liber Rasis*, dem *Taquinum sanitatis* des Ibn Butlan, diversen *Regimina Sanitatis* etc.[7] Die Lehre dieser Klassiker der Medizin übertrug Fries in ein kraftvolles, anschauliches, dialektal gefärbtes, leicht ver-

4 Für die adressatenzentrierte Ausrichtung und die Kompositionsprinzipien seines Werkes vgl. auch die beiden Vorwörter von Fries 1529 (wie Anm. 3), fol. 4v und 8r.

5 Dieses Thema diskutiert Lorenz Fries ausführlich in seinem Werk *Defensio medicorum principis Avicennae ad Germaniae medicos*; einige Hinweise hierzu bei Sudhoff 1904 (wie Anm. 1), S. 775.

6 Vgl. hierzu die Angaben von Wickersheimer 1961 (wie Anm. 1), S. 609–610.

7 Siehe die Randglossen und Quellenangaben im Text bei Fries 1529 (wie Anm. 3); für die Angaben im ernährungsdiätetischen Kapitel vgl. den Abschnitt fol. 23v–38v.

ständliches bis volkstümliches Deutsch. Doch ließ es Fries nicht bei einer bloßen Übersetzung bewenden: Er streute Alltagsszenen, erzählerisch geschickt aufbereitete Geschichten direkt vom Krankenbett, Realsatiren des medizinischen und politischen Betriebs seiner Zeit sowie andere literarische Kabinettstücke ein, die das Werk auch heute noch zu einem ausgesprochenen Lesevergnügen machen.[8]

Humorale Ernährungsdiätetik – eine kybernetische Gesundheitslehre

Ansatzpunkt der klassischen Ernährungsdiätetik seit der Spätantike und im Mittelalter ist die Humoralmedizin, die mit einem kybernetischen System arbeitet, das hier in der gebotenen Kürze dargestellt sei: Die Lebendigkeit und Gesundheit des menschlichen Organismus beruht auf zwei tragenden Säulen, auf dem Feuer- und Wasserprinzip oder – modern gesprochen – auf einem funktionstüchtigen Wärme- und Wasserhaushalt. Mit Hilfe eines besonderen Regulationssystems kann der menschliche Körper seine Kerntemperatur konstant halten und den Wasserverlust in Abhängigkeit von der Flüssigkeitszufuhr an den Bedarf anpassen, denn der Körper ist kein lebloses Ding, sondern ein sensibler Organismus, der sich an die jeweilige Tageszeit, Jahreszeit oder den jeweiligen Lebensabschnitt durch Veränderung anpassen muss. Der Leib reguliert dabei ständig das Feuer- und Wasserprinzip und bringt durch ‚Mischung' vier unterschiedliche Zustände hervor: warm und feucht, warm und trocken, kalt und trocken, kalt und feucht. Die so genannten vier Temperamente sind also Anpassungsreaktionen des Körpers an das Hier und Jetzt der Umwelt. Wie aber kann der Körper den inneren Schalter auf Warm oder Kalt bzw. Feucht oder Trocken stellen? Die Mediziner der Antike und des Mittelalters haben die Regulation des Feuer- und Wasserprinzips und die Mischung von Temperamenten auf vier verschiedene Körpersäfte zurückgeführt: Blut (lat. *sanguis*) macht warm und feucht, Gelbgalle (lat. *cholera*) warm und trocken, Schwarzgalle (lat. *melancholera*) kalt und trocken und Schleim (lat. *phlegma*) kalt und feucht. Man hatte zudem beobachtet, dass diverse Lebens-, Nahrungs- und Genussmittel bei der Aufnahme in den Körper die Balance der vier Tempera-

8 Sudhoff 1904 (wie Anm. 1), S. 702 urteilt: „Seine kräftige, kernige, oft derbe Sprache weiß den Volkston vorzüglich zu treffen; in den vielen aus dem Leben gegriffenen Beobachtungen ein Sittenschilderer von großer Unmittelbarkeit, bietet er culturgeschichtliches Material in Fülle, oft voll köstlicher Kleinmalerei."

mente und *humores* massiv beeinflussen: Speisen wirken erhitzend oder kühlend, befeuchtend oder trocknend. Diese Wirkung ist keine Qualität des Stoffes an sich, sondern kommt erst bei der Verstoffwechslung (der so genannten dritten Verdauung) zustande.[9]

Vor diesem Hintergrund kann nun der Wissensbestand der humoralen Ernährungsdiätetik verstanden werden, wie er in unzähligen Werken, so etwa auch im zweiten Kapitel des zweiten Teils des ersten Buches des *Spiegels der Gesundheit* von Lorenz Fries, begegnet: Diese Ernährungsdiätetik geht die im Mittelalter gebräuchlichen Lebens- und Nahrungsmittel systematisch durch – Fleisch, Fisch, Gemüse, Obst, Milchprodukte, Eier, die wichtigsten Getränke, Kräuter und Gewürze etc. –, um deren humorale Qualität anzuführen, nämlich ob eine Speise wärmend oder kühlend, befeuchtend oder trocknend ist, und in welchem Grad sie diese Wirkung bei der Verstoffwechslung hervorzurufen vermag. Das Anwendungspotenzial dieser humoralen Diätetik im Rahmen des Kochens liegt auf der Hand: Durch eine kluge Gesundheitsküche kann ein medizinisch versierter oder instruierter Koch therapieren, das heißt, den überschießenden Sanguiniker sanft herunterkühlen und die Feuchtigkeit ausleiten, den hitzigen Choleriker kühlen und befeuchten, den kranken Melancholiker in abwechselnden Schritten jeweils befeuchten und wärmen sowie den verschleimten Phlegmatiker trocknen und sanft anwärmen.[10]

Lorenz Fries ist in diesem Abschnitt seiner kulinarischen Diätetik alles andere als originell, sondern er orientiert sich an den klassischen Standards: Der erwähnte Wissensbestand wurde schon früh – bei Avicenna, im *Tacuinum Sanitatis* und in diversen *Regimina Sanitatis* – normiert und über Jahrhunderte tradiert. Damit soll nicht gesagt werden, man hätte die Diätetik lediglich abgeschrieben: Ungebräuchlich gewor-

9 Eine ausführliche humoralmedizinische Unterweisung bietet Fries 1529 im gesamten ersten Buch. Zur Grundlegung der Humoralmedizin vgl. Arnold Mayer: Traditionelle Europäische Medizin. Lehrbuch und Atlas zur TEM. Augsburg: Foitzick 2013, für die humorale Dimension der Verdauung besonders S. 118–136. Eine kurze Übersicht bieten auch Karl-Heinz Steinmetz und Robert Zell: Medizin der 4 Temperamente. Typgerechte Anwendung aus der Klostermedizin. München: Gräfe und Unzer 2012, hier besonders S. 8–31 zur Einführung sowie 34–41 für die humorale Dimension der Verdauung.

10 Zum therapeutischen Kochen bei gemischten *intemperationes* gemäß der Lehre des *Spiegels der Gesundheit* siehe Fries 1529, fol. 70v–72v. Für die moderne Anwendung samt einigen Rezeptbeispielen vgl. Steinmetz/Zell 2012 (wie Anm. 9), S. 41–47 und 78–81.

dene oder in Europa nicht erhältliche Lebensmittel wurden ausgesondert, neue Nahrungsmittel aufgenommen und in das Schema eingeordnet; etliche Substanzen wurden auch umklassifiziert oder neu interpretiert.[11] Und dennoch kann man von einem relativ homogenen und stabilen Wissensbestand der humoralen Diätetik sprechen, der auch bei Lorenz Fries im *Spiegel der Gesundheit* wiederkehrt.[12] Nach Abschluss dieses diätetischen Kapitels macht sich Lorenz Fries allerdings selbst einen ‚vorweggenommenen Lesereinwand', der es verdient, im Original zitiert zu werden:

> *Du möchtest nun wider mich sagen: Du hast vil hie gesagt von den dingen so die menschen essen und trincken … Wo du dis aber nit ein wenig entdecktest so weren deine obgeschribne wort gleich als kem einer und brecht uns nichtz.*[13]

Mit diesen nur scheinbar trivialen Worten weist Lorenz Fries auf ein ganz massives Anwendungsproblem der klassischen diätetischen Doktrin hin: Ein volkssprachliches Referat des klassischen Kernbestands der Schuldiätetik bietet lediglich theoretisches Wissen ohne unmittelbare Praxisrelevanz. Um eine therapeutische Gesundheitsküche zu verwirklichen, reicht es nicht hin, nur auswendig zu lernen, welche Wirkung Nahrungsmittel bei ihrer Verstoffwechslung zeitigen. Um tatsächlich therapeutisch kochen zu können, müsste der Leser einen echten Ein- und Durchblick gewinnen – also eine ‚Entdeckung' im wörtlichen Sinne machen. Oder anders gewendet: Der Leser müsste in Stand gesetzt werden, das System Mensch mit dem System Ernährung korrelieren und diätetisches Vernunftwissen als Erfahrungswissen umsetzen zu können – weswegen Lorenz Fries sogleich neun Seiten einer höchst originellen ‚diätetischen Pragmatik' nachschiebt.[14]

---

11 Für die Überlieferung der klassischen Ernährungsdiätetik vgl. das Standardwerk von Melitta Weiss Adamson: Medieval Dietetics. Food and Drink in *Regimen Sanitatis* Literature from 800 to 1400. Frankfurt am Main u. a.: Lang 1995 (German Studies in Canada. 5).

12 Siehe den gesamten Abschnitt bei Fries 1529, fol. 23v–38v. Dieser Teil wurde auch gesondert unter dem Titel *Von allerley Speysen* überliefert und 1559 in Mühlhausen gedruckt. Vgl. hierzu die Angaben bei Wickersheimer 1961 (wie Anm. 1), S. 609–610.

13 Vgl. Fries 1529, fol. 38v.

14 Für diesen gesamten Abschnitt – lib. 1 pars 2 cap. 3 – siehe Fries 1529, fol. 38v–43r.

Pragmatische Wende: von der Doktrin zum Erfahrungswissen

Nachdem Lorenz Fries in seinem *Spiegel der Gesundheit* ein volkssprachliches Referat der klassischen Ernährungsdiätetik geboten hat, lädt er den Leser ein, mit ihm zusammen einen Rundgang zu unternehmen, um sich die innere Struktur des diätetischen Ernährungswissens zu vergegenwärtigen und sich dessen Grundprinzipien anzueignen. Dazu führt er den Leser in sechs Erfahrungsschulen, in welchen der Leser angeleitet wird, diätetische Lehre mit Erfahrungswissen zu verknüpfen – in einer Schule des Geschmacks, des Dufts, der Farbe, der Substanz, der therapeutischen Strategie und der Speisentemperierung.[15] Diese sechs Schulen sollen im Folgenden knapp in Augenschein genommen werden:

1. In der Schule der Geschmackseindrücke (*sapores*) geht es Lorenz Fries vor allem darum, ausgehend vom konkreten Geschmacksempfinden der Zunge – er bespricht die Geschmacksnuancen *scharpff, bitter, salzig, süeß, feist, ruch, stopfend, sauer* – für den Leser anschaulich und nachvollziehbar darzulegen, wie Geschmackeindrücke auf der Zunge humoralmedizinische Wirkungen anzeigen: Der sensible Verkoster und Beobachter kann ein Stück weit die humoralmedizinische Wirkung mit der Zunge geradezu erschmecken und sie am eigenen Leib studieren. Um hier ein Beispiel anzuführen: Saure Nahrungsmittel wie etwa Zitronen wirken in der Regel kühlend, wie man im Eigenversuch leicht überprüfen kann. Der Leser wird in diesem Abschnitt also aufgefordert, das diätetische Wissen des ersten Abschnitts in der Praxis auf den Prüfstand zu stellen und sich darin ein eigenes Erfahrungswissen zu erwerben. Um diese Schule des Geschmacks besonders leserfreundlich zu machen, hat Lorenz Fries übrigens zwei Geschmäcker der klassischen scholastischen Lehre – *acidus* und *insipidus* – unter den Tisch fallen lassen und von zehn auf acht reduziert.[16]

2. In der nachfolgenden Schule des Duftes lädt Lorenz Fries den Leser ein, nun auch den Dufteindruck von Speisen in der Nase (*odores*) genauestens aufzuschlüsseln und sich so ihrer humoralmedizinischen Wirkungen wenigstens zum Teil zu vergewissern; so steht etwa der mild-süße Duft für eine sanft befeuchtende Wirkung. Allerdings scheint Fries in diesem Abschnitt eher auf die Empathie und Intuition des Lesers als auf ein ausgearbeitetes Schema zu vertrauen. Er bietet nicht, wie er es bei den acht Geschmackseindrücken getan hatte, eine umfassende humoralmedizinische Ableitung einzelner Dufteindrücke, was ein wagemuti-

15 Zur Verbindung von Vernunft und Erfahrung siehe Fries 1529, fol. 39r.
16 Siehe Fries 1529, fol. 39v–40r.

ges, vielleicht sogar fantastisches Unterfangen wäre: Wie jede Weinkarte vor Augen führt, die mit rhetorisch zwar blumigen, aber objektiv kaum einholbaren Wendungen arbeitet, lassen sich Düfte nur sehr schwer verbalisieren.[17]

3. In der Schule der Farben (*colores*) unterrichtet Lorenz Fries den Leser über den Unterschied zwischen den primären (rot, blau, gelb, weiß, schwarz) und sekundären (grün, braun/beige) Lebensmittelfarben, die ebenfalls mit humoralmedizinischen Wirkungen korrelieren. Der Autor kann sich für die Frage der Ableitung einzelner humoraler Wirkungen aus den Farben kurz fassen, weil er bei seinen Lesern in Sachen Farbsymbolik ein Grundwissen voraussetzen darf, das bei einem heutigen Leser nicht vorhanden ist.[18] Daher zur Veranschaulichung ein Beispiel der klassischen Lehre, das so im *Spiegel der Gesundheit* nicht vorkommt: Ohne dass man darüber in Systemzwang verfallen dürfte, offenbaren manche Nahrungsmittel tatsächlich durch eine orangerote Signalfarbe, dass ihnen eine feurig-heiße bis trockene Humoralwirkung eignet.

4. Die Schule der Substanzen bietet dem Leser ein besonders wichtiges Kapitel über die humoralmedizinischen Wirkungen von Lebensmitteln: Sie rühren nicht von der Primärsubstanz her, sondern sind das Ergebnis der zweiten Substanz bei der Verstoffwechslung (*substantia secunda*) oder – um es über Fries hinausgehend an einem Beispiel deutlich zu machen: Knoblauch ist nicht etwa dadurch heiß-trocken, dass er diese Eigenschaften in der Primärsubstanz trüge – er ist im rohen Zustand ziemlich feucht-saftig und kalt –, sondern erst dadurch, dass er bei der Verstoffwechslung die humorale Balance zugunsten von Warm und Trocken verschiebt. Daneben kann der Leser auch Wirkungen aus der dritten Substanz (*substantia tertia*) eines Nahrungsmittels erwarten, die man gemäß der Signaturenlehre des Paracelsus und der medizinischen Astrologie entschlüsseln müsste. Fries bricht freilich die Erklärung nach wenigen Grundinformationen ab, weil er sie als für den Leser zu anspruchsvoll einschätzt und deren ausführlichere Darlegung den Rahmen eines *medical-wellness*-Führers und Medizinhandbuchs für Laien sprengen würde.[19]

17 Siehe hierzu den kurzen und bündigen Abschnitt von Fries 1529, fol. 40r.

18 Zur diätetischen Farbenlehre siehe Fries 1529, fol. 40r.

19 Siehe Fries 1529, fol. 40r, mit dem Schlusssatz: *ist hie zuoschwer, wirstu viel leicht eins mals witers davon hören*. Ein nachgeschobener Block zur *substantia tertia* folgt dann auf fol. 41r.

5. In der Schule der therapeutischen Strategien zeigt Fries dem Leser, wie dieser die humoralmedizinischen Wirkweisen, die ihm inzwischen geläufig sein sollten, ganz konkret umsetzen kann: Ist der zu Bekochende gesund, so braucht die Gesundheitsküche lediglich vorzubeugen und den Gesundheitszustand zu stützen (*conservatio*). Dazu soll der Gesundheitskoch Nahrungsmittel einsetzen, die dem Temperament des zu Bekochenden entsprechen (*similia*), und diese dann gemäß dem Ort, der Jahreszeit, dem Lebensstil des Essers etc. mit Gewürzen und diversen Zubereitungsweisen adaptieren, modulieren und temperieren. Ist der zu Bekochende hingegen krank, dann hat die Gesundheitsküche einen Heilprozess (*sanatio*) zu stützen oder gar zu induzieren – durch Gegen-Speisen (*contraria*), die als *qualitas potentialis* oder *qualitas tertia* dem Körper gleichsam einen Kick geben, damit dieser im Sinne einer Selbstheilung der Krankheit gegensteuern kann. Die Bedeutung dieses Abschnitts liegt vor allen in der Ausräumung eines bis heute weit verbreiteten Missverständnisses: Kompetente humoralmedizinische Gesundheitsküche kann mehr als nur mit Lebensmitteln ausbalancieren; sie operiert mit einem vielfältigen Repertoire an therapeutischen Strategien.[20]

6. In der abschließenden Schule der Speisentemperierung entwickelt Fries zunächst die hohe Kunst einer ‚mathematischen Ernährungswissenschaft', bei der er ausführlich auf die Frage der Grade humoraler Wirkungen und deren mathematischer Berechenbarkeit eingeht. Zum Ausklang dieser Gesundheitsküche nach den Grundlagen der euklidischen Mathematik biegt Lorenz dann aber in Richtung Musik ab: Ähnlich wie sich ein kompetenter Musiker und Komponist an musikalischen Intervallen und den darin aufscheinenden harmonischen Gesetzen orientieren muss, so hat auch der versierte Gesundheitskoch auf eine harmonische Komposition in Sachen Gesundheitsküche und Humoralwirkung zu zielen und soll mittels Fein-Tuning gleichsam eine Symphonie realisieren.[21]

Fazit – Kochkunst als Heilkunst

Lässt man den vorgestellten Rundgang durch die Ernährungsdiätetik des *Spiegels der Gesundheit* Revue passieren, so muss man vor allem die Originalität hervorheben, mit welcher der Autor Lorenz Fries den diätetischen Wissensbestand der Tradition für den laikalen Leser aufgeschlossen hat:

---

20 Siehe Fries 1529, fol. 40v.

21 Siehe Fries 1529, fol. 41r–43r.

Zunächst referiert Fries die klassische Ernährungsdiätetik. Dieses theoretische Wissen alleine würde jedoch dem Leser für den ernährungstherapeutischen Alltag nur wenig bringen. Um einen echten Durchblick und den notwendigen Übergang zum Erfahrungswissen zu ermöglichen, hat Lorenz Fries sechs Erfahrungsschulen der therapeutischen Ernährungsdiätetik entworfen: eine Schule des Geschmacks, des Duftes, der Farben, der Substanz, der Ernährungsmedizin und der mathematisch-musikalischen Temperierung.

Das ernährungsdiätetische Kapitel des *Spiegels der Gesundheit* ist also eine Lektion, durch welche der Leser befähigt werden soll, eine Brücke von der Doktrin zur Praxis des therapeutischen Kochens zu schlagen. Eines fehlt allerdings dem *Spiegel der Gesundheit*: konkrete Kochrezepte, die etwa in einem heutigen *medical-wellness*-Buch unverzichtbar wären. Das liegt einerseits an der mittelalterlichen Lesererwartung an ein Buch wie den *Spiegel der Gesundheit*, die Rezepte nicht unbedingt erforderlich machte. Es könnte andererseits aber auch daran liegen, dass Lorenz Fries zwar ein guter Arzt, aber eben kein guter Koch oder Gastrosoph war – eine Vermutung, für die wir in den Quellen freilich keine eindeutigen Belege finden.

Literatur

a) Quelle

Fries, Lorenz: *Spigel der Artzny. Gemachet und widerum mit ernst ubersehen und gebessert.* 2. Auflage. Straßburg: Grüninger'sche Offizin 1529.

b) Sekundärliteratur

Adamson, Melitta Weiss: Medieval Dietetics. Food and Drink in *Regimen Sanitatis* Literature from 800 to 1400. Frankfurt am Main u. a.: Lang 1995 (German Studies in Canada. 5).

Mayer, Arnold: Traditionelle Europäische Medizin. Lehrbuch und Atlas zur TEM. Augsburg: Foitzick 2013.

Steinmetz, Karl-Heinz, und Robert Zell: Medizin der 4 Temperamente. Typgerechte Anwendung aus der Klostermedizin. München: Gräfe und Unzer 2012.

Sudhoff, Karl: Fries, Lorenz. In: Allgemeine Deutsche Biographie: Hrsg. von der Historischen Kommission bei der Bayerischen Akademie der Wissenschaften. Bd. 49. Leipzig: Duncker & Humblot 1904, S. 770–775.

Wickersheimer, Ernest: Fries, Lorenz. In: Neue Deutsche Biographie. Bd. 5. Berlin: Duncker & Humblot 1961, S. 609–610.

Die Platina-Übersetzung des Stephan Vigilius (1542). Kochkunst, Gesundheitslehre und sprachliche Form

Thomas Gloning (Gießen)

> Es soll auch ein mensch wol acht habenn auff speyse/ die seyner aygenschafft wol bekomme.

> Man spricht vnd ist war/ das *Culina*, das ist die kuchen/ der beste artzt sei/ wo die wol staffiert ist/ do darff man nicht vil Doctorn vnnd Apoteckern.

Abstract

In the year 1542 Stephan Vigilius published a translation of Platina's *De honesta voluptate et valetudine*. Platina's text was written around 1475, it combined medicinal and dietetic chapters with a large body of culinary recipes that were taken from the work of Maestro Martino. In the present article I discuss the relationship of Vigilius' translation and Platina's text with respect to the medicinal/dietetic and to the culinary aspects of both books. In a linguistic perspective, the focus lies on forms of textual organisation, on aspects of word usage and terminology structure as well as on translation strategy.

1. Gegenstand und Fragestellungen

Gegenstand dieses Beitrags ist die Platina-Übersetzung des Stephan Vigilius, die im Jahr 1542 bei Heinrich Steiner in Augsburg erschienen ist. Sie trägt den Titel:

> VOn der Eerlichen zimlichen/ auch erlaubten Wolust des leibs/ Sich inn essen/ trincken/ kurtzweil etc. allerlay vnnd mancherlay Creaturen vnnd gaabenn Gottes/ Visch/ Vögel/ Wildpret/ Frucht der erden etc. mit Gott/ allen eeren/ auch gesundthait des menschens/ mit dancksagung zů gebrauchen mügen/ von allen Weisen/ Erbaren vnd gelerten/ besonders den Artzten gerathen/ zůgelassen vnd gestattet/ fein ordenlich hie inn v. bůcher gesetzt/ gekocht/ vnd auff den tisch fein lustig berait vnd auffgetragen wirt/ Durch den hochgelerten Philosophum vnd Oratorem/ das ist weysesten vnd beredtesten Herrn/ Bap. Platinam von Cremona (...) imm Jar 1481. jetz jüngst grüntlich auß dem latein verteütscht/ durch *M. Stephanum Vigilium Pacimontanum*. Jm jar/ M. D. XXXXII.

Im Mittelpunkt des Beitrags steht dabei die Frage, welchen Aufschluss die Betrachtung dieses Texts und seiner Vorlage(n) für eine geschichtliche Untersuchung des Verhältnisses von Diätetik und Kulinarik leisten kann. Diätetik wird dabei verstanden als eine umfassende Lebenslehre, Kulinarik in einer ebenfalls weiten Sicht als die Gesamtheit der Lebensbezüge, in denen Essen und Trinken hierbei stehen können. Da Aspekte der Diätetik und der Kulinarik im Wesentlichen textuell vermittelt sind, spielen hierbei Fragen der textuellen Überlieferung und der sprachlichen Gestalt der entsprechenden Texte eine sehr wichtige Rolle.

Ich möchte diese Frageperspektiven auf folgende Weise verfolgen: Ich beginne mit einem allgemeineren Aspekt, dem Verhältnis von Kochkunst und Diätetik, dabei gebe ich auch einige Hinweise zur Rolle der textuellen Überlieferung (Abschnitt 2). Sodann stelle ich Platinas *De honesta voluptate et valetudine* (Abschnitt 3) und seine deutsche Übersetzung etwas ausführlicher vor (Abschnitt 4). Dabei werde ich auch erste Beobachtungen zur sprachlichen Gestalt des deutschen Texts, insbesondere zum Wortgebrauchsprofil und zu Texttypen vortragen.

2. Kochkunst-Texte und Diätetik-Texte in vergangenen Zeiten

Wenn man nach der historischen Dimension des Verhältnisses von Kochkunst und Diätetik fragt, dann ergeben sich Teilfragen wie z. B.:

- Wie haben die Menschen/unterschiedliche Gruppen von Menschen sich früher ernährt?
- Wie haben die Menschen (bzw. unterschiedliche Gruppen von Menschen) früher gekocht?
- An welchen Prinzipien haben sich die Menschen bzw. unterschiedliche Gruppen von Menschen früher beim Kochen und bei der Ernährung orientiert?
- Gab es früher (für unterschiedliche Gruppen von Menschen) überhaupt Prinzipien der Gesunderhaltung? Wenn ja, welche? Wurden sie auch in expliziter Weise formuliert und überliefert?
- Wie hängen und hingen früher Aspekte der Gesunderhaltung mit Fragen der Ernährung und der Kochkunst zusammen?

Solche Fragen sind nicht trivial und sie sind in weiten Teilen nicht ohne Bezug auf sprachliche, textuelle und kommunikationshistorische Entwicklungen zu beantworten. Das zeigen nicht nur aktuelle Themen wie HIV, Übergewicht, Bewegung und Gesundheit, sondern auch historisch prominente Themenfelder wie der Zusammenhang von diätetisch geprägter Kochkunst und Gesundheitspflege (in den Ausprägungen der Vorsorge und der Heilkunst).

Unter Diätetik in einem traditionellen Sinn verstehen wir eine umfassende Lehre von der gesunden, ausgeglichenen, abgerundeten, harmonischen Lebensführung, die in das System der Vier-Säfte-Lehre eingebettet war. Davon war von der Antike bis weit in die Neuzeit (bis ins 18. Jh.) medizinisches und teilweise auch kulinarisches Handeln bestimmt.[1]

Die Vier-Säfte-Lehre geht zurück auf antike Autoren wie z. B. Hippocrates (bzw. das *Corpus Hippocraticum*), Galen und Dioscurides, die griechisch geschrieben haben. Die Lehre wurde dann auch in lateinischen Texten von Autoren wie z. B. Celsus weitergeführt. Arabische Autoren des Mittelalters wie z. B. Rhazes, Averroes oder Avicenna integrierten diese Anschauungen ab dem 9. Jahrhundert in ihre medizinischen Darstellungen, die seit dem 11./12. Jh. auch im größeren Stil ins Lateinische übersetzt wurden und in dieser sprachlichen Form weiter wirkten.[2] Auch byzantinische Texte tragen zu dieser Überlieferung bei. Im Hochmittelalter sind dann auch volkssprachige Texte überliefert, die dem Systemdenken der Vier-Säfte-Lehre verpflichtet sind. Ein gutes deutschsprachiges Beispiel ist etwa die Prosavorrede zum sog. *Deutschen Macer* in der Vulgatfassung (Schnell/Crossgrove 2003, 324–326), in der bereits eine systematisch aufgebaute deutschsprachige Terminologie der Humoralpathologie erkennbar ist (Gloning 2011).

Das System der Vier-Säfte-Lehre beinhaltet mehrere Viererschemata, die aufeinander bezogen sind. Wesentliche Grundlage sind die vier Elemente (Erde, Wasser, Feuer, Luft). Sie haben Gegenstücke in vier Körpersäften (Blut, gelbe Galle, schwarze Galle, Schleim). Die Körpersäfte sind geprägt durch eine paarige Kombination aus den vier Primärqualitäten heiß/kalt, trocken/feucht. Die schwarze Galle (*melancholia*) zum Beispiel galt als kalt und trocken. Man nahm weiter an, dass jeder Stoff bzw. jedes Lebewesen eine spezifische Natur aufweist, die geprägt ist von der Mischung der Elemente bzw. Säfte und von der davon beeinflussten Ausprägung der Primärqualitäten. Seit Galen und verstärkt dann in der

1 Zum Überblick: von Engelhardt 1999.

2 Siehe hierzu und zum folgenden Abschnitt u. a. Bergdolt/Keil 2003; Böhme/Böhme 1996; Gundert 2005; Keil in EnzMG II 641–643; Klibansky/Panofsky/Saxl 1990, 39ff.; Schipperges 1970, bes. S. 84–115; Schöner 1964; Schönfeldt 1962; van Wageningen 1918. – Vgl. weiter Adamson 1995; Baader/Keil 1982; Baader 1974; Eckart 2009, Kap. 2–5; Flashar 1966; Gil-Sotres 1996; Gloning/Kaiser/Schapendonk 2005, Kap. 4.3.3; Schnell 2000; 2003; Scully 1985; 1995a; 1995b; Temkin 1973.

Heilmittellehre des Mittelalters nahm man an, dass die Primärqualitäten unterschiedliche Intensitätsgrade aufweisen, meist benutzte man für die Charakterisierung von Stoffen, also Pflanzen, Mineralien, tierischen Substanzen, eine drei- oder vierstufige Grade-Skala.

Aufgrund der Primärqualitäten haben Stoffe auch noch Sekundärqualitäten (*vires, virtutes*), deren Wirkungen sich dann entfalten, wenn der betreffende Stoff in einem Heilmittel oder auch in der Nahrung verwendet wird. Prädikate wie *reinigt den Harn, fördert die Menstruation* oder *zieht zusammen* beziehen sich auf solche Wirkpotenziale, die heilkundlich genutzt werden konnten. Der Ausdruck *Temperament* bezieht sich in einem fachlichen Sinn auf diese humorale Charakteristik. Das Temperament ist einerseits von natürlichen Faktoren bestimmt (*res naturales*), andererseits aber durch sechs Aspekte oder Dimensionen der Lebensführung (*res non naturales*), die durch menschliches Handeln beeinflussbar erscheinen. Dies sind: (1) Luft, Wohnort (*aer*); (2) Essen und Trinken (*cibus et potus*); (3) Bewegung und Ruhe (*motus et quies*); (4) Schlafen und Wachen (*somnus et vigilia*); (5) Ausscheidungen, Sexualität (*secreta et excreta*); (6) Psychohygiene (*affectus animi*).

Damit sind wir auch bei der Rolle der Diätetik, die als eine integrale „Lebenskunde" (Schipperges) betrachtet wurde. Sie umfasste alle Maßnahmen, die darauf abzielen, ein ausgewogenes Verhältnis der Säfte (*eukrasia*) aufrechtzuerhalten, einen Zustand, der als Gesundheit angesehen wurde, während Abweichungen davon (*dyskrasia*) als Krankheiten verstanden wurden. Dabei wurden alle sechs beeinflussbaren Dimensionen der Lebensführung (*res non naturales*) in umfassender Weise kontrolliert.

Die Kochkunst gehört zu dem Teil der Diätetik, der sich auf den beeinflussbaren Faktor *cibus et potus* bezieht, zur Ernährungslehre also. Die beiden zentralen Leitfragen für gesundheitsbewusstes Handeln in diesem Bereich könnte man so formulieren:

- Was darf, was muss jemand mit einem bestimmten Temperament bzw. in einem bestimmten aktuellen Körperzustand essen? Hierbei spielen auch die Jahreszeit, das Lebensalter, die berufliche Tätigkeit und aktuell vorliegende Krankheiten eine Rolle.
- Wie muss die betreffende Speise zubereitet (und damit humoral beeinflusst) werden, damit sie gesundheitsförderlich, das heißt für bestimmte Personengruppen bzw. für einzelne Personen mit spezifischen Voraussetzungen zuträglich ist?

Ganz unterschiedliche Texte und Textsorten haben dazu gedient, das hier umrissene Wissenssystem zu organisieren und zu überliefern. Zur Vielfalt der mehr oder weniger spezifischen Darstellungsformen gehören u. a. Großformen wie Traktat (z. B. *Peri diaites hygieines* aus dem Hippocrates-Corpus), Arzneibuch (z. B. *Antidotarium Nicolai*), Kräuterbuch, Simplizien-Verzeichnis (z. B. Dioscorides), Regimen sanitatis (z. B. von Arnald von Villanova) oder die umfassende medizinische Gesamtdarstellung (z. B. Avicenna, *Liber canonis medicinae*).

Unterhalb dieser Ebene sind elementarere Darstellungseinheiten vor allem das Rezept und die sog. Monographie, eine Art Kurzkapitel, in dem jeweils ein Stoff (eine Pflanze, ein Mineral, eine tierische Substanz) systematisch dargestellt wird.

Auch in den Kochrezepten des Mittelalters und der Frühen Neuzeit ist eine Orientierung an humoralen Prinzipien mehr oder weniger gut erkennbar und nachweisbar. Es gehörte jedenfalls zum Berufswissen der Köche an den Höfen, die medizinischen Prinzipien der Vier-Säfte-Lehre und der Diätetik zu beherrschen und bei der Zubereitung der Speisen in gesunden und kranken Tagen zu berücksichtigen. Diese Anforderung wird bei Platina folgendermaßen formuliert:

> *De Coquo* – Coquum habeat arte et longa experientia doctum, patientem laboris et qui laudari in ea re maxime cupiat. Careat is omni squalore ac spurcitia, cognoscat apposite carnium piscium holerum vim atque naturam ut quid assum quid elixum quid frictum fieri debeat deprehendat. Caleat gustu decernere quae salita nimis etquae fatua sunt. Novicomensi nostra aetate coquorum principi, et a quo obsoniorum conficiendorum rationem accepi, sit omnino, si fieri potest, persimilis. Non sit gulosus et edax, ut Marisius Gallus, ne quod dominum edere oportet ipse intercipiat et devoret. (Platina, ed. Milham I.11)

> Sie [Köche/Köchinnen] sollen wol erkennen allerlai fleisch/ fisch/ vnd kreüter natur/ kraft vnd wircklichait/ Was gů̊t zů̊ braten/ was gů̊t zů̊ sieden/ wz gů̊t zů̊ bachen sey. (Vigilius-Übersetzung)

Ich gehe auf diese Stelle später noch genauer ein, weil sie auch das Lob des italienischen Kochs Maestro Martino enthält, dessen Rezepte Platina bei der Gestaltung seines Textes genutzt hat. Wichtig ist hier, dass mit den frühneuhochdeutschen Ausdrücken *natur, kraft* und *wircklichait* genau wie mit ihren lateinischen Vorlagen (*vis, natura*) humorale Eigenschaften und Wirkpotenziale von Nahrungsmitteln angesprochen sind, die der Koch als Teil seines Berufswissens kennen und in der alltäglichen Praxis entsprechend berücksichtigen muss.

3. Platinas *De honesta voluptate et valetudine*: eine außergewöhnliche Verbindung von Kochkunst und Diätetik

Platinas *De honesta voluptate et valetudine* ist eine außergewöhnliche Verbindung der beiden Themenbereiche Kochkunst und Diätetik. Diese besteht unter anderem in zwei Punkten, die wir im Folgenden näher erläutern wollen. Zum einen stellt das Werk eine Kombination von Textteilen dar, die in der Tradition der *regimina sanitatis* stehen, mit weiteren Textteilen, die klar als Kochrezepte anzusprechen sind. Zum anderen ist es eine Besonderheit, dass humorale Charakterisierungen nicht nur den einzelnen Nahrungsmitteln gewidmet sind, wie es in der Tradition der *regimina sanitatis* üblich war, sondern dass darüber hinaus bestimmte kulinarische Zubereitungsweisen, wie sie typischerweise in Kochrezepten beschrieben werden, mit einer humoralen Charakteristik versehen werden.

3.1 Die Frage nach dem ersten gedruckten Kochbuch und die Besonderheit von ‚De honesta voluptate et valetudine'

Platinas *De honesta voluptate et valetudine* gilt – je nach Kriterium – als das erste gedruckte europäische Kochbuch. Der erste Druck wird in der Notaker-Bibliographie mit „ca. 1470?" datiert (Notaker 2010, Nr. 1001.1). Es folgten zahlreiche weitere lateinische Drucke bis ins 16. Jahrhundert sowie Übersetzungen ins Französische, Italienische und Deutsche, die in Henry Notakers Bibliographie sehr gut und mit Bestandsangaben dokumentiert sind. Die handschriftliche Überlieferung des lateinischen Texts geht in die 1460er Jahre zurück, sie ist in der textkritischen Edition von Mary Milham (Platina 1998) aufgearbeitet. Der andere Kandidat für das Prädikat „erstes gedrucktes Kochbuch" ist die deutschsprachige *Küchenmeisterei*, erstmals im Jahr 1485 gedruckt. Während die *Küchenmeisterei* ein ganz klarer Fall einer Kochrezeptsammlung bzw. eines Kochbuchs ist, stellt Platinas Werk eine Kombination dar, in der ein Kochbuch mit seinen Rezepten zusammengestellt ist mit anderen Textteilen, die eher in die Tradition der Kräuterbücher, der Regimina sanitatis oder der Monographien zu einzelnen Simplizien gehören. Dieser kombinatorische Charakter macht die Besonderheit des Werkes aus, die ich gleich erläutern möchte. Doch zunächst einige Worte zum Autor, zu seinem Werk und zu Maestro Martino, einem wichtigen Gewährsmann.

3.2 *Platina, Maestro Martino und der ideale Koch*

Bartolomeo Sacchi wurde 1421 in Piadena – dies wohl die Grundlage für den Beinamen Platina – geboren. Die drei wesentlichen weiteren Lebensstationen waren Mantua und Florenz, wo er studierte, sowie Rom (1462–1481), wo er zur päpstlichen Kurie gehörte (Pius II.; Paul II.; Sixtus IV.). Man kann annehmen, dass er in der sog. Römischen Akademie, einem Kreis von Kurialen, die geselligen Austausch im Geiste des Humanismus pflegten, auch einen der berühmtesten Köche bzw. Küchenchefs der damaligen Zeit kennenlernte: Maestro Martino von Como. Platina preist ihn in seinem Werk an zwei Stellen[3] explizit und erwähnt auch kulinarische Diskussionen, an denen sich Maestro Martino eloquent und sachkundig beteiligt habe:

> Hoc ego condimentis Apicianis anteposuerim semper, neque ulla ratio est cur gulae maiorum nostris praeferantur, et si enim ab illis in omnibus fere artibus superamur, una tamen gula non vincimur; nullum enim prope in orbe terrarum irritamentum gulae est, quod non huc tanquam ad gymnasium popinarium sit translatum, ubi acerrime de conditura obsoniorum omnium disseritur. Quem coquum, dii immortales, Martino meo Comensi conferes, a quo haec quae scribo magna ex parte sunt habita. Carneadem alterum dices si de rebus propositis ex tempore disserentem audieris. (Milham VI.41, p. 292)
>
> ‚Ich habe diese [Zubreitung(en)] immer über die Saucen/Zubereitungen im Stil des Apicius gestellt. Es gibt überhaupt keinen Grund, die Geschmacksvorlieben unserer Alten/Vorfahren unseren eigenen vorzuziehen. Denn auch wenn wir in fast allen Künsten von ihnen überwunden werden, dann gilt das jedenfalls nicht für die Künste des Gaumens. Denn es gibt nichts auf der Welt, was den Gaumen erregt, das nicht in unsere moderne Kochkunst-Akademie gebracht worden ist, wo aufs Sachkundigste und Scharfsinnigste über Zubereitung und Würzung aller Speisen verhandelt/diskutiert wird. Es gibt keinen Koch, bei den unsterblichen Göttern, den Du meinem Freund Martino von Como vergleichen/an die Seite stellen könntest, von dem ich einen großen Teil dessen bekommen habe, was ich schreibe. Du würdest sagen, dass er ein zweiter Carneades ist, wenn Du ihn frei und improvisiert über die ihm vorgelegten kulinarischen Themen sprechen hörtest.‘[4]

---

3 Die erste im Abschnitt über den Koch (I.11) habe ich oben schon zitiert. Martino wird dort als die persönliche Verkörperung des idealen Kochs genannt.

4 Milham: „I have always preferred this to Apician condiments, nor is there any reason why the tastes of our ancestors should be preferred to our own, for even if we are surpassed by them in nearly all arts, nevertheless in taste alone we are not vanquished, for in the whole world there is no incentive to taste which has not been brought down, as it were, to the modern cooking school, where there is

Hier und an anderen Stellen von *De honesta voluptate*, wo Platina die Auffassungen von Freunden wiedergibt, ist erkennbar, dass es in Rom eine gastrosophisch-kulinarische Gesprächskultur, vermutlich eine institutionalisierte Gesprächsrunde gab, die auch eine Art kulinarischer Themenplanung mit umfasste. Darauf deutet jedenfalls die Formulierung *de rebus propositis* hin. Es ist bekannt, dass der Kochrezept-Bestand von *De honesta voluptate et valetudine* im Wesentlichen auf die in italienischer Sprache überlieferten Rezepte des Maestro Martino zurückgeht.

3.3 *‚De honesta voluptate et valetudine': Text und Textgeschichte*

Der Text von *De honesta voluptate et valetudine* ist in 10 Bücher bzw. Großkapitel unterteilt. Er umfasst grob gesprochen drei große Teile: Die erste Hälfte von Buch 1 enthält ein komprimiertes Regimen sanitatis mit Abschnitten zu den traditionellen *res non naturales*, also zu den in gesundheitlicher Hinsicht beeinflussbaren Faktoren der Lebensführung, und zu ihren Vertiefungen. Die zweite Hälfte des ersten Buchs und die Bücher 2 bis 5 enthalten humorale Charakterisierungen einzelner Nahrungsmittel, die in der textuellen Darstellungstradition der sog. Monographien stehen. Die Bücher 6–10 umfassen im Wesentlichen Kochrezepte, denen mehrfach kurze diätetische Informationen angehängt sind, die sich auf die jeweilige kulinarische Zubereitungsweise beziehen. Dies ist insofern brisant, als es dafür eigentlich keine ausgeprägte textuelle Tradition gibt. Wenn man diese Angaben, wie es Milham in ihrer Ausgabe in verdienstvoller Weise getan hat, auf ältere Quellen, z. B. Plinius, zurückführt, dann stellt sich andererseits die Frage, inwiefern die älteren Angaben zu einzelnen Nahrungsmitteln und zu ihrer humoralen Charakteristik zusammenhängen mit den humoralen Charakterisierungen zu einzelnen kulinarischen Zubereitungen, wie sie in den entsprechenden Rezepten beschrieben sind.

Über die Textgeschichte von *De honesta voluptate et valetudine* weiß man zum einen, dass die Kochrezepte auf dem handschriftlichen, italienischen Kochbuch des Maestro Martino beruhen, worauf sich die oben zitierte Passage aus VI.41 auch gut beziehen lässt. Über das Kochbuch von Martino wiederum weiß man, dass seine Rezepte teilweise auf älte-

---

the keenest of discussion about the cooking of all foods. What a cook, oh immortal gods, you bestowed in my friend Martino of Como, from whom I have received, in great part, the things of which I am writing. You would say he is another Carneades if you were to hear him eloquently speaking ex tempore about the matters described above." (S. 293).

ren italienischen und auch katalanischen Rezepten beruhen (u. a. *Cuoco Napoletano; Libre de Sent Sovi*). Zum anderen hat Mary Milham, wie schon erwähnt, auch nachgewiesen, dass Platina insbesondere das naturkundliche Werk des Plinius für die humoralen Charakterisierungen herangezogen hat. Es ist hier zu fragen, ob Platina für die humorale Charakterisierung auch andere Quellen genutzt hat, möglicherweise auch solche, auf die Martino sein Berufswissen stützte.

Auch die Darstellungsformen des Buches sind von den erwähnten drei thematischen Schwerpunkten beeinflusst:

- Dem Regimen sanitatis-Teil kann man die Darstellung in Traktatform zuschreiben;
- die humoralen Charakterisierungen von Nahrungsmitteln entsprechen der Form von sog. Monographien in den Simplizienverzeichnissen der humoralen Tradition;
- in den Büchern 6–10 dominiert, wie schon gesagt, die Textform des Kochrezeptes.[5]

Das Außergewöhnliche an *De honesta voluptate et valetudine* ist also, dass es eine Kombination von drei thematischen Schwerpunkten aufweist, denen auch unterschiedliche Darstellungsformen zuschreibbar sind. Zur Erläuterung: Wenn man die kulinarische und die diätetische Literatur des Mittelalters und der Frühen Neuzeit im Überblick betrachtet, dann lassen sich einzelne Texte in der Überlieferung jeweils ziemlich klar der einen oder der anderen Textgruppe zuordnen, auch wenn sich ggf. Bezüge zum jeweils anderen Feld rekonstruieren lassen, etwa durch die Analyse der Mitüberlieferung von Kochrezepten oder Kräuterbüchern in Sammelhandschriften. Es seien einige Beispiele angeführt:

- Die sog. *Großschützener Gesundheitslehre* (um 1530) ist ein diätetisches Werk, in dem die humoralen Eigenschaften von Pflanzen, Tieren etc. im Vordergrund stehen, die im Rahmen von Monographien dargestellt werden.
- Das Werk über die essbaren Gegenstände des Michele Savonarola (Nystedt 1982) ist diätetisch ausgerichtet, man findet darin vor allem

5 Eine Ausnahme stellt Buch VII dar: Vor den Kochrezepten finden sich mit entsprechender Einleitung und mit einer klaren Übergangsmarkierung zu den Kochrezepten humorale Charakteristiken einzelner Getreide- und Hülsenfruchtearten in Form von Kurz-Monographien.

humorale Angaben und Charakterisierungen. Die Darstellungsform für diese Zwecke ist ebenfalls die Monographie.

- Die *Küchenmeisterei* (1485ff.) ist klar auf die Zubereitung von Speisen ausgerichtet. Auch die Kochbücher des Maestro Martino, des Jean de Bockenheym, des Maître Chiquart usw. sind von der Ausrichtung her klar auf die Kochkunst ausgerichtet. Die prototypische Darstellungsform hierfür ist das Rezept.

3.4 Kochkunst und Diätetik bei Platina

Das Werk von Platina verbindet also in ein und demselben Werk beide Schwerpunkte – Diätetik und Kochkunst –, zunächst allerdings in einer eher additiven Weise, so dass die entsprechenden Textteile und auch die dafür genutzten Darstellungsformen (Traktat, Monographie und Rezept) im Buch jeweils klar erkennbar sind.

Eine neuartige Verbindung zwischen den beiden Perspektiven stellen dagegen die kurzen diätetisch-medizinischen Hinweise dar, die am Ende vieler Kochrezepte ergänzt sind. Der Unterschied zu herkömmlichen Texten in der Tradition der Vier-Säfte-Lehre besteht darin, dass humorale Eigenschaften nicht bestimmten Nahrungsmitteln zugeschrieben werden, sondern ganz bestimmten kulinarischen Zubereitungsweisen (*hoc genus cibarii*), wie sie in einem Rezept dargelegt sind:

<30.> *Iusculum Quod Verzusum Vocant*

Ovorum recentium vitella quattuor, semunciam cinnami, sacchari uncias quattuor, ex succo malarantii uncias totidem, aquae rosaceae uncias duas, tudecula simul confusa ac in unum corpus redacta eo modo coques quo iusculum croceum coquendum diximus. Non erit etiam ab re crocum addere quo gratius fiat. Hoc genus cibarii aestate praecipue salubre habetur; multum enim ac bene alit, hepar refrigerat, et bilem reprimit. (VII.30)

Das XXIX. Capitel/ Ain gut ayr süpplin zů̊machen.

NJmb vier ayrdotter/ ein halbe vnciam Zimmetrinden/ iiij vntz Zucker/ vier vntz Pomerantzen safft/ zway vntz Rosen wasser/ zertreybs alls mit eynem kochleffel/ machs zů einer dicke/ kochs wie man die gelen süpplin kochet/ wie obstat/ thů auch Saffran dran/ Jm summer seind solche süpplin vberauß kostlich gůt vnd gesunde/ neret wol/ kielt ein wenig/ verdruckt das verbrennt blůt.

Soweit ich sehe, sind hier noch weitere Untersuchungen nötig, die klären, wie die traditionellen humoralen Charakterisierungen zu einzelnen Nahrungsmitteln sich zu den Angaben bei Platina verhalten. Die traditionellen Monographien zu Nahrungsmitteln haben durchaus auch Informationen enthalten, wie sich die humorale Charakteristik eines Nahrungsmittels in Abhängigkeit von bestimmten Zubereitungsweisen (z. B. Sieden, Braten, Rösten) verändert. Die Frage ist, ob wir es bei Platina tatsächlich mit einer ganz anderen Art von Information zu tun haben, nämlich mit einer humoralen Charakteristik einer bestimmten Zubereitung, wie sie in einem bestimmten Kochrezept dargelegt ist.

4. Stephan Vigilius und seine Platina-Übersetzung (1542)

Der Druck der Platina-Übersetzung des Stephan Vigilius ist im Jahr 1542 bei Heinrich Steiner in Augsburg erschienen. Soweit wir wissen, ist es bei dieser einen Ausgabe geblieben. Die Übersetzung wurde nicht nachgedruckt, sie wurde erst im 20. Jahrhundert mehrfach faksimiliert.

Der Drucker und Verleger Heinrich Steiner druckte von 1522 bis zu seinem Bankrott im Jahr 1547. Ein Jahr später, 1548, starb er. In seinem Verlagsprogramm erschienen unter anderem humanistisch geprägte Texte, z. B. die Übersetzung von Petrarcas *De remediis utriusque fortunae* (1532 und 1539), aber auch zwei andere kulinarische Texte, die *Küchenmeisterei* in mehreren Ausgaben und die ersten beiden Ausgaben des Staindl-Kochbuchs.[6]

Zum Übersetzer Stephan Vigilius und zu seinem Werk fehlt leider eine moderne, umfassende Gesamtdarstellung. Hier einige Mosaiksteine zu Leben und Werk:[7] Er wurde geboren in Friedberg bei Augsburg, daher der Beiname Pacimontanus. Er studierte von 1519 bis 1525 in Erfurt, seit 1526 in Wittenberg, wo er seinen Abschluss erwarb. Er war später von 1531 bis 1540 Lehrer an der Lateinschule zu Sankt Anna in Augsburg. Es gibt Unterlagen, die darauf hindeuten, dass er auch Hebräisch-Kurse gegeben hat. 1540 immatrikulierte er sich erneut in Ingolstadt, wo er 1542 eine Griechisch-Dozentur übernehmen sollte. Er starb aber noch im selben Jahr 1542. Er war überzeugter Lutheraner und eine wichtige Figur in der Augsburger bzw. süddeutschen Reformationsgeschichte.

Worstbrock hat darauf hingewiesen, dass die theologischen Überzeugungen auch Einfluss auf die Textgestaltung der Vigilius-Übersetzung von Petrarcas *Glücksbuch* hatten (2006, 48). Er weist darüber hinaus

---

6 *Küchenmeisterei*: Notaker 701.26, 701.29, 701.32, 701.34, 701.37, 701.39. – Staindl: Notaker 704.1, 704.2. – Vgl. zu Steiner auch die Hinweise bei Worstbrock 2006, 40 und Anm. 2.

7 Vgl. Worstbrock 2006, 42f., Anm. 18; Knape 2006, 77ff.

darauf hin, dass Vigilius die Textstruktur des *Glücksbuchs* entsprechend seinen Intentionen verändert habe: „Man wird nicht bestreiten können, daß Vigilius' Tilgung der fortwährenden Wechselrede einen anderen Text konstituiert" (2006, 45). Wir dürfen also berechtigterweise fragen, wie Vigilius mit dem Platina-Text umgegangen ist und ob sich dort ebenfalls Änderungen finden, die Bearbeitungstendenzen erkennen lassen.

Die Frage, welche der möglichen Textvorlagen Vigilius für seine Übersetzung benutzt hat, muss ich einstweilen zurückstellen. Da Mary Milham in ihrer Edition die Variation in den Drucken nicht dokumentiert, ist hier kritisch-textvergleichende Arbeit an den Drucken erst noch zu leisten. Der auf den Handschriften beruhende Editionstext hat zum Beispiel in VIII.36 die Formulierung *oua quindecim* (15 Eier). In der deutschen Übersetzung heißt es dagegen *fünff air*. In der lateinischen Druck-Überlieferung des Textes gibt es Fassungen, die an dieser Stelle fünf Eier (z. B. 1537), und solche, die 15 Eier (z. B. 1475) erwähnen. Vigilius erwähnt wohl im Titel das Jahr 1481, es ist aber nicht klar, worauf er sich damit bezieht, nach den Angaben in der Notaker-Bibliographie (Notaker 2010, Nr. 1001) ist jedenfalls keine lateinische Ausgabe aus dem Jahr 1481 bekannt. Zu prüfen wäre nun, ob eine der späteren lateinischen Ausgaben das Jahr 1481 erwähnt und ob es noch mehr Unterschiede des Typs fünf vs. 15 Eier gibt, die einen Rückschluss auf die verwendete Vorlage erlauben.

Ich gehe im Folgenden auf fünf Teilaspekte der Vigilius-Übersetzung etwas genauer ein: auf die Vorrede des Vigilius (Abschnitt 4.1), auf die Frage nach den Übersetzungsprinzipien (Abschnitt 4.2), auf die Frage nach Änderungen (Abschnitt 4.3) sowie auf Aspekte der sprachlichen Form des Textes, insbesondere die Darstellungsformen bzw. Texttypen (4.4) und den Wortschatz (4.5).

4.1 Die Vigilius-Vorrede als diätetisch-kulinarisches und zeitkritisches Zeugnis

Die Vigilius-Vorrede umfasst gut 7 Folio-Seiten (fol. a2a bis a5b). Sie dient zunächst der Vorstellung des Autors Platina und seines Werks nach dem damaligen Kenntnisstand. Hierfür nutzt Vigilius das alte Schema der sog. *accessus*-Fragen. Die Vorrede ist darüber hinaus aber auch deshalb aufschlussreich, weil sie eine eigene Perspektivierung des Vigilius offenlegt. Ich will drei Punkte hervorheben:

4.1.1 Zeitkritik, zeitgenössische Luxuskritik und Mesotes-Lehre

Stephan Vigilius verschärft den bei Platina angelegten Gedanken der Luxuskritik und die Forderung nach maßvoller Beschränkung mit einer zeitkritischen Wendung, wie sie teilweise auch in anderen Texten der Zeit erkennbar ist. Ein Ausschnitt aus der Vorrede lautet:

> Dises kostlich bůchlin [...] hatt er auß beweglicher vrsach gründtlich vnd wol beschriben/ dann er zů seiner zeit schon den vberschwencklichen mißbrauch/ der gnaden/ gaben vnd gůtern Gottes/ auch den vnmeßlichen wollust/ des vnchristlichen schwelgenn/ fressenn vnd sauffen/ so inn Deütschen vnd Welschen landen gemain worden/ gsehen/ hierauß erregt vnd bewegt worden von dem rechten wollust zůschreiben/ Jsts aber zů seinen zeiten groß gwesen/ ists gwiß jetz noch grősser/ Sag mir einer/ wann ist ye/ *Ceteris paribus,* so grosser kost vnd luste bey reichen vnd armen durch die gemain hinweg/ auf essen vnd trincken/ gangen/ als yetzt her/ von seiner zeit an/ [...] vnd gienge hin bei denen/ die es zůbezalen hetten/ das sie sich jres lusts mit frewden in maß gebrauchten/ Es wils aber jederman hinach thon/ nichts behalten/ feyren/ můssig gon/ nichts arbeiten/ wol/ vberflüssig vnd scheinparlich leben/ thůt es gůt/ so wőlls Got/ es wer wol von nőten *Romanorum leges sumptuarias,* herfür zů ziehen/ vnd der welt ein *modum, legem,* vnd *finem* hierinn zů stellen/ eim jeden nach seim stat etc.

Vigilius verbindet hier also zeitgenössische Luxuskritik mit der Forderung nach einer maßvollen, dem eigenen Stand/Lebensstil angemessenen Lebensführung.

4.1.2 Religiöse Unterfütterung des Programms in einem christlichen Sinne

Mit einer zweiten Perspektivierung entfernt sich Vigilius noch stärker von Platina. Er unterfüttert nämlich die Darstellung mit einer religiösen Perspektive, und zwar auf vierfache Weise: Er zitiert Bibelstellen, er betont den Schöpfungscharakter der Natur und der essbaren Güter, er erwähnt seinen Autor mit *der gůte/ fromme/ gelerte man Platina,* die Sichtweise schlägt sich auch in der Terminologie nieder, so etwa wenn er vom *vnchristlichen schwelgenn/ fressenn vnd sauffen* (a2b) spricht. Es kommt hier also eine Perspektive ins Spiel, in der – negativ – Unmäßigkeit (*luxuria*) und Völlerei (*gula*) als eine Sünde betrachtet wird, in der – positiv – Nahrungs- und Heilmittel als gottgegebene Mittel der Gesunderhaltung und der frohen Lebensführung konzeptualisiert werden. Diese religiös-christliche Perspektive fehlt in der entsprechenden Vorrede bei Platina ganz, er zitiert dort nur antike Gewährsleute, Philosophen und Fachschriftsteller.[8]

4.1.3 Eine komprimierte eigene Ernährungslehre

In der Vorrede folgt dann eine gut drei Folioseiten lange eigene Ernährungslehre, die in komprimierter Weise zentrale diätetische Prinzipien formuliert. Sie ist thematisch in sieben Punkte untergliedert, die jeweils als Forderungen bzw. Ratschläge formuliert sind:

(1) *bonitas cibi*, Bekömmlichkeit, Zuträglichkeit;
(2) *mensura*, die Menge der aufgenommenen Speisen pro Mahlzeit;
(3) die Anpassung der Speisen an die eigene Natur und Komplexion;
(4) die Speisen sollen erfreuen; der Appetit als regulatives Prinzip;
(5) regelgerechte Abfolge der Speisen entsprechend diätetischen Prinzipien;
(6) zeitliche Bestimmungen für das Essen im Tages- und Jahreslauf nach diätetischen Prinzipien;
(7) diätetische Regulative für das Essen in unterschiedlichen Lebensaltern, in verschiedenen Lebensformen mit unterschiedlichen Bewegungsanteilen, nach Geschlecht.

In dieser Ernährungslehre nennt und zitiert Vigilius – neben Ovid und Platina selbst – insgesamt vier fachlich einschlägige Autoren: Galen, Hippocrates, Celsus und Avicenna. Er zitiert diese Autoren zum Teil mehrfach, an zwei Stellen sogar mit genauer Stellenangabe (Celsus, Avicenna). Es ist noch zu prüfen, ob Vigilius diese kompakte Ernährungslehre selbst zusammengestellt hat oder ob er sie aus einer der zu seiner Zeit verfügbaren Sekundärquellen übernommen und ggf. angepasst hat.

---

8 Eine solche christliche Perspektivierung hat Stephan Vigilius in sehr viel radikalerer Weise auch bei einer anderen Übersetzung angewendet, der Übersetzung des *Glücksbuchs* von Petrarca. Stellt das lateinische Original in Dialogform gerade die Zerrissenheit des Menschen zwischen Affekt und Vernunft dar, so entfernt bzw. reduziert Vigilius hier den Dialogpart der Affekte, die nur noch Stichwortgeber sind für die Moral, die aus dem Munde der Vernunft kommt. Franz-Josef Worstbrock hat in seiner sehr lesenswerten Studie (2006) gezeigt, dass Vigilius hier den Charakter des Werkes grundlegend verändert und dieses zu einem christlichen Moralhandbuch verkehrt hat.

4.2 *Übersetzungsprinzipien und Übersetzungleistung*

Das Übersetzen gehört zum humanistischen Programm, in das sich auch Stephan Vigilius einordnen lässt (seine Petrarca-Übersetzung von 1539 ist hierfür sicherlich das Hauptwerk, auch wenn es überlagert wird von den schon erwähnten christlich-religiösen Überarbeitungsprinzipien[9]). Schon im deutschen Frühhumanismus gab es eine Auseinandersetzung über die Übersetzungsprinzipien. Niklas von Wyle zum Beispiel vertrat einen wörtlichen, auch syntakisch eng am Original orientierten Übersetzungsstil, Heinrich Steinhöwel dagegen ein Verfahren, das sich stärker am Sinn, am Gemeinten orientierte. Vigilius ist ziemlich deutlich der sinnorientierten Übersetzungsweise zuzuordnen. Er gestattet sich Freiheiten (*ne ante famam comedamus; das wir nicht essen/ es hungere vns dann;* I.9), er nutzt idiomatische Formulierungen (*gulosus esse; ein schlecker sein,* I.11), er trifft terminologisch passende Entscheidungen (*alvum astringit; stopffet sie;* V.9), er bildet auch die lateinischen Partizipialkonstruktionen und den AcI nicht nach.

Das folgende kurze Textstück aus dem fünften Buch, das sprachlich allerdings nicht sehr komplex ist, veranschaulicht den insgesamt getreuen, in Einzelheiten aber auch freien und selbstständigen Umgang mit der Vorlage:

> <9.> *De Turture* – Vere turtur occultatur pennasque amittit. Loca sabulosa libenter frequentat, capitur rete, saginatur. In cibum sumpta alvum astringit, et ob hanc rem dysentericis datur. Aiunt turturem femellam amisso marito arborem viridem non attingere volatu. (V.9)
>
> Das neündte Capitel/ Von der Turteltauben.
>
> JM Lentze ist die Turteltaube verborgen/ verleürt jre federn/ ist gerenn bey sandigem boden/ wirt mit garn vnd netze gefangen/ vnd gemoͦstet/ So mans jsset/ stopffet sie/ darumb gibt mans den/ die die růr haben. Man sagt/ so dz weiblin/ jren man verleüret/ das sie vor laide auff kainen grůnen nast mer sitze. (V.9; *nast* ist nach DWb eine Nebenform zu *Ast*)

4.3 *Formen der Bearbeitung*

Vigilius hat seine Vorlage weitgehend getreu und vollständig übersetzt, gleichwohl gibt es auch Stellen, an denen Vigilius etwas ergänzt, ausgelassen oder verändert hat. Meistens lassen sich diese Formen der Bear-

---

9 Vgl. hierzu Worstbrock 2006 für Hinweise auf eine eigene, christlich-religiöse Umarbeitung des Texts.

beitung bestimmten Tendenzen und Bearbeitungsgrundsätzen zuordnen.

4.3.1 *Ergänzungen*

Vigilius hat an wenigen Stellen Ergänzungen zum Text vorgenommen. Es handelt sich dabei mehrheitlich um Ergänzungen für deutschsprachige Leser/innen, etwa Angaben zu deutschsprachigen Bezeichnungen. So heißt es zum Beispiel im Abschnitt II.9: *Etlich nennens auff Teütsch åschlôßlin/ etlich holtzôpffel*. Diese Passage hat kein Gegenstück im lateinischen Text, sie wurde offenbar ergänzt mit Blick auf eine deutschsprachige Zielgruppe. Demselben Muster folgt eine Ergänzung im Abschnitt II.10, der darüber hinaus auch noch einen Zusatz in der Überschrift enthält (die ergänzten Teile sind fett gekennzeichnet):

> Das X. Cap. Von den Cornis **der Welschen frucht**.
>
> LOrna nendt Virgilius Lapidosa/ das sie jnnen vil hôrts stainigs vnd bainigs/ von aussen wenig fleisch haben/ **etlich teütschen sie Dirlaß/ Corniol oder welsche Kirsche/ etlich hagenbutzen/** wirdt auch vnder dem stein obs erzelt geben wenig narung/ werden langsam verdewt/ machen ein hôrten bauch.

An einer anderen Stelle hat Vigilius eine Information aus dem Text in die Überschrift vorgezogen (*Patina de Linguis aut Lucanicis; Ein richte zů machen von* ***gesaltznen*** *zungen/ vnd schweinen würsten;* IV.20= IV.19). Solche Ergänzungen sind insgesamt aber nicht sehr zahlreich und beschränken sich im Wesentlichen auf weniger bedeutende Informationspositionen.

4.3.2 *Änderungen und Anpassungen*

Im Rahmen einer recht freien Übersetzungskonzeption ist der Begriff der Änderung natürlich problematisch. Ein Beispiel wie das folgende zeigt, dass bei einer sinnorientierten Übersetzungsweise Änderungen z. B. der syntaktischen Organisation durchaus angebracht sind:

> SEtz zů dem fewr (aber nicht nahend) ein mel von dem besten reise/ kochs mit zwů maß gaißmilch/ das der rauch nicht drein schlahe (VI.42; 37a.30)
>
> Farinam optimi risi cum duabus metretis lactis caprini in caccabo ad ignem ponito, procul flamma ne fumum concipiat. (VI.42)

Eine klarere Anpassungstendenz ist in solchen Fällen erkennbar, in denen Vigilius eine landestypische Spezialität mit ihrer regionalen Benennung wiedergeben muss. Ein Beispiel hierfür ist etwa *Lucanica* (eine bestimmte Art von Wurst), die von Vigilius mit dem deutschen Ausdruck *schibling* (42a.21f.) oder an anderer Stelle mit *genack wurst* (25a.2) wiedergegeben wird. Ein anderes Beispiel wäre *Tomacella*, bei Vigilius *gefüllte[r] Säusack* (42a.11). Auch diese Fälle sind insgesamt nicht sehr häufig.

4.3.3 *Auslassungen*

Die Auslassungen betreffen zum Beispiel sprachliche Ungewissheitsindikatoren: *Lupuli ... ego a colore lupino aut ab asperitate sic appellatos puto* IV.14; *LVpulus/ hopfen ... haben jren namen von der farbe oder scherpffe*; IV.13. Hier wurde das *puto* getilgt, das bei Platina sehr häufig den Vermutungscharakter der angeführten Bezeichnungsherkunft signalisiert. An einer anderen Stelle wird die katalanische Bezeichnung *Mirause* ausgelassen und mit dem ganz unspezifischen *Eyn ander gůt richt* (33b.37) wiedergegeben. Andere Beispiele beziehen sich auf eine getilgte Quellenkennzeichnung (27b.2) oder eine entfernte etymologische Passage (35a). Auch hier sind die Beispiele nicht häufig, diese Fälle sind insgesamt eher unspektakulär und lassen sich jedenfalls keiner erkennbaren Bearbeitungstendenz zuordnen.

Eine bestimmte Art von Auslassung ist demgegenüber von größerer Bedeutung, und zwar die getilgten Spuren der kulinarisch-diätetischen Diskussionen in Rom. In der lateinischen Fassung des Platina-Textes finden wir an mehreren Stellen Hinweise darauf, dass Platina auch Standpunkte aus fachlichen Gesprächen über Kulinarik und Diätetik im Rom der 1460er Jahre – Stichwort Römische Akademie – einbezieht. Stephan Vigilius hat diese Stellen mehrheitlich getilgt bzw. verändert. Es fehlen daher die Hinweise auf kontroverse Standpunkte, die damals offenbar diskutiert wurden. Es ist zu vermuten, dass Vigilius diese Passagen deshalb entfernt hat, weil er sie in Bezug auf eine deutsche Leserschaft für uninteressant hielt. Für die Geschichte der Kulinaristik sind diese Passagen natürlich keineswegs uninteressant, denn sie deuten darauf hin, dass es im Rom des Platina eine institutionalisierte gastrosophische Gesprächskultur gab.

4.4. *Das Repertoire der Darstellungsformen und Texttypen*

Wie bereits in Kap. 3.3 erwähnt, sind in der lateinischen Vorlage und auch in der deutschen Übersetzung mit dem zusätzlichen Vigilius-Vorwort drei Darstellungsformen vorzufinden, die unterschiedlichen Gebrauchstext-Traditionen entstammen: Der Kurztraktat und die Nahrungsmittelmonographie stammen aus der Regimen sanitatis-Tradition, das Kochrezept ist der Kochbuch-Tradition zuzuordnen. Eine Besonderheit im Platina-Text besteht darin, dass die Kochrezepte in einigen Fällen mit Textbausteinen angereichert wurden, die eigentlich der Regimen sanitatis-Tradition angehören.

4.4.1 Regimen sanitatis-Tradition I: Kurz-Traktat

Teile des eigenen Vigilius-Vorworts und die ersten Kapitel des ersten Buchs stellen eingelagerte Kurztraktate dar, deren Teile in systematischer Weise einzelne Aspekte des humoralen Systems bzw. der Gesundheitslehre behandeln, zu Beginn des ersten Buchs zum Beispiel sind dies Bestimmungen zu den *sex res non naturales*. Innerhalb der Teilkapitel zu einzelnen Systemstellen lassen sich wiederum Teilthemen identifizieren. So behandelt das Kapitel I.1 etwa die Systemstelle *aer* (Wahl des Wohnorts, klimatische Faktoren), innerhalb dieses Kapitels werden Teilthemen wie gesundheitsrelevante Faktoren des Wohnorts behandelt, z. B. die typischerweise herrschenden Winde, ggf. auch bestimmte Krankheiten, die an einzelnen Standorten drohen usw. Die beiden folgenden Textstücke sind Auszüge, welche die textuelle Form des Kurztraktats und seiner Bestandteile veranschaulichen:

> Das erst Capitel/ WAs für ein gelegen ort zů wonen/ zum lust erwőlen/ vnd sůchen sey.
>
> (...) Jnn dem Lentzen/ Winter vnnd Herbst/ wann es fein witteret/ magst du gesuntlich wol auff ebnen hohen orten/ oder an dem meer wonen/ allain daß dein wonung ferr stand von pfůtzen/ Såen/ warmen vnd schwefel brunnen/ vnd båder/ Es seind auch lerer/ die da schreibenn/ das der lufft/ der vonn grossen wassern oder meere her plase/ sonderlich von mittemtag seer vngesundt sey besonder an schweren orten/ das wir dann teglich mit dem sterben/ inn Welschen landen erfaren. Man soll sich auch vor grosser keltin verhieten/ besonder so der mitternacht wind Boreas wehet/ dann do her raicht erstarrung der glider/ krampff/ schaurung/ hůstung/ schnupffen/ grimmen/ augentrieffung/ hayserin/ der plattern kranckhait/vnd anderlay süchten/ die auß keltin entstondt/ Vnnd wie auß grosser hitze die dewung verhinderet/ der schlaff hingenommen/ das gemůt verdrossenn/ also auß grosser keltin/ werdenn alle sinne geschwecht/ auch alle natürliche vnnderhaltung des verstandes stumpff. (Buch I, 1a-1b)
>
> Das ander Capitel. Von der ůbung des leibs.
>
> FAulkait vnd verdrossenhait/ schwecht den leyb seer fast/ deßhalben/ soll man sich einer gezimblichen ůbung gebrauchenn/ dann dardurch wirdt das

> geblůt/ das durch můssigkait verderbt ist/ gerainiget vnd gebessert/ vnd die gelider gestercket/ das sie jr ampt dester baß verrichten künden/ Wirt auch der mage auß stetter bewegung erhitziget/ vnd speyß zů begeren erwecket/ Hilfft auch allen sinnen des menschens/ das gemůt wirdt geschwinder vnnd scherpffer zůgedencken/ verborgne vnd wunderbarliche hendel/ Die ůbung aber soll nicht geschehen vor der dewung/ auch nit mit fastendem oder hungerigem leibe/ man soll warten biß die erste dewung vergangen ist/ das kein rohe oder eytels/ mer des magens halben zů besorgen sey/ Das seind aber gůtte ůbung des leibs/ für den menschenn/ hin vnd herwider spaciern gehen/ handthierenn/ berglin auff vnd ab steigen/ bürdenen die nicht zů schwer seindt/ hin vnnd wider tragenn/ vnnd das dahaim/ Seyenn aber wir auff dem felde/ gerten/ oder dorffe/ sollen wir scharzen/ egen/ pflůgenn/ außkreütenn/ pflantzen/ peltzen/ schnaiten/ seen vnd dergleichen/ spilen des pals/ ist auch ein ůbung gilt aber mer lauffens vnd bewegens/ reyterey/ fechterey/ dergleichen/ wil sich aber nicht wolgezimmen/ Springen/ schiessen/ werffen/ ringen/ jagenn etc. stehet einem Erbarn manne nicht so gar vbel an/ ghat wol hin/ ... (Buch I, fol. 2a)

Die beiden Textbeispiele zeigen nicht nur die thematische Entfaltung einzelner Aspekte der Gesundheitslehre, sondern auch typische funktionale Textbausteine. Hierzu gehören z. B. (i) die Kennzeichnung des Quellenbezugs, wenn einzelne Auffassungen auf Autoritäten zurückgeführt werden sollen; (ii) Formen der vergleichenden Bewertung (z. B. von Bewegungsformen); (iii) die Koppelung von Handlungsweisen mit positiven oder negativen gesundheitlichen Konsequenzen; (iv) die Kennzeichnung von Begründungszusammenhängen (*deßhalben soll man ...*).

4.4.2 Regimen sanitatis-Tradition II: Nahrungsmittel-Monographien

Die systematische Darstellung der humoralen Eigenschaften bestimmter pflanzlicher, tierischer und mineralischer Heilmittel (*materia medica*) sowie der pflanzlichen und tierischen Nahrungsmittel hat in der Tradition der Regimina sanitatis ein eigenes Gewicht bekommen, teilweise haben sich entsprechende Sammlungen von Heil- bzw. Nahrungsmittelmonographien auch verselbstständigt und aus ihren ursprünglichen Zusammenhängen losgelöst. Ein wesentliches Strukturierungsprinzip solcher Monographien sind thematische Aspekte, die in mehr oder weniger stark schematisierter Abfolge vorkommen, und auch Formulierungsroutinen, die mehr oder weniger stark schematisiert sind. Ein typisches Beispiel für eine Nahrungsmittel-Monographie aus der Vigilius-Übersetzung ist der folgende Abschnitt aus dem siebten Buch (VII.14) über die Linsen:

Das XIIII. Capitel. Von den Linsen

DJe linsen werden eben so wol imm Lenzen als die erbiß geseet/ Linsen steet gern wo es dürren nicht faißten boden hat. Linsen seindt zwayerlay gattung/ runde vnd schwartz/ die anderen langelecht kalter vnd truckner natur/ Die runde erwaichet den leib/ meret dz schwartz geblůt/ wirt schwerlich verdewet/ gepürt den aussatz/ Bleet/ stecket/ seindt dem hirn vnd herzen schade/ verdunckelnd die augen vertreibt den můt zů weibern. Man mag sein schaden so fürkommen/ wirf hin die erste kochung/ inn die anderen thů essig vnd gewürtze/ wirdt auch nicht vngesundt sein gerstenmel inn hafen vnder die linsen thon/ das sie so vil mer neren. (Buch VII, fol. 39b)

Die einzelnen Informationspositionen, die in solchen Monographien behandelt werden, sind alle aus der pharmakologischen Literatur, den Kräuterbüchern usw. bekannt. Im Hinblick auf Pflanzen, die als Nahrungsmittel verwendet werden, gehören hierzu thematische Aspekte wie z. B. die Namen bzw. Bezeichnungen, typische Standorte, der Habitus, ggf. unterschiedliche Arten, Teile einer Pflanze und ihre Nutzung, das medizinische Wirkpotenzial sowie einzelne Indikationen für bestimmte Krankheiten bzw. Beschwerdebilder.

Soweit ich sehen kann, ist die Abfolge der Informationspositionen im Platina-Text nicht sehr weitreichend standardisiert. Dies ist bemerkenswert im Vergleich zu den Kräuterbüchern des frühen 16. Jahrhunderts, in denen ganz unterschiedliche Grade an Standardisierung und Schematisierung erkennbar sind. Im Kräuterbuch von Leonhard Fuchs zum Beispiel ist die Schematisierung der Informationspositionen einzelner Kräuter-Monographien sehr weit fortgeschritten.

Die unscheinbare Formulierung *Man mag sein schaden so fürkommen* leitet eine Informationsposition ein, die man als „Abwendung des Schadens" bezeichnen kann. Ein solches Informationsfeld ist auch ein regelmäßig wiederkehrender Bestandteil im sog. *Tacuinum sanitatis,* einem medizinisch-diätetischen Tabellenwerk, dessen Überlieferung bis ins 11. Jahrhundert zurückreicht und dessen lateinische Fassung 1531 erstmals gedruckt wurde; wenig später, im Jahr 1533, erschien auch eine deutsche Übersetzung von Michael Herr.[10] In vergleichbarer Weise signalisieren in unserem Beispiel die Jahreszeitenbezeichnung, die Bezeichnungen für Sekundärqualitäten oder Ausdrücke wie *gattung* und *stehen,* um welche Informationsposition es sich handelt.

Im Platina-Text gibt es auch Monographien, die keinerlei humoraldiätetische Informationen bieten, sondern allein Informationen aus der

10 Elkhadem 1990; 1993; Tacuin sanitatis 1531; Herr 1533.

Literatur und der Folklore (*fabulas*), zum Beispiel die Monographie zur Schwalbe. Für diese Abschnitte sind möglicherweise andere textuelle Traditionen bestimmend gewesen, z. B. die enzyklopädische Tradition.

4.4.3 *Kochrezepte*

Die sprachliche Struktur der Kochrezepte im engeren Sinn wirkt insgesamt unauffällig. Sowohl die syntaktische Organisation und das lexikalische Profil als auch Aspekte der Textorganisation bewegen sich im Rahmen dessen, was in Kochrezepten der Zeit üblich ist. Eine Ausnahme bilden, wie schon erwähnt, die medizinisch-diätetischen Kurzhinweise, die öfters am Ende der Rezepte eingefügt wurden und die sich so auch schon in der lateinischen Platina-Fassung finden.

Dieser erste Lektüreeindruck muss aber erst noch durch weiterführende Untersuchungen, die hier nicht geleistet werden können, geprüft werden. Dabei sollte zum einen die Textbasis des Vergleichs der Rezepte bei Platina und bei Vigilius erweitert werden, zum anderen sollte auch die sprachliche Gestalt der italienischen Rezepte des Maestro Martino, die Platina genutzt hat, mit einbezogen werden, zum dritten müssten die deutschen Rezepte der Vigilius-Übersetzung gründlicher und möglichst auch frequenzbasiert mit den Rezepten anderer deutschsprachiger Kochbücher der Zeit verglichen werden, z. B. der *Küchenmeisterei*-Drucke, des Staindl-Kochbuchs oder auch handschriftlicher Rezepte.

4.5 *Aspekte des Wortgebrauchsprofils*

Das Wortgebrauchsprofil der Vigiliusübersetzung kann man zunächst als einen Aspekt der Übersetzungsleistung und damit als Beitrag zur Charakterisierung dieses Textes betrachten. Man kann den Text aber auch als eine wertvolle Quelle für die Erschließung und die lexikalisch-lexikographische Dokumentation des frühneuhochdeutschen Wortschatzes nutzen, dies vor allem aus zwei Gründen. Zum einen bezieht sich die Übersetzung thematisch auf *zwei* Bereiche, die eng zusammenhängen und die bislang noch nicht gut dokumentiert sind: auf Kochkunst *und* Diätetik. Zum anderen erlaubt es die Textkonstellation, die Terminologie der deutschen Übersetzung mit dem Wortgebrauch des lateinischen Ausgangstextes abzugleichen (und ggf. auch mit der Terminologie der französischen Übersetzung, der italienischen Übersetzung und des italienischen Ausgangstexts für die Kochrezepte von Martino). Der zweite Gesichtspunkt ist insbesondere bei der Erschließung des Wortschatzes der Diätetik bzw. der Vier-Säfte-Lehre im weiteren Sinne von wesentlicher Bedeutung, da hier die deutschsprachige Terminologie vom fachlichen und terminologischen System vor allem der lateinischen Texte abhängig ist.

Wenn man vor diesem Hintergrund den Stand der historisch-lexikologischen bzw. der historisch-lexikographischen Forschungen zu Diätetik und Kochkunst kurz zusammenfassen wollte, müsste man sagen, dass der deutsche Wortschatz der Kochkunst und speziell der Kochbücher in seiner historischen Entwicklung bislang mittelmäßig erforscht und auch nur mittelprächtig dokumentiert ist. Wohl gibt es textbezogene Glossare, Einzeluntersuchungen, Ansätze zu einer fachlich orientierten historischen Lexikographie und natürlich auch wichtige Beschreibungen in den allgemeinen sprachhistorischen Wörterbüchern, deren Belegpraxis aber die Kochbücher in der Regel nicht auf breiter Grundlage dokumentieren kann. Von einer systematischen Erschließung und Dokumentation des Wortgebrauchs der Kochbücher sind wir noch ein gutes Stück entfernt.

Der deutsche Wortschatz der Vier-Säfte-Lehre und der Diätetik ist in seiner historischen Entwicklung insgesamt schlecht erforscht und unzureichend dokumentiert. Einzelne Verwendungsweisen von Wörtern wie *Natur, kalt* oder *Kurzweil* sind vielfach nicht als humoral geprägt beschrieben, der Systemcharakter der Humoralpathologie ist in Wortschatzbeschreibungen bislang nicht umgesetzt und auch die systematische Belegdokumentation vom 13. Jahrhundert bis in die Zeit des endgültigen Niedergangs der Vier-Säfte-Lehre im 18./19. Jahrhundert ist noch nicht geleistet. Dieser Befund steht im Gegensatz zur historischen Bedeutung der humoralen Denkform und auch zur Breite der textuellen Überlieferung über einen sehr langen Zeitraum. Vor diesem Hintergrund soll im Folgenden eine erste Charakteristik des Wortgebrauchsprofils der Vigilius-Übersetzung skizziert werden.

4.5.1 Medizinisch-humoraler Wortschatz in der Vigilius-Übersetzung

In der Vigilius-Übersetzung lässt sich medizinisch-humoraler Wortschatz in einiger Breite belegen und auf die Systemstellen der Vier-Säfte-Lehre beziehen, die eingangs umrissen wurden. Wenn man exemplarisch Textbausteine betrachtet, die der Charakterisierung der Komplexion eines Nahrungsmittels dienen, dann lassen sich typische Wortschatzsektoren bestimmen, die auf einzelne Teilaufgaben und entsprechende Systemstellen bezogen sind.

Pfeffer ist *warmer* vnd *truckner natur*/ Deßhalben *erwermet* er den *magen* vnd *leber*/ ... (16a)

Die *ardt* der Zimmetrinden/ ist *warm* vnd *trucken*/ *hilfft* der *dewung* ... (16a)

In solchen Textbausteinen finden wir zunächst Adjektive zur Bezeichnung von Primärqualitäten, hierzu gehören: *warm, hitzig, trucken, kalt, feucht*. Die humorale Komplexion selbst und Aspekte ihres Wirkpotenzials werden im Text mit Ausdrücken wie fnhd. *natur, art, tugend, kraft, wirklichkeit, temperatur, constitution* und *complexion* bezeichnet. Aber auch Bezeichnungen für Körperbestandteile (*magen, leber*) und Lebensvorgänge (*däuung*) gehören dazu. Man muss hierbei hervorheben, dass das semantische Wissen eng verknüpft ist mit der Frage, wie Körperteile und Lebensvorgänge im humoralen System konzipiert waren. Man kann also nicht ohne Weiteres davon ausgehen, dass das, was mit fnhd. *däuung* gemeint ist bzw. gemeint sein kann, mit dem modernen Begriff der Verdauung übereinstimmt (vgl. DWbN 6, 418f.).

Besonders reich ausgebaut ist der Wortschatzsektor für Sekundärqualitäten und für typische medizinisch-gesundheitliche Wirkungen einzelner Nahrungsmittel, die sich aus ihrer humoralen Natur ableiten lassen. Im folgenden Textbeispiel dienen die Ausdrücke *schaden, auflösen, härten* dieser Aufgabe:

So S. Johanns brodt noch new ist/ *schadt* es dem magen seer fast vnd *lôset* den bauch *auff*/ Die truckne aber seind *hårten* den bauch (15b)

Im lateinischen Text lesen wir an der Parallelstelle: *Quae, si recentes fuerint, stomachum laedunt, alvum solvunt. Eadem siccatae in contrarium agunt* (III.6). Die Unterscheidung der frischen und der trockenen bzw. getrockneten Variante wird im deutschen Text durch den Konnektor *aber* signalisiert, im deutschen Text wird das Gegenteil von *solvere* bzw. *auflösen* auch explizit mit einem Verb (*härten*) benannt, während man in der lateinischen Fassung wissen muss, welche medizinische Wirkung mit *in contrarium agunt* gemeint ist, was also die im Hinblick auf *alvum solvere* gegensätzliche Wirkung ist. Schon eine exemplarische Zusammenstellung von Bezeichnungen für Sekundärqualitäten, die sich auf wenigen Seiten finden (15a–17a), zeigt die Reichhaltigkeit dieses Wortschatzsektors. Bemerkenswert ist darüber hinaus, dass wir es hierbei nicht nur mit Verben zu tun haben, sondern auch mit Mehrwort-Lexemen und mit Konstruktionsmustern mit einem offenen Slot (unten mit *X* bezeichnet), deren Belegungsspektrum unterschiedlich eng (*löschen*) oder weit (*bringen*) sein kann.

anzünden (*Unkeuschheit* 17a) – *aufblähen* X (15a) – *auflösen* X (15b) – *auftrücknen* (16a) – *auslöschen* X (15a) – *blähen* (15a) – *bringen* X (15a) – *erwecken* X (15a) *erweichen* (*den Bauch;* 17a) – *gesund sein* X (16a) – gift sein X (14b) – *gut sein wider* X (14b) – *härten* (*den Bauch;* 15b) – *heilen* X (15a) – *hinnehmen* X (15a) – *Kraft haben wider* X (16a) – *lindern* X (17a) – *löschen* (*Durst,* 15a) – *lust bringen zu essen* (15a) – *machen* X (15a) – *nähren* (15b) – *Nahrung geben* (15a) – *reinigen* X (15a), – *schad sein* X (14b) – *schaden* X (15b) – *schädlich sein* X (14b) – *stellen* X (15b) – *ungesund sein* X (14b) – *unkeusch machen* (15a) – *Unlust hinwegnehmen* (15a) – *vertreiben* X (15b)

In den Textteilen, in denen die *res non naturales* abgehandelt werden, ist das Wortschatzprofil offener. Betrachten wir hierfür zunächst eine Textstelle aus dem Abschnitt zur Systemstelle *aer* (Wahl des Wohnorts, Klima im weitesten Sinne):

> Man soll sich auch vor *grosser keltin verhieten*/ besonder so der *mitternacht wind Boreas* wehet/ dann do her raicht *erstarrung der glider*/ *krampff*/ *schaurung*/ *hůstung*/ *schnupffen*/ *grimmen*/ *augentrieffung*/ *hayserin*/ *der plattern kranckhait*/ vnd anderlay *süchten*/ die auß *keltin* entstondt/ Vnnd wie auß *grosser hitze* die *dewung verhinderet*/ der *schlaff hingenommen*/ das *gemůt verdrossenn*/ also auß *grosser keltin*/ werdenn alle *sinne geschwecht*/ auch alle *natürliche vnnderhaltung des verstandes stumpff*. (1b)

Alle im Beispiel kursiv gesetzten Ausdrücke dienen in der einen oder anderen Weise der Thematisierung gesundheitsrelevanter Faktoren des Wohnorts und der damit verbundenen klimatischen Aspekte. Eine erste Gruppe sind Bezeichnungen für Örter und für örtliche Lagen, z. B. *Ort*, *auf der Höhe* oder *Meer*. Bezeichnungen für gesundheitsrelevante Faktoren der Lage sind z. B. *Kelte, Mitternachtwind* und *Boreas*. Sodann ist eine Gruppe von Bezeichnungen für positive (*erkiesen, erwölen, suchen*) und negative (*verhieten*) Wahlhandlungen im Bereich gesundheitsrelevanter Entscheidungsdimensionen erkennbar. Eine wesentliche und gut ausgebaute Wortschatzkomponente sind auch in diesem Bereich die Bezeichnungen für allgemeine gesundheitliche Wirkungen (*böse, ungesund; heilsam;* nicht im Textbeispiel) und für spezifische Konsequenzen der Wahl eines Wohnorts. Hierzu gehören insbesondere zahlreiche Krankheitsbezeichnungen wie z. B. *Krampf, Hustung, Augentriefung, Heisere*.

Eine weitere Systemstelle, die exemplarisch mit ihren Reflexen im Wortgebrauch vorgestellt werden soll, sind Auffassungen eines Ausgleichs, einer Balance im Rahmen der Körperfunktionen und des gesundheitsbezogenen Handelns. Diese Denkweise ist eng mit der Mesotes-Lehre, der Lehre von einem heilsamen Mittelweg, verbunden. Betrachtet man Ausdrücke bzw. Formulierungsmuster wie *das mittel treffen, maß halten, mit masse, nicht zuviel, überladen, überflüssig, temperiert,* dann sieht man, dass sich einige davon auf einen idealen Balancezustand bzw. dahin führende Handlungen beziehen, andere Ausdrücke (in spezifischen Verwendungsweisen) bezeichnen dagegen Arten der Abweichung von diesem idealen Zustand (z. B. *überflüssig*).

Der Bezug zur Vier-Säfte-Lehre ist bei manchen Wortschatzsektoren (z. B. bei den Bezeichnungen unterschiedlicher Winde, Himmelsrichtungen etc.) zum Teil weniger eng als bei den Verwendungsweisen, deren Erklärung direkt auf eine Systemstelle der Diätetik zu beziehen ist. Gleichwohl kann man sagen, dass auch diese sprachlichen Mittel und die entsprechenden Verwendungsweisen thematisch benötigt werden für die Behandlung medizinisch-diätetischer Aspekte im Rahmen von Texten. Die Lage ist also vergleichbar mit der Beurteilung von Rechtswörtern im engeren Sinne und von rechtsrelevanten Wörtern im weiteren Sinne, wie sie der Freiherr von Künßberg für das Deutsche Rechtswörterbuch vorgeschlagen hat und wie ich sie im Rahmen der Diskussion um Aspekte der thematischen, fachlichen und sachlichen Prägung in einer früheren Arbeit diskutiert habe (Gloning 2003, 44–50).

Quer zu dieser thematisch orientierten Prägung des Wortschatzes und den Fragen nach den spezifisch humoral-diätetischen Verwendungsweisen im engeren und im erweiterten Sinne lassen sich im Hinblick auf die genannten und weitere Wortschatzsektoren natürlich auch traditionelle lexikologische Fragestellungen verfolgen, zum Beispiel die Frage, inwiefern Formen der Wortbildung (*Augentriefung*), der Entlehnung (*evakuieren*), der Bedeutungsentwicklung (*blöd* ‚menstruierend', 6b.34), der phraseologisch-idiomatischen Prägung (*Durst löschen*) zum Ausbau dieses lexikalischen Bereichs und der Bewältigung der entsprechenden kommunikativen Aufgaben beigetragen haben.

Eine eigene Fragestellung ist auch die, wie humoral geprägte Verwendungsweisen in den allgemeinen und speziellen sprachhistorischen Wörterbüchern bisher beschrieben und dokumentiert wurden und wie sie in Zukunft vielleicht spezifischer beschrieben werden könnten. Ich möchte als Ausgangspunkt drei Beispiele für die Beschreibung von Verwendungsweisen aus Wörterbucheinträgen besprechen, jeweils ein Beispiel aus dem *Frühneuhochdeutschen Wörterbuch*, aus dem *Middle English Dictionary* und aus dem *Diccionario Español de textos médicos antiguos*:

Betrachten wir hierfür zunächst die oben schon zitierte Passage mit dem Gebrauch des Ausdrucks *Art* in einem spezifisch humoralen Sinn:

> Die *ardt* der Zimmetrinden/ ist *warm* vnd *trucken*/ *hilfft* der *dewung* ... (16a.28; III.10)

Die lateinische Textpassage, die das Gegenstück dazu darstellt, weist an dieser Stelle den Ausdruck *natura* auf:

> *Cinnamomi natura calida est et sicca, concoctionem facit* ... (III.10)

Der Textzusammenhang bei der humoralen Charakterisierung und auch das lateinische Gegenstück im Paralleltext machen deutlich, dass *Art* hier in einem spezifisch humoralen Sinn verwendet wird. Im *Frühneuhochdeutschen Wörterbuch* (Bd. 2, 179ff.) kommt für diesen Gebrauch am ehesten die Bedeutungsposition 12 infrage:

> 12. ›Eigenheit, Beschaffenheit, Wesen, Qualität, Art, Charakter, Natur, Naturanlage (von natürlichen, sozialen, religiösen Bezugsgegenständen gesagt)‹; vereinzelt: ›spezifische Verhaltensweise (von Menschen oder Tieren)‹; teilweise emphatisch für anerkannte Qualität, Eigenschaft verwendet; offen zu 13 und 14. (FnhdWb II, 184)

In der Beschreibung dieser Bedeutungsposition ist kein direkter Bezug zur Vier-Säfte-Lehre verankert, aber ein klarer Beleg aus Konrad von Megenberg, der hier subsumiert ist, macht deutlich, dass die humorale Verwendungsweise bei dieser Bedeutungsposition einzuordnen ist. Weitere Belege, die unter dieser Lesart eingeordnet wurden, sind womöglich ebenfalls in einem humoralen Sinn zu deuten. Der Beleg aus Konrads Naturbuch lautet:

> Pfeiffer, K. v. Megenberg. B. d. Nat. 385, 24 (oobd., 1349/50): *daz kraut ist an der art kalt und fäuht.* (FnhdWb II, 186)

Betrachten wir im Vergleich dazu einen Eintrag zu einer humoral relevanten Verwendungsweise im *Middle English Dictionary*, nämlich jenen zur humoralen Verwendungsweise des Adjektivs *cold* (Nr. 7 im Artikel).[11]

> 7.
> *Phys., physiol.,* etc. Dominated by ‚cold' quality, [‚Cold' is one of four primary qualities attributed to all matter and to all organisms. ‚Cold' dominates, or is dominated by, ‚hot' quality, its opposite. As a dominant active quality it is said to occur along with dominant ‚dry' or ‚moist' (passive) quality. All things are classified with reference to dominant qualities.] (...)
>
> Dominant ‚cold' quality is attributed (a) to the ‚elements' earth and water; (b) to the seasons of autumn and winter; (c) to certain planets and signs of the zodiac as influencing living things; (d) to the ‚complexion' or ‚temperament' of man and beast; (e) to the ‚humors' phlegm and black bile; (f) to certain parts of the body; (g) to certain diseases or their symptoms; (h) to certain herbs and medicaments as producing ‚cold' quality in the organism.

---

11 http://quod.lib.umich.edu/cgi/m/mec/med-idx?type=id&id=MED8370 (12-07-2014).

Im *Middle English Dictionary* wird die humorale Verwendungsweise einerseits extra ausgezeichnet und mit einer eigenen Bedeutungsposition bedacht, allerdings ist der Bezug zur humoralen Theorie im semantischen Kommentar nicht explizit genannt und beschrieben, der Leser muss auch hier von Ausdrücken wie „primary qualities“ auf das entsprechende Wissenssystem schließen, das nicht ausdrücklich als Bezugssystem genannt ist. Im MED wird auch das Gebrauchs- und Anwendungsspektrum des Ausdrucks *cold* in der humoralen Verwendungsweise im Rahmen der einschlägigen medizinisch-diätetischen Texte mit einer eigenen Typologie explizit gemacht (*is attributed to*), die zugeordneten Belege veranschaulichen diese Angaben näher.

Auch im *Diccionario Español de textos médicos antiguos* ist der spezifische Bezug zur Vier-Säfte-Lehre bei der Beschreibung von Verwendungsweisen eher vorausgesetzt, so etwa im Artikel *caliente* (I, 250f.), wo es unter der Verwendungsweise 2 heißt: „Se aplica a todo lo que posee el calor como cualidad predominante“. In diesem Wörterbuch ist es besonders die Reichhaltigkeit der medizinisch-diätetischen Belege, die es den LeserInnen erlaubt, die jeweilige humorale Verwendungsweise in ihren textuellen Zusammenhängen nachzuvollziehen. Man kann annehmen, dass die fachlich und medizingeschichtlich vorgebildeten NutzerInnen dieses Wörterbuchs mit den knappen Signalen in den Bedeutungsbeschreibungen zusammen mit den zahlreichen Belegen gut klar kommen. Für andere Zielgruppen, für medizingeschichtlich interessierte Laien oder auch für Studierende, könnte man sich expliziter formulierte und ausführlicher gehaltenere Beschreibungen nach dem Muster des MED vorstellen.

Im Hinblick auf ein Ausgabenglossar zu einer Edition der deutschen Platina-Übersetzung ließen sich – im Anschluss an diese Überlegungen – unterschiedliche Arten von Artikel-Strukturen denken. Die Grundeinheit eines Eintrags wäre jeweils ein Grundgerüst aus Stichwort, Charakterisierung einer oder mehrerer Verwendungsweisen und einer oder mehrerer darauf bezogenen Belegstellenangabe(n). Dieses Grundgerüst ließe sich erweitern, z. B. durch Angaben zur bisherigen lexikographischen Buchung, durch explizite Markierungen der Zuordnung zu Wortschatzsektoren oder auch durch die Ergänzung von Stellenangaben durch Zitate. Die folgenden Beispiele sollen diese Eintragstypen mit ihrer jeweils unterschiedlichen Kombination von Artikelbestandteilen veranschaulichen:

Kurzweil – Formen des Scherzens, der frohen Unterhaltung, u. a. im Rahmen der arbeitsfreien Zeit; im System der Säftelehre als ein Faktor im Bereich der *sex res non naturales*, der die Gesundheit und die Gesundheitsförderung beeinflussen kann. – 1542 Platina 2a; [...]

Regiment – (Gesamtheit der) Aspekte der Lebensführung und der Ernährung, die im System der Säftelehre für die Gesundheit relevant sind. – 1542 Platina a4a (...) *fragt er den kranckenn/ was hast du dein tag für ein regiment gehalten?*

feucht – Im System der Säftelehre eine der vier Elementarqualitäten in der Kontrastdimension humoral feucht / humoral trocken. – HUM_ELQ[12] – [Belege]

Art – Humoral bestimmte Komplexion eines Gegenstandes, die sich aus seiner Zusammensetzung und aus der entsprechenden Prägung durch Elementarqualitäten ergibt. – Vgl. FnhdWb II 184ff, Vw. 12 (mit Beleg aus Megenberg, 1349/50). – 1542 Platina 16a *Die ardt der Zimmetrinden/ ist warm vnd trucken/ hilfft der dewung* (16a)

In der oben zitierten Passage zur Systemstelle *aer* (Wohnort, Klima) kam auch der Ausdruck *augentriefung* (fol. 1b) für ein Beschwerdebild vor, das eine besondere Gefahr von solchen Wohnorten darstellt, die kalte Umgebungstemperaturen aufweisen. Das Wort *Augentriefung* ist im *Frühneuhochdeutschen Wörterbuch* belegt, allerdings nur mit einem Nachweis aus dem Wörterbuch des Dasypodius von 1536 (FnhdWb II 862 s. v. *augentriefen*). Der Verweiseintrag ‚augentriefung, s. auge 1' in Spalte 862 führt dagegen nur zu verwandten Belegen, die aber nicht den Ausdruck *augentriefung* enthalten.

Dies ist ein Indikator, dass die Platina-Übersetzung und verwandte Texte ggf. wertvolle Belege für themenspezifische medizinisch-diätetische Wörter und Verwendungsweisen bieten, die bislang nur spärlich oder nur aus nicht-medizinischen Quellen dokumeniert sind. Wertvoll ist dabei auch die lateinisch-deutsche Parallel-Konstruktion, die es erlaubt, frühneuhochdeutsche Ausdrücke wie *augentriefung* mit ihren lateinischen Gegenstücken im Paralleltext wie *lippitudo* in Beziehung zu setzen.

---

12 Diese Markierung ordnet die Verwendungsweise dem Bereich der Humoralpathologie und der humoralen Systemstelle der Elementarqualitäten zu. Man kann sich andere Markierungsverfahren denken, die sich an den Prinzipien des Aufbaus von Thesauri bzw. von computerverarbeitbaren Ontologien orientieren.

4.5.2 *Kulinarischer und rezeptbezogener Wortschatz*

Die Vigilius-Übersetzung ist zum einen eine wertvolle Ressource für den kulinarischen Wortschatz, also für Wörter und Verwendungsweisen, die in spezifischer Weise mit den Erfordernissen des Kochens zusammenhängen, wie sie in Kochrezepten formuliert werden. Sie ist zum anderen aber auch ein Dokument für rezeptspezifischen Wortschatz, für sprachliche Mittel also, die insbesondere dazu gebraucht werden können, kommunikative Aufgaben im Rahmen von Rezepten zu realisieren. Zum rezeptspezifischen Wortschatz gehören weite Teile des kulinarischen Wortschatzes, hinzu kommen aber noch funktionale Wörter und Verwendungsweisen, die zum Beispiel dazu dienen, zeitliche Verhältnisse zu bestimmen, Mengen zu spezifizieren oder etwas als Alternative zu kennzeichnen.

Zum rezeptspezifischen Wortschatz der Vigilius-Übersetzung gehören zum Beispiel folgende Bezeichnungskategorien:

- Bezeichnungen für Produkte und Zutaten: z. B. *Agrest, Kalbskopf, Krametvogel, Mandel, Pommerantzensaft, Rebhuhn* usw.
- Bezeichnungen für Geräte und Küchenhilfsmittel: z. B. *Bratspieß, leinen Sack, Messerrücken, Rost, Schüssel, Teller* usw.
- Bezeichnungen für Arbeitsschritte (beim Kochen oder bei der Vorbereitung von Zutaten): z. B. *beropfen, bläuen, bräglen, braten, sieden, spicken, zerteilen* usw.
- Bezeichnungen für Maßeinheiten und Mengen: z. B. *ein wenig, haupt, viertail, zwen* usw.

Die Kategorien und die Zuordnung von Wörtern bzw. Verwendungsweisen sollen mit diesen Beispielen nur angedeutet werden. Eine ausführliche Typologie der rezeptspezifischen Kategorien in der Platina-Übersetzung und eine umfassendere Zuordnung der einzelnen Verwendungsweisen mit den entsprechenden Belegstellen sind Aufgabe für eine eigene Arbeit, in der dann auch der Abgleich mit den sprachhistorischen Referenzwerken geleistet werden soll (vor allem FnhdWb, DWb, DWbN).

Neben den sprachlichen Mitteln der Kochkunst, die in besonderer Weise an Rezepte und die damit gekoppelten kommunikativen Aufgaben gebunden sind, finden sich in der Platina-Übersetzung auch Ausdrücke, deren Verwendung dazu dient, Aspekte der zeitgenössischen Genusskultur zu charakterisieren und kritisch zu bewerten. Hierzu gehören u. a.: *Schleckerbißlin, Schlecker, schleckerhaftig, Bißlin* oder auch *Fresser* und

Trinker. Ausdrücke wie *Schlecker* oder *Trinker* dienen dazu, Personen mit bestimmten Ernährungs- bzw. Trinkgewohnheiten zu charakterisieren. Ausdrücke wie *Schleckerbißlin, Schlecker, schleckerhaftig* dienen dazu, eine besondere Orientierung an kulinarischem Luxus eines Gerichts oder eine überzeitliche persönliche Einstellung, die auf kulinarische Besonderheiten gerichtet ist, zu signalisieren. Man kann annehmen, dass jemand, der einen Ausdruck wie *Schlecker* oder darauf bezogene Wortbildungen gebraucht, eine eher kritische Einstellung zum entsprechenden Essverhalten zum Ausdruck bringen will. Insofern ist es eine wichtige Aufgabe zu dokumentieren, welche lexikalischen Mittel im Platina-Text und in der Platina-Übersetzung mit Aspekten der kulturkritischen Diagnose verbunden sind.

In einer Passage der Platina-Übersetzung wird auch das Wort *Erdapfel* gebraucht. Sie kann als Parallelstelle dienen für die Frage, was mit der Verwendung von *Erdapfel* im Kochbuch des Marx Rumpolt (1581) gemeint ist. Der Hintergrund: Ende des 16. Jahrhunderts wurden erstmals kulinarische Versuche mit Kartoffeln angestellt. Im Hinblick auf die textuelle Überlieferung ist es eine dornige Frage, wie man Textstellen bei Rumpolt (1581) oder auch bei Lancelot de Casteau (1604) zu verstehen hat, die sich möglicherweise auf Kartoffeln, vielleicht aber auch auf Trüffeln, auf Süßkartoffeln oder Pflanzen aus der Familie der Cucurbitaceen beziehen. Man hat insbesondere eine Textstelle aus dem Kochbuch von Rumpolt 1581, wo der Ausdruck *Erdapfel* gebraucht wird, als Beleg für eine frühe Nutzung von Kartoffeln herangezogen, dabei stand der moderne dialektale Gebrauch des Worts offenbar im Hintergrund. In der Platina-Übersetzung des Vigilius wird der Ausdruck *Erdapfel* aber ganz klar für ein Produkt aus der Familie der Cucurbitaceen verwendet, das macht die textuelle Umgebung deutlich. Auch die Wörterbuchbelege stützen ein solches Verständnis, dass bei Rumpolt keine Kartoffeln gemeint sind.

Im Hinblick auf den kulinarischen bzw. den rezeptspezifischen Wortschatz spielt die Sprachkonstellation Deutsch-Lateinisch eine andere Rolle als beim diätetisch-medizinischen Wortschatz. Während im Bereich der Medizin und der Diätetik der Aufbau der deutschen Terminologie sehr stark durch die Orientierung am Lateinischen geprägt ist, ist der kulinarische Wortschatz der Rezepte nicht wesentlich von fremdsprachigen Vorlagen beeinflusst. In Bezug auf die Platina-Übersetzung stellt sich in diesem Zusammenhang aber die Frage, mit welchen deutschsprachigen Mitteln Vigilius die einzelnen lateinischen Elemente übersetzt hat.

Dieser Aspekt ist dann besonders brisant, wenn die Platina-Rezepte (und auch die Martino-Rezepte, die Platina verwendet hat) Nahrungsmittel erwähnen, die teilweise für den italienischen bzw. mediterranen Kulturkreis typisch und spezifisch sind. So hat Vigilius die regionale Bezeichnung *Tomacella* für eine Wurstart (*Tomacella* [App.: *tomacula*] *haec vulgus appellat;* VI.21) mit *gefülte[r] Säusack* (42a.11) übersetzt. In vergleichbarer Weise übersetzt er den Ausdruck für eine andere Wurstsorte, *Lucanica* (VI.23), mit *schibling* (42a.21f.; vgl. DWb 15, 1821 Vw. 1). Die Bezeichnung für diese Wurstsorte wird an anderer Stelle (IV.20 *Idem fiet de lucanicis maioribus*) mit *genack wurst* übersetzt (*deß soll man auch mit den genack würsten thůn*, 25a.29). Es ist also hier eine Strategie erkennbar, Bezeichnungen für fremde kulinarische Gegenstände mit den Bezeichnungen für die nächstliegenden einheimischen Gegenstücke zu übersetzen.

Ein weiteres interessantes Beispiel ist der Umgang mit dem Mirrauste-Rezept (VI.13 *Mirause Catellonicum*). Dieses Rezept findet sich u. a. im katalanischen *Libre de Sent Soví*, im süditalienischen *Cuoco Napoletano* (*Mirausto alla catalana;* Scully 2000, Nr. 37) und auch in der Rezeptsammlung des Maestro Martino, auf die Platina sich gestützt hat. In der deutschen Übersetzung wird in der Rezeptüberschrift eine ganz allgemeine, unspezifische Kennzeichnung gewählt. Der katalanische Ursprung der Zubereitungsweise wird dann wie im Platina-Text zu Beginn des Rezepts erläutert, es fehlt im deutschen Text allerdings der Hinweis auf die originale Bezeichnung (*quod mirrause illi vocant*):

> Das dreyzehendt Capitel/ Eyn ander gůt richt zůmachen.
>
> CAtellani/ seindt vǒlcker/ essen gar gern gůte bißlin/ den Walhen nit vnenlich/ machen ein gůt essen also/ Sie nemen Capaunen/ hůner oder jung tauben waidens wol auß/ vnd waschen sie fein/ steckens an ein bratspyß/ wendens bey dem feür vmb/ biß sie halb gebratten werden/ Nachmals nemens sie herab/ zerschneidens fein klain/ thond sie inn ein hafen/ braten Mandel inn ainer haissen åschen/ zerstossens fein geseübert/ thond daran brosen brot/ mischen es mit essig vnnd brů an einander siben es durch/ Thůnd diß alles nachmal inn ein hafen zůsamen/ sprengen Rǒrlen/ Jmber/ vnd vil Zucker dran/ lassen es sieden/ weit von dem fewr/ solang biß es gar hat/ růrens stets vmb/ das nicht anbrinn/ Jst seer guot/ habs offt gessen/ Neeret wol wǒrmet die leber vnd nieren/ macht faist. (33b.37ff. = VI.13)

Auch das zehnte Kapitel, das den Fischen gewidmet ist, bietet interessante Beispiele für den übersetzerischen Umgang mit einem mediterran geprägten Ausgangstext. Schon Platina klagt im lateinischen Text (X.1) über die *confusa nomina* der Fische, eine Klage, die ihre Entsprechung im Topos von der *confusio nominum* in den Kräuterbüchern des 16. Jahrhunderts hat. Vigilius nutzt unterschiedliche Strategien, mit den Fischbezeichnungen umzugehen. In einigen Fällen gibt es ein deutsches Übersetzungsäquivalent, das er nutzen kann (*De Mullo; Vom Barmen;* X.3). In anderen Fällen quasi-zitiert er die fremdsprachige Form in einer Konstruktion des Typs *X genannt* (*De Thynno; Das ander Capitel. Von dem Visch Thynno genandt;* X.2). Schließlich nutzt er das gerade erwähnte Muster *X genannt* auch in Verbindung mit Hinweisen zur übergeordneten Kategorie des Fisches (*außgenommen den stockvisch vnd Meervisch/ Latia genandt;* 57a.19; *Von dem Meerfisch Sepia genandt;* 58a.15f.). Das Kapitel X.11 (*De Locustis*) übersetzt Vigilius mit: *Das aylfft Capitel/ Von den Meerfischenn die do sehen wie die heüwschrecken/ Locuste genandt* (58b.16ff.). Er kombiniert in diesem Fall also das Muster *X genannt* mit einem Überbegriff (*Meerfisch*) und einem Vergleich mit Heuschrecken, der dazu dient, die äußere Erscheinung zu charakterisieren.

4.5.3 Einige weitere Wortschatz-Perspektiven

Die bisherigen Untersuchungsaspekte und Beispiele stellen eine Auswahl dar. Weitere Gesichtspunkte, die im Zusammenhang mit einer Textausgabe behandelt werden sollen, lassen sich u. a. mit folgenden Fragen formulieren:

- (i) Welche Rolle spielt die regionale Prägung des Wortgebrauchs in der Vigilius-Übersetzung?
- (ii) Welche Rolle spielen Wortbildungsmittel und Wortbildungsverfahren für die Übersetzung und für die Terminologie?
- (iii) Welche Rolle spielen fremdsprachige Elemente in der Übersetzung? Sind sie etabliert? Sind sie ad hoc gebildet? Inwiefern sind sie von der Vorlage bedingt? Wie sind sie in eine Geschichte fremdsprachiger Einflüsse im Deutschen zu verorten?
- (iv) Wie lassen sich einzelne Wortschatzsektoren intern systematisieren, z. B. der Bereich der Bezeichnungen für Nahrungsmittel oder Zubereitungsweisen oder das Repertoire der lexikalischen Mittel zur Realisierung von Quellenkennzeichnungen (*Plinius schreibet ...*)?
- (v) Nach welchen Prinzipien müsste oder könnte man ein Ausgabenglossar zur Vigilius-Übersetzung einrichten, in dem die unterschiedlichen Vorgaben des medizinisch-diätetischen, des kulinarischen, des funktionalen usw. Wortschatzes gebührend berücksichtigt sind?

5. Zusammenfassung und Ausblick

Gegenstand des vorliegenden Beitrags ist der Zusammenhang zwischen humoral geprägter Diätetik und Kochkunst am Beispiel der Platina-Übersetzung, die Stephan Vigilius 1542 publiziert hat. Im vorliegenden Beitrag wurde zunächst Platinas Werk *De honesta voluptate et valetudine* (1475ff.) kurz und dann die Vigilius-Übersetzung von 1542 mit ihren Ergänzungen etwas ausführlicher charakterisiert. Im Vordergrund standen dabei die medizinisch-diätetische sowie die kulinarische Prägung der beiden Texte und die Frage, mit welchen Darstellungsformen (Kurztraktat, Monographie, Rezept) die Teilthemen behandelt werden. Darüber hinaus wurden ausgewählte Aspekte des Wortschatzprofils der medizinisch-diätetischen sowie der kulinarischen Textteile charakterisiert.

Eine Textausgabe der Vigilius-Übersetzung ist in Vorbereitung. In diesem Rahmen sollen auch die Untersuchungen zur sprachlichen Gestalt, zu Textorganisation und Textgeschichte sowie zu den Übersetzungsprinzipien fortgeführt werden.

Zitierte und weiterführende Literatur

Adamson, Melitta Weiss (1995): Medieval dietetics. Food and drink in „Regimen sanitatis“ literature from 800 to 1400. Frankfurt am Main u. a.: Lang (German Studies in Canada. 5).

Baader, Gerhard (1974): Die Entwicklung der medizinischen Fachsprache im hohen und späten Mittelalter. In: Gundolf Keil / Peter Assion (Hrsg.): Fachprosaforschung. Acht Vorträge zur mittelalterlichen Artesliteratur. Berlin: Schmidt, S. 88–123.

Baader, Gerhard / Keil, Gundolf (Hrsg.) (1982): Medizin im mittelalterlichen Abendland. Darmstadt: Wissenschaftliche Buchgesellschaft (Wege der Forschung. 363).

Benporat, Claudio (1990): Storia della gastronomia italiana. Milano: Mursia.

Benporat, Claudio (1996a): Cucina italiana del Quattrocento. Firenze: Olschki (Biblioteca dell'Archivum Romanicum. Serie I, 272).

Benporat, Claudio (1996b): De honesta voluptate et valetudine di Bartolomeo Sacchi detto Platina. Un ricettario o un trattato di dietetica? In: Appunti di gastronomia 21, S. 8ff.

Bergdolt, Klaus / Keil, Gundolf (2003): Humoralpathologie. In: Lexikon des Mittelalters. Hrsg. von Robert Auty u. a. Studienausgabe. 2. Aufl. München: dtv, Bd. V, Sp. 211–213.

Bertoluzza, Aldo (1993): Libro di cucina del Maestro Martino de Rossi. Cucina tardomedioevale in uso alle corti degli Sforza, dei Visconti e nel Principato Vescovile di Trento. Trento: U. C. T.

Böhme, Gernot / Böhme, Hartmut (1996): Feuer, Wasser, Erde, Luft. Eine Kulturgeschichte der Elemente. München: Beck (Kulturgeschichte der Natur in Einzeldarstellungen).

Bunsmann-Hopf, Sabine (2003): Zur Sprache in Kochbüchern des späten Mittelalters und der frühen Neuzeit. Ein fachkundliches Wörterbuch. Würzburg: Königshausen & Neumann (Würzburger medizinhistorische Forschungen 80).

Campana, Augusto / Medioli Masotti, Paola (Hrsg.) (1986): Bartolomeo Sacchi il Platina (Piadena 1421 – Roma 1481). Atti del Convegno Internazionale di Studi per il V Cententario (Cremona, 14 – 15 nov. 1981). Padua: Ed. Antenore (Medioevo e umanesimo. 62).

Deutsches Wörterbuch von Jacob und Wilhelm Grimm (1983ff.). Neubearbeitung, hrsg. von der Akademie der Wissenschaften der DDR in Zusammenarbeit mit der Akademie der Wissenschaften zu Göttingen. Leipzig: Hirzel. [= DWbN]

Diccionario español de textos médicos antiguos (1996). Bajo la dirección de M.a Teresa Herrera. Vol. I–II. Madrid: Arco Libros.

Eckart, Wolfgang U. (2009): Geschichte der Medizin. Fakten, Konzepte, Haltungen. 6., völlig neu bearb. Auflage. Heidelberg: Springer.

Ehlert, Trude (2000): Handschriftliche Vorläufer der „Küchenmeisterei" und ihr Verhältnis zu den Drucken: der Codex S 490 der Zentralbibliothek Solothurn und die Handschrift G.B. 4° 27 des Stadtarchivs Köln. In: Grotans, Anna / Beck, Heinrich / Schwob, Anton (Hrsg.): De consolatione philologiae. Studies in Honor of Evelyn S. Firchow. Bd. I. Göppingen: Kümmerle (Göppinger Arbeiten zur Germanistik. 682, I), S. 41–65.

Ehnert, Rolf (Hrsg.) (1981): Kuchenmeysterey. Passau: Johann Petri, um 1486. In Abbildung hrsg. und mit einem Nachwort von R. Ehnert. Göppingen: Kümmerle (Litterae 71).

Elkhadem, Hosam (éd.) (1990): Le Taqwim al-Sihha (Tacuini Sanitatis) d'Ibn Butlan: Un traité médical du XIe siècle. Histoire du texte, édition critique, traduction, commentaire. Louvain: Peeters (Académie royale de Belgique, classe des lettres, Fonds René Draguet. 7).

Elkhadem, Hosam (1993): Le Taqwim al-Sihha (Tacuini Sanitatis): Un Traité de Diététique et d'Hygiène du XIe Siècle. In: Ria Jansen-Sieben / Frank Daelemans (réd.): Voeding en Geneeskunde / Alimentation et Médecine. Acten van het colloquium, Brussel, 12.10.1990. Bruxelles: ABB (Archives et bibliothèques de Belgique. Numéro spécial. 41), S. 75–93.

Engelhardt, Dietrich von (2007): Diätetik. In: Enzyklopädie Medizingeschichte (s. dort), Bd. 1, S. 299–303.

Enzyklopädie Medizingeschichte (2007). Hrsg. von Werner E. Gerabek / Bernhard D. Haage / Gundolf Keil / Wolfgang Wegner. 3 Bände. Berlin, New York: De Gruyter. [= EnzMG]

Faccioli, Emilio (Hrsg.) (1966): Arte della cucina. Libri di ricette, testi sopra lo scalco, il trinciante e i vini dal XIV al XIX secolo. 2 Bände. Mailand: Ed. Il Polifilo (Classici italiani di scienze tecniche e arti).

Flashar, Hellmut (1966): Melancholie und Melancholiker in den medizinischen Theorien der Antike. Berlin: De Gruyter.

Frühneuhochdeutsches Wörterbuch (1986ff.). Hrsg. von Robert R. Anderson / Ulrich Goebel / Oskar Reichmann. Band 1ff. Berlin, New York. [= FnhdWb]

Gastronomia (1996). Eine Bibliographie der deutschsprachigen Gastronomie 1485–1914. Ein Handbuch für Sammler und Antiquare. Bearbeitet von Hans U. Weiss. Zürich: Bibliotheca Gastronomica.

Gil-Sotres, Pedro (con la colaboración de Juan A. Paniagua y Luis García-Ballester) (1996): Introducción. In: Arnaldi de Villanova Opera medica omnia. Vol. X.1: Regimen sanitatis ad regem aragonum. Ed. Luis García-Ballester et Michael R. McVaugh. Barcelona: Publicacions de la Universitat de Barcelona, S. 471–904.

Gloning, Thomas (2002): Textgebrauch und sprachliche Gestalt älterer deutscher Kochrezepte (1350–1800). Ergebnisse und Aufgaben. In: Franz Simmler (Hrsg.): Textsorten deutscher Prosa vom 12./13. bis 18. Jahrhundert und ihre Merkmale. Bern u. a.: Lang, S. 517–550.

Gloning, Thomas (2003): Organisation und Entwicklung historischer Wortschätze. Lexikologische Konzeption und exemplarische Untersuchungen zum deutschen Wortschatz um 1600. Tübingen: Niemeyer (Reihe Germanistische Linguistik. 242).

Gloning, Thomas (2007): Deutsche Kräuterbücher des 12. bis 18. Jahrhunderts. Textorganisation, Wortgebrauch, funktionale Syntax. In: Andreas Meyer / Jürgen Schulz-Grobert (Hrsg.): Gesund und krank im Mittelalters. Leipzig: Eudora, S. 9–88.

Gloning, Thomas (2010): Funktionale Textbausteine in der historischen Textlinguistik. Eine Schnittstelle zwischen der Handlungsstruktur und der syntaktischen Organisation von Texten. In: Arne Ziegler / Christian Braun (Hrsg.): Historische Textgrammatik und Historische Syntax des Deutschen. Traditionen, Innovationen, Perspektiven. Bd. 1. Berlin, New York: De Gruyter, S. 173–193.

Gloning, Thomas (2011a): Spielarten der Quellenkennzeichnung in Fachtexten des Mittelalters und der Frühen Neuzeit. In: Mechthild Habermann (Hrsg.): Textsortentypologien und Textallianzen des 13. und 14. Jahrhunderts. Berlin: Weidler (Berliner sprachwissenschaftliche Studien. 22), S. 303–332.

Gloning, Thomas (2011b): Humoraler Wortgebrauch in der Prosavorrede zum deutschen „Macer" (13. Jh.). In: Ralf Plate / Martin Schubert (Hrsg.): Mittelhochdeutsch. Festschrift für Kurt Gärtner zum 75. Geburtstag. Berlin, Boston: de Gruyter, S. 375–386.

Gloning, Thomas (2012): Wortgebrauch älterer Kochbücher und textbezogene Glossare. In: Hubert Bergmann / Regina M. Unterguggenberger (Hrsg.): Linguistica culinaria. Festgabe für Heinz-Dieter Pohl zum 70. Geburtstag. Wien: Praesens, S. 205–237.

Gloning, Thomas / Kaiser, Lydia/ Schapendonk, Ans (2005): Einleitung. In: Rembert Dodoens: Cruyde Boeck (Antwerpen 1563). Digitales Faksimile nach dem Exemplar der UB Marburg, hrsg. von Th. Gloning, L. Kaiser und A. Schapendonk. Marburg: Univ.-Bibliothek 2005. Online: <http://archiv.ub.uni-marburg.de/dodoens> (12-07-2014)

Grewe, Rudolf (Hrsg.) (1979): Libre de Sent Soví (Receptari de cuina). Barcelona: Barcino (Els nostres clàssics. A 115).

Gundert, Beate (2005): Humoralpathologie. In: Leven, Karl-Heinz (Hrsg.): Antike Medizin. Ein Lexikon. München, S. 436–441.

Heiles, Marco (2010): Die „Küchenmeisterei". Das Kochbuch im Medienwechsel. O. O.: Grin (Bonn: Bachelor-Arbeit).

Herr, Michael (1533): Schachtafelen der Gesuntheyt (...) Durch bewarung der Sechs neben Natürlichen ding (...) durch erkantnussz/ cur/ vnd hynlegung Aller Krankheyten (...) Aller lxxxiiij. Tafelen sonderlich Regelbuch (...). Straßburg. Nachdruck Leipzig: Edition Leipzig 1988.

Hopf, Sabine (1991): Lexikalische Studien zur Sprache in Kochbüchern des späten Mittelalters und der frühen Neuzeit. Halle an der Saale: Diss.

Keil, Gundolf / Wlodarczyk, Marianne (1999): Küchenmeisterei. In: Die deutsche Literatur des Mittelalters. Verfasserlexikon. 2., völlig neu bearb. Aufl. Hrsg. von Kurt Ruh u. a. Bd. 5. Berlin, New York: De Gruyter, Sp. 396–400.

Klibansky, Raymond / Panofsky, Erwin / Saxl, Fritz (1992): Saturn und Melancholie. Studien zur Geschichte der Naturphilosophie und Medizin, der Religion und der Kunst. Deutsche Übersetzung von Christa Buschendorf. Frankfurt am Main: Suhrkamp (Suhrkamp-Taschenbuch Wissenschaft. 1010).

Knape, Joachim (2006): Verstand und Beredsamkeit. Petrarcas „Memorialbuch" und seine deutsche Rezeption. In: Aurnhammer, Achim (Hrsg.): Francesco Petrarca in Deutschland. Internationaler Kongress, Freiburg im Breisgau, 26. – 29. Sept. 2004. Tübingen: Niemeyer (Frühe Neuzeit. Studien und Dokumente zur deutschen Literatur und Kultur im europäischen Kontext. 118), S. 59–90.

Laurioux, Bruno (1988): Le „registre de cuisine" de Jean de Bockenheim, cuisinier du pape Martin V (Italie début du XVe siècle). In: Mélanges de l'Ecole française de Rome / Moyen-Age – Temps Modernes 100, H. 2, S. 709–760.

Märtl, Claudia (2001): Humanistische Kochkunst und kuriale Ernährungsgewohnheiten um die Mitte des 15. Jahrhunderts. In: Herrschaft und Kirche im Mittelalter. Gedenksymposium zum Ersten Todestag von Norbert Kamp (24.08.1927 – 12.10.1999) am 3.10.2000 in Braunschweig. Hrsg. in Zusammenarbeit der Braunschweigischen Wissenschaftlichen Gesellschaft mit der Technischen Carolo-Wilhelmina zu Braunschweig. Braunschweig: Braunschweigische Wiss. Gesellschaft, S. 47–70.

Märtl, Claudia (2003): Die Küche der Kurie: 580 Vögelchen. In: Damals 35, H. 6, S. 68–73.

Maestro Martino (1966): Libro de arte coquinaria. In: Faccioli, Emilio (Hrsg.): Arte della cucina. Libri di ricette, testi sopra lo scalco, il trinciante e i vini dal XIV al XIX secolo. Bd. 1. Mailand: Ed. Il Polifilo (Classici italiani di scienze tecniche e arti), S. 115–204.

Martino da Como: Libro de arte coquinaria composto per lo egregio maestro Martino coquo olim del Reverendiss. Monsignor Camorlengo et Patriarcha de Aquileia. Handschrift, Washington: Library of Congress, De Ricci 153 (15. Jahrhundert). Online: <http://www.rarebookroom.org/Control/mrtlac/index.html?page=1> (12-07-2014)

Martino da Como (1990): Maestro Martino: Libro de arte coquinaria. A cura di Emilio Montorfano e con introduzione di Ernesto Travi. Mailand: Terziaria. [Faksimile und Transkription der Handschrift Washington, Library of Congress, De Ricci 153.]

Martino da Como (1994): Libro de arte coquinaria. Premessa e commenti di Paolo Micoli. Udine: Società Filologica Friulana, Arti Grafiche Friulane 1994.

Middle English Dictionary. Online: <http://quod.lib.umich.edu/m/med/> (12-07-2014). [= MED]

Milham, Mary E. (1972a): Addenda to the history of „Küchenmeisterei". In: Gutenberg-Jahrbuch 47, S. 110–116.

Milham, Mary E. (1972b): The manuscripts of Platina „De honesta voluptate" and its source, Martino. In: Scriptorium 26, S. 127–129.

Milham, Mary E. (1977): The latin editions of Platina's „De honesta voluptate". In: Gutenberg-Jahrbuch 52, S. 57–63.

Milham, Mary E. (1979): The vernacular editions of Platina's „De honesta voluptate". In: Gutenberg-Jahrbuch 54, S. 87–95.

Milham, Mary E. (1986): New Aspects of „De honesta voluptate ac valitudine". In: Campana, Augusto / Medioli Masotti, Paola (Hrsg.): Bartolomeo Sacchi il Platina (Piadena 1421 – Roma 1481). Atti del Convegno Internazionale di Studi per il V Cententario (Cremona, 14 – 15 nov. 1981). Padua: Ed. Antenore (Medioevo e umanesimo. 62), S. 91–96.

Milham, Mary E. (1992): Platina and papal politics. In: Lambert, Carole (Hrsg.): Du manuscrit à la table. Essais sur la cuisine au moyen âge et répertoire des manuscrits médiévaux contenant des recettes culinaires. Montréal u. a.: Presses de l'Univ. de Montréal u. a., S. 81–84.

Milham, Mary E. (1994): Platina and Martino's Libro de arte coquinaria. In: Acta Conventus Neo-Latini Hafniensis. Proceedings of the eighth international congress of neo-Latin studies, Copenhagen 12 august to 17 august 1991. Ed. by Ann Moss et al., general editor: Rhoda Schnur. Binghampton, NY: Medieval & Renaissance texts & studies (MRTS. 120), S. 669–673.

Milham, Mary E. (1995): Martino and his De re coquinaria. In: Arn, Mary-Jo (Hrsg.): Medieval food and drink. Proceedings of the 1994 ACTA conference. Binghampton, NY: Center For Medieval and Renaissance Studies (Acta. 21), S. 62–66.

Milham (1998) s. Platina

Notaker, Henry (2010): Printed Cookbooks in Europe, 1470–1700. A Bibliography of Early Modern Culinary Literature. New Castle, DE: Oak Knoll Press / Houten, Netherlands: Hes & De Graaf Publishers.

Nystedt, Jane (Hrsg.) (1982): Libreto de tute le cosse che se manzano. Un libro di dietetica di Michele Savonarola, medico padovano del secolo XV. Editione critica basata sul Codice Casanatense 406. Stockholm: Diss.

Platina (1985): Il piacere onesto e la buona salute. Hrsg. von Emilio Faccioli. Turin: Einaudi (Nuova universale Einaudi. 189).

Platina (1994): Platyne De Honesta Voluptate & Valitudine (Cividale: Gerardus de Flandria 1480). Reprint Udine (Società Filologica Friuliana/ Arti Grafiche Friulane).

Platina (1998): On right pleasure and good health. A critical edition and translation of „De honesta voluptate et valetudine" by Mary E. Milham. Tempe, Arizona: Medieval & Renaissance Texts & Studies (Medieval & Renaissance Texts & Studies. 168).

Platina / Stephan Vigilius (1542/1979): Von der Eerlichen zimlichen/ auch erlaubten Wolust des Leibs (...) jetz jüngst grüntlich auß dem latein verteütscht/ durch M. Stephanum Vigilium Pacimontanum. Augsburg (Stayner) 1542. Faksimile mit Kommentar von Ursula Fabian. Zwei Bände. München: Heimeran 1979.

Platina / Stephan Vigilius (1542/1980). Von der Eerlichen zimlichen/ auch erlaubten Wolust des Leibs (...) jetz jüngst grüntlich auß dem latein verteütscht/ durch M. Stephanum Vigilium Pacimontanum. Augsburg (Stayner) 1542. Nachdruck Hildesheim u. a.: Olms.

Platina / Stephan Vigilius (1542/1982): Von der Eerlichen zimlichen/ auch erlaubten Wolust des Leibs (...) jetz jüngst grüntlich auß dem latein verteütscht/ durch M. Stephanum Vigilium Pacimontanum. Augsburg (Stayner) 1542. Faksimile mit Kommentar von Anneliese Schmitt. Leipzig: Zentralantiquariat der DDR.

Rumpolt, Marx (1581/1976): Ein new Kochbuch/ Das ist Ein gründtliche beschreibung wie man recht vnd wol/ (...) allerley Speiß (...) kochen vnd zubereiten solle (...) Frankfurt am Main 1581. Mit einem Nachwort von Manfred Lemmer. Nachdruck Hildesheim und New York: Olms 1976.

Schipperges, Heinrich (1970): Moderne Medizin im Spiegel der Geschichte. Stuttgart: Thieme (Flexibles Taschenbuch. MED).

Schnell, Bernhard (1997): Die volkssprachige Medizinliteratur des Mittelalters. Wissen für wen? In: Kock, Thomas / Schlusemann, Rita (Hrsg.): Laienlektüre und Buchmarkt im späten Mittelalter. Frankfurt am Main u. a.: Lang (Gesellschaft, Kultur und Schrift. 5), S. 129–145.

Schnell, Bernhard (2000): Die deutschsprachige Medizinliteratur des Mittelalters. Stand der Forschung und Aufgaben für die Zukunft. In: Jahrbuch der Oswald von Wolkenstein-Gesellschaft 12, S. 397–409.

Schnell, Bernhard (2003): Die deutsche Medizinliteratur im 13. Jahrhundert. Ein erster Überblick. In: Bertelsmeier-Kierst, Christa / Young, Christopher (Hrsg.): Eine Epoche im Umbruch. Volkssprachliche Literalität 1200–1330. Tübingen: Niemeyer, S. 249–265.

Schnell, Bernhard / Crossgrove, William (Hrsg.) (2003): Der deutsche „Macer" (Vulgatfassung). Mit einem Abdruck des lateinischen Macer Floridus „De viribus herbarum". Tübingen: Niemeyer (Texte und Textgeschichte. 50).

Schöner, Erich (1964): Das Viererschema in der antiken Humoralpathologie. Mit einem Vorwort und einer Tafel von Robert Herrlinger. Wiesbaden: Steiner (Sudhoffs Archiv für Geschichte der Medizin und der Naturwissenschaften. Beih. 4).

Schönfeldt, Klaus (1962): Die Temperamentenlehre in deutschsprachigen Handschriften des 15. Jahrhunderts. Heidelberg: Diss.

Scully, D. Eleanor / Scully, Terence (1995): Early French cookery. Sources, history, original recipes and modern adaptations. Ann Arbor: Univ. of Michigan Press.

Scully, Terence (Hrsg.) (2000): Cuoco Napoletano. The Neapolitan recipe collection (New York, Pierpont Morgan Library, MS Bühler, 19). A critical edition and English translation. Initially with the collaboration of Rudolf Grewe. Ann Arbor: Univ. of Michigan Press.

Scully, Terence (éd.) (1985a): Du fait de cuisine par Maistre Chiquart 1420. In: Vallesia 40, S. 101–231.

Scully, Terence (1985b): The „Opusculum de saporibus" of Magninus Mediolanensis. In: Medium Aevum 54, S. 178–207.

Scully, Terence (1995a): The art of cookery in the Middle Ages. Woodbridge, Suffolk: Boydell.

Scully, Terence (1995b): Tempering medieval food. In: Adamson, Melitta Weiss (Hrsg.): Food in the Middle Ages. A book of essays. New York u. a.: Garland (Garland medieval casebooks. 12 / Garland reference library of the humanities. 1744), S. 3–23.

Scully, Terence (1995c): Mixing it up in the medieval kitchen. In: Arn, Mary-Jo (ed.): Medieval food and drink. Proceedings of the 1994 ACTA conference. Binghampton, NY: Center For Medieval and Renaissance Studies (Acta. 21), S. 1–26.

Tacuinum Sanitatis (1531): Tacuini Sanitatis Elluchasem Elimithar Medici de Baldath, De sex Rebus non naturalibus, earum naturis, operationibus, & rectificationibus (...). Straßburg: Joh. Schott 1531.

Tacuinum sanitatis in medicina (1967). Band I: Faksimile-Ausgabe im Originalformat des Codex Vindobonensis S. N. 2644. Band II: Kommentar zur Faksimile-Ausgabe. Einführung, Transkripiton und deutsche Übersetzung der Bildtexte von Franz Unterkircher. Graz: ADEVA (Codices selecti. 6).

Tacuinum Sanitatis (1974). Codice C-67 (fol. 2v–116r) de la Biblioteca universitaria de Granada. 2 Bde. Hrsg. von Luis Garcia Ballester. Granada: Univ. de Granada 1974.

Tacuinum sanitatis in medicina (2004). Codex Vindobonensis Series nova 2644 der Österreichischen Nationalbibliothek. Kommentar von Franz Unterkircher. Darmstadt: Wissenschaftliche Buchgesellschaft (Glanzlichter der Buchkunst. 13).

Temkin, Owsei (1973): Galenism. Rise and Decline of a Medical Philosophy. Ithaca/ London: Cornell University Press.

Wageningen, Jacobus van (1918): Die Namen der vier Temperamente. In: Janus 23, S. 48–55.

Wegener, Hans (Hrsg.) (1939): Küchenmeisterei. In Nürnberg von Peter Wagner um 1490 gedruckt. Faksimile nach dem Exemplar der Herzog-August-Bibliothek in Wolfenbüttel. Mit einem Glossar und einer Bibliographie. Leipzig: Harrassowitz.

Winter, Johanna Maria van (1980): Het gebruik von cannabis in twee 15de-eeuwde kookboeken. In: Farmaceutisch Tijdschrift voor Belgie 57, H. 5, S. 411–419.

Worstbrock, Franz Josef (2006): Petrarcas „De remediis utriusque fortunae". Textstruktur und frühneuzeitliche deutsche Rezeption. In: Aurnhammer, Achim (Hrsg.): Francesco Petrarca in Deutschland. (Internationaler Kongress, Freiburg im Breisgau, 26. – 29. Sept. 2004. Tübingen: Niemeyer (Frühe Neuzeit. Studien und Dokumente zur deutschen Literatur und Kultur im europäischen Kontext. 118), S. 39–57.

Conrad Haggers *Neues Saltzburgisches Koch=Buch* von 1718/19 zwischen den Zeilen gelesen

Simon Edlmayr / Martina Rauchenzauner (Salzburg)

Abstract

In 1718 Conrad Hagger published his *Neues Saltzburgisches Koch=Buch*, famous for its sheer number of recipes and for its numerous copperplate engravings. Although comparison with older cookbooks shows that some of the recipes are verbatim copies of older texts Hagger claims that he is able to cook every single one of the over 2500 dishes described in his book. In order to reconstruct the ‚reality' behind the written word it is therefore necessary to take a look at other sources from around 1700. Were all groceries really available? Where did they come from and how were they transported to Salzburg? Based on the citrus fruit trade of this time we are able to outline a network of producers, merchants, and customers connecting Salzburg to northern Italy.

Einleitung

Ob der Koch der *bessere* Arzt ist, darüber äußert sich Conrad Hagger (1666–1747) in seinem Kochbuch nicht. Zweifelsfrei war er jedoch der Meinung, dass „die Kuchen der Apotheck correspondire, und der Koch den Herren Medicum gleichsam secundire".[1] Ernährung und Gesundheit waren auch zu seiner Zeit noch eng miteinander verknüpft, was allein daraus hervorgeht, dass viele Lebensmittel auch im medizinischen Bereich eingesetzt wurden. Ein Beispiel dafür sind die Zitronen, die Ende des 17. Jahrhunderts jedoch schon mehr in der Küche als in den Apotheken zu finden sind.[2]

Abseits dieses diätetischen Zugangs lassen sich weitere Fragestellungen auf Haggers *Neues Saltzburgisches Koch=Buch* anwenden. Von diesem Werk ausgehend, soll der kulinarischen ‚Realität' hinter dem geschriebenen Wort nachgegangen werden. Dazu liefern unterschiedliche zeitnahe Quellen, sowohl gedruckte als auch handschriftlich überlieferte, wichtige

---

1 Conrad Hagger: Neues Saltzburgisches Kochbuch [...]. Augsburg: Johann Jacob Lotter 1719 [Reprint, Nachwort und Glossar von Manfred Lemmer, Leipzig: Edition Leipzig 1977.], fol. 3v (Vorrede).

2 Vgl. Rainer Beck: Lemonihändler. Welsche Händler und die Ausbreitung der Zitrusfrüchte im frühneuzeitlichen Deutschland. In: Jahrbuch für Wirtschaftsgeschichte 2, 2004, S. 97–124, hier 119.

Anhaltspunkte. Unter anderem bieten Dokumente aus dem Umfeld des Salzburger Hofes (wie z. B. Rechnungsbücher, Bittschriften, Verwaltungsakten, Bestandsaufnahmen und Inventarlisten) wertvolle Informationen, um dieser ‚Realität' mehr Substanz zu verleihen. Die zentralen Fragestellungen dieses Aufsatzes lauten: Wie stand es um die Verfügbarkeit von bestimmten Lebensmitteln? Wo und wie wurden sie produziert und an den Abnehmer gebracht? Welche Schwierigkeiten waren damit verbunden?

Exemplarisch werden diese Fragen anhand der Zitrusfrüchte erörtert, die ein wichtiger Bestandteil der barocken Küche waren. Doch zuerst sollen der Autor und sein Werk kurz vorgestellt werden.

Der Autor und das Werk

Conrad Hagger wurde am 3. März 1666 in Marbach im Rheintal geboren. Seine Lehre begann er als Küchenjunge in St. Gallen, von wo er nach zwei Jahren zu den damals üblichen Wanderjahren aufbrach. Diese führten ihn als Feldkoch im „Großen Türkenkrieg" (1683–1699) bis nach Belgrad. Am 24. Jänner 1690, anlässlich der Krönung Josephs I. (1678–1711) zum König des Heiligen Römischen Reiches, erhielt Hagger schließlich seinen Lehrbrief. Im Dienst der Fürstbischöfe von Chiemsee übte er bis 1701 die Tätigkeit eines Suppenkoches aus, bevor er vom Salzburger Fürsterzbischof als „Stadt= und Landschafft=Koch" eingestellt wurde. Unter dessen Nachfolger Franz Anton von Harrach (1665–1727) verfasste Hagger sein *Neues Saltzburgisches Koch=Buch*.[3]

Dieses kann mit seinen über 2500 Rezepten und 318 Kupferstichen als ein Höhepunkt der barocken Kochbuchliteratur angesehen werden. Es wurde erstmals 1718 gedruckt, wobei die kurze Zeit später erschienene zweite (1719) beziehungsweise dritte Auflage (1721) für den Erfolg des Werkes sprechen.[4] Darin finden sich keineswegs nur regionale Rezepte und Produkte, wie der Titel vermuten lässt, sondern vielmehr eine internationale Küche. Deshalb bietet eine eingehende Analyse von Haggers Kochbuch vielfältige Einblicke in die barocke Esskultur.

3 Für sämtliche biographischen Angaben vgl. Hagger 1719 (wie Anm. 1), fol. 2v–3r (Vorrede).

4 Vgl. Christoph Brandhuber und Beatrix Koll: Der Starkoch des barocken Salzburg. Conrad Hagger. In: Kochkunst & Esskultur im barocken Salzburg. Hrsg. von Ursula Schachl-Raber, Salzburg und Wien: Müry Salzmann 2010 (Uni-Bibliothek. 1), S. 147–154, hier 150f.

Bei so vielen Rezepten stellt sich natürlich die Frage, ob diese auch tatsächlich gekocht wurden. Denn häufig kamen die Kochbücher durch reines Abschreiben zustande, wofür praktische Fertigkeiten in der Küche keine Voraussetzung darstellten.[5] Dass Conrad Hagger sich beim Schreiben seines Kochbuches neben seiner eigenen Erfahrung auch anderer Kochbücher bedient hat, illustriert folgendes Beispiel, bei dem links ein Ochsenkopfrezept aus Marx Rumpolts *New Kochbuch* (1581)[6] dem von Hagger[7] (rechts) gegenübersteht:

2. Ein gepreßten Ochsenkopff.

Zerleg den Ochsenkopff/ vnd leg jhn in ein Wasser/ setz jn zu/ vnd laß jn wol an die statt sieden/ verfaum jn sauber/ vnd thu jhn auß der Brůh/ vnnd laß jhn wol kalt werden/ vnnd heb die Brůh darvon auff. Nimm zween Kőpff von einheimischen Schweinen/ die zulegt seyn/ setz sie in Wasser zu/ vnd laß sie wol sieden/ auch Schweinen Ohren ein par oder zehen/ [...]

N°. 2. Ochsen=Kopff zum Preß=Käß zu machen.

Zerhack oder zerlege den Ochsen=Kopff / und lege solchen in ein Wasser; seze ihn zu / und laß ihn wohl an die statt sieden / verfäum ihn sauber / und thue ihn aus der Brühe / und laß ihn wohl kalt werden / und hebe die Brühe darvon auf; Nimm zween Köpff von einheimischen Schweinen / die zerlegt oder zerhackt seyn / sez sie in Wasser zu / und laß sie wohl sieden / auch schweinene Ohren ein oder zehen paar / [...]

Im Vergleich wird deutlich, dass die beiden Anweisungen beinahe wortgleich sind und dass Hagger das Rezept wohl aus dem *New Kochbuch* abgeschrieben hat, welches er in der Ausgabe von 1604 kannte.[8] Rückschlüsse auf die praktische Umsetzung lassen sich daraus nicht ziehen. Aber Hagger beugt dem möglichen Vorwurf vor, dass er nicht alle Rezepte tatsächlich beherrsche. Er bietet dem potenziellen Zweifler an, ihm ein beliebiges Gericht aus seinem Buch gegen Bezahlung zuzubereiten, und so eine Kostprobe seines Könnens zu liefern.[9] Diese Form der

---

5 Vgl. Henry Notaker: Printed Cookbooks in Europe, 1470–1700. A Bibliography of Early Modern Culinary Literature. New Castle: Oak Knoll Press und HES & De Graaf 2010, S. 5–8.

6 Marx Rumpolt: New Kochbuch. Frankfurt am Main: Sigmund Feyerabendt 1581, fol. 1a–1b (Vom Ochsen). [Transkription von Thomas Gloning, 2001ff., online: http://www.staff.uni-giessen.de/gloning/tx/rumpochs.htm (13.07.2014)]

7 Hagger 1719 (wie Anm. 1), fol. 2f. (III. Teil, I. Buch).

8 Vgl. ebd., fol. 3r (Vorrede).

9 Vgl. ebd., fol. 2r–v (Vorrede).

Überprüfung steht uns heutzutage freilich nicht mehr zur Verfügung, weshalb andere Strategien angewandt werden müssen.

Eine Methode besteht darin, dass man versucht, mithilfe der genannten Lebensmittel zu rekonstruieren, ob die Rezepte unter den entsprechenden räumlichen und zeitlichen Bedingungen umsetzbar waren oder nicht. Dieser Forschungsansatz soll hier exemplarisch an den Zitrusfrüchten[10] demonstriert werden, die bei Hagger in zahlreichen Rezepten Verwendung finden.

Zitrusfrüchte

Zitrusfrüchte gelangten bereits in der Antike in den Mittelmeerraum. Nördlich der Alpen spielten sie trotz der ungünstigen klimatischen Bedingungen schon in der herrschaftlichen Festtagsküche des Mittelalters eine Rolle. Durch die Entdeckungsfahrten und neuen Handelswege kamen die Zitrusfrüchte und andere exotische Lebensmittel sowie Gewürze am Beginn der Frühen Neuzeit schneller und preiswerter nach Europa. Gleichzeitig gab es vor allem in Italien eine lange Anbautradition, die weiter ausgebaut wurde.[11] Das Gebiet um den Gardasee stellte beispielsweise ein frühes Zentrum der Kultivierung dar, von dem aus Zitrusfrüchte über die Alpen nach Deutschland gelangten.[12]

In Mittel- und Nordeuropa führte dieser Trend zu den ‚Pomeranzenstuben' und Orangerien, die seit der Renaissance ein wichtiger Bestandteil der Gartenanlagen waren. Auf diese Weise konnten die kälteempfindlichen Pflanzen auch unter den regionalen Witterungsbedingungen angebaut werden.[13] Denn einerseits wurde durch die Anordnung vieler hoher Fenster ein Glashauseffekt erzeugt, andererseits wurden die Ge-

---

10 Darunter werden hier in erster Linie Pomeranzen, Zitronen und Limonen verstanden, wobei diese Begriffe hinsichtlich der Bezeichnung einer bestimmten Frucht von der modernen Zuordnung abweichen können. Vgl. Johannes Pommeranz: „Schöne Zitron und Appelsina". Die Anfänge des transalpinen Zitrushandels und seine Bildquellen. In: Die Frucht der Verheißung. Zitrusfrüchte in Kunst und Kultur [Katalog zur gleichnamigen Ausstellung: Nürnberg, Germanisches Nationalmuseum (19.05.–11.09.2011)]. Hrsg. von G. Ulrich Großmann. Nürnberg: Germanisches Nationalmuseum 2011, S. 307–335, hier 308.

11 Vgl. ebd., S. 307.

12 Vgl. ebd., S. 322.

13 Yasmin Doosry, Christiane Lauterbach und Johannes Pommeranz: Die Frucht der Verheißung – eine Einführung. In: Frucht der Verheißung 2011 (wie Anm. 10), S. 13–24, hier 16.

bäude im Winter beheizt.[14] Vor allem die Pomeranze war für die Kultivierung nördlich der Alpen geeignet, wie Paul Jacob Marperger in seinem *Küch= und Keller= Dictionarium* feststellt.[15] Abgesehen vom zunehmenden eigenen Anbau der Zitrusfrüchte spielte der Import aus Spanien, Portugal und Italien weiterhin eine Rolle. Die Gründe dafür liegen mitunter in der Qualität der Produkte. So findet man etwa in Georg Paul Hönns *Betrugslexikon* die Anmerkung, dass „die Citronen, so in den Lust=Gärten Teutschlandes wachsen" den italienischen Früchten teils „weder am Geruch noch Geschmack beykommen."[16]

Dass Zitrusfrucht nicht gleich Zitrusfrucht ist, wird auch im *Neuen Saltzburgischen Koch=Buch* deutlich. In einer Liste von 21 Qualifikationen, die Conrad Hagger in seinem Vorwort einem „rechten Meister=Koch" abverlangt, findet sich als Nr. 8 die Forderung, dass dieser die Güte der Früchte, darunter Zitronen, Limonen und Pomeranzen, erkennen und diese „zu gebrauchen / zu kochen / und einzumachen" wissen solle, und zwar „dürr und grün."[17] Aufgrund dieser Voraussetzungen gibt er in den Rezepten selbst kaum nähere Hinweise zur jeweiligen Qualität der Zitrusprodukte. Nur vereinzelt werden Adjektive wie „frisch", „gut", „grün" verwendet. Hingegen empfiehlt Hagger zu einem Federwildbret und zu weißem Geflügel explizit eine gelbe saure Sauce von „Genueser Lemoni", weil „bittere Lemoni" den Geschmack verderben würden.[18] Dieser spezielle Hinweis auf die besondere Eignung der „Genueser Lemoni" ist nicht nur ein Indiz für die praktische Erfahrung des Koches, sondern darüber hinaus für die tatsächliche Umsetzung dieses Rezeptes.

Weshalb gerade die Zitrusfrüchte aus Genua besonders geschätzt wurden, erläutert Johann Christoph Volkamer in seinem Werk *Nürnbergische Hesperides*. Durch die dort vorherrschende gemäßigte Meeresluft und „kräfftigste Sonnen=Strahlen" bekämen sie ein süßliches Aroma und

---

14 Ausführliche Informationen zu Bau und Beheizung von Pomeranzenhäusern siehe Johann Christoph Volkamer: Nürnbergische Hesperides […]. Nürnberg: Johann Andreas Endter 1708, S. 10f. (I. Teil, I. Kapitel), S. 30f. (I. Teil, VI. Kapitel) [Online-Ausgabe der Universitäts- und Landesbibliothek Sachsen-Anhalt, 2009: http://digital.bibliothek.uni-halle.de/hd/content/titleinfo/242564 (13.07.2014)]

15 Vgl. Paul Jacob Marperger: Vollständiges Küch= und Keller=Dictionarium [...]. Hamburg: Benjamin Schiller 1716, S. 927f.

16 Georg Paul Hönn: Betrugslexikon [...]. Coburg: Paul Günther Pfotenhauer 1721, S. 202f.

17 Hagger 1719 (wie Anm. 1), fol. 2r (Vorrede).

18 Ebd., S. 11 (II. Teil, I. Buch).

wären „daher sehr angenehm zu essen".[19] Man kann die „Genueser Lemoni" demnach als ein spezielles (Export-)Produkt jener Region betrachten, beispielsweise vergleichbar mit dem Bordeaux oder dem Champagner.

Wie aber gelangten diese „Genueser Lemoni" nach Salzburg? Hinweise zu dieser Frage findet man im Salzburger Landesarchiv. So wandte sich der Bürger und Handelsmann Valentin Kindl im Jahre 1687 in einem aufschlussreichen Bittschreiben an den gerade neu gewählten Landesherren Johann Ernst von Thun und Hohenstein (1643–1709).[20] Darin sucht er um die Verlängerung seines Vertrages mit dem erzbischöflichen Hof an, der u. a. die Versorgung mit welschen Früchten enthalte. Wie er selbst angibt, zählen zu diesen Früchten auch „Lemoni" und „Citronj", welche er von Genua und „Gartser" (sprich dem Gardasee) beziehe. Schon sein Vater sei Früchtehändler gewesen und habe den Salzburger Hof beliefert.[21] Drei Jahre später ist Valentin verstorben und seine Witwe Anna Kindl bittet ihrerseits schriftlich um die Fortführung des bestehenden Abkommens. Als Argument gibt sie an, dass sie aufgrund ihrer Kontakte in Norditalien die Früchte das ganze Jahr über in ausreichender Qualität und Menge und außerdem zu einem günstigen Preis liefern könne.[22] Aus den beiden Schreiben wird ersichtlich, dass der Handel mit italienischen Früchten innerhalb der Familie fortgeführt und das Netzwerk aus Produzenten, Händlern und Abnehmern von Generation zu Generation aufrechterhalten wurde.

Wie jeweils auf der Rückseite vermerkt, wurde diesen Ansuchen beide Male stattgegeben, jedoch unter der Bedingung, dass der Preis für die angebotene Ware nicht höher als der von anderen Händlern sein dürfe. Dies bezeugt, dass der Hof einerseits versuchte, seinen hohen Bedarf durch solche Verträge zu sichern, andererseits aber immer auf Kostenminimierung bedacht war. Neben den ortsansässigen Kaufleuten bezog man auch Waren von „außlendischen" Händlern, wobei von Seiten des

---

19 Volkamer 1708 (wie Anm. 14), S. 99f. (I. Teil, XXII. Kapitel).

20 Reinhard Rudolf Heinisch: Die Zeit des Absolutismus. In: Geschichte Salzburgs. Stadt und Land. Bd. 2: Neuzeit und Zeitgeschichte 1. Hrsg. von Heinz Dopsch und Hans Spatzenegger. Salzburg: Pustet 1988, S. 167–244, hier 236–238.

21 Vgl. SLA, HK Küchen- und Kellermeisterei 1654–1696, 2 (1680–1692), B: Valentin Kindl, Ansuchen um Fortführung der welschen Frücht Lieferung nach Hof, 8. Septembris 1687.

22 Vgl. SLA, HK Küchen- und Kellermeisterei 1654–1696, 2 (1680–1692), B: Witwe Anna Kindl, Ansuchen um Fortführung der welschen Frücht Lieferung nach Hof, 21. May 1690.

Hofes Ersteren der Vorzug gegeben wurde. Denn in der Salzburger Hofinstruktion von 1701 heißt es, dass die verschiedenen „Victualien umb gebihrenten Werth [...] forderist von vnsern alhiesig burgerlichen Handlsleüthen vnd Vnterthanen" gekauft werden sollen.[23] Die ausländischen Händler waren zumeist italienischer Herkunft, die nach 1600 vermehrt über die Alpen kamen und Handel mit Zitrusfrüchten betrieben.[24] Diese Zunahme der Konkurrenz drückt sich nicht nur in den oben genannten protektionistischen Maßnahmen seitens des Hofes aus, sondern zeigt sich auch anhand einiger Vorurteile, die gegenüber italienischen Kaufleuten bestanden. Ihnen wurde nachgesagt, sie würden deutsche Zitrusfrüchte für italienische ausgeben oder „aus den Citronen, Pomerantzen und Limonien, welche sie mit einer subtilen Nadel durchstechen, den Safft herausnehmen, und solche hernach in einen laulichten mit Wasser vermischten Eßig legen, damit sich wiederum einiger Safft darein ziehe."[25] Auf diese Weise würden sie den Saft und die Früchte getrennt verkaufen und daran doppelt verdienen. Dieselbe unlautere Praktik wirft Paul Jacob Marperger den Juden vor, die er beim Verkauf von Lebensmitteln als besonders hinterlistig und skrupellos ansah.[26] Im Gegensatz dazu betonten die einheimischen Handelsleute die Unverfälschtheit ihrer Waren und versuchten auf diese Weise, sich auf dem Markt durchzusetzen. Der landesfürstliche Hof spielte dabei eine wichtige Rolle, da dieser als Großabnehmer eine längerfristige und relativ stabile Absatzmöglichkeit versprach. Verträge wie jene mit der Familie Kindl zielten auf eine zuverlässige Versorgung mit hochwertigen Produkten ab.

Einen wesentlichen Faktor für die Qualität stellte auch der Transport dieser leicht verderblichen Waren dar. Dabei gab es mehrere Möglichkeiten, der Fäulnis entgegenzuwirken. Marperger schreibt in seinem Eintrag zu den Limonen, dass darunter in vielen deutschen Städten die in Salzwasser konservierten oder „Peckel=Limonen" verstanden wurden, die man in großen Fässern entweder auf dem See- oder Landweg importierte.[27] Hinweise auf diese Form des Zitronenhandels finden sich auch in Marx Rumpolts *New Kochbuch*, wo zwischen eingesalzenen und unge-

23 SLA, HK Juramente und Bestallungen 12, Fasc. 57, sine Lit.: Instructions=Abschrüfft. 30. May 1701, 1v.

24 Vgl. Beck 2004 (wie Anm. 2), S. 97.

25 Hönn 1721 (wie Anm. 16), S. 202f.

26 Vgl. Marperger 1716 (wie Anm. 15), S. 570.

27 Vgl. ebd., S. 718.

salzenen Limonen unterschieden wird.[28] Im Gegensatz dazu finden wir bei Hagger keinerlei expliziten Hinweis auf die Verwendung von gesalzenen Zitrusfrüchten. Wie oben bereits erwähnt, beschränken sich seine vereinzelten Angaben auf deren Frische. Es ist jedoch nicht ausgeschlossen, dass auch Hagger unter Limonen allgemein die gesalzenen Früchte im Sinne der Erklärung von Marperger verstand und dies nur nicht eigens anführte. Frische Früchte waren entweder aus den lokalen Orangerien erhältlich oder sie kamen unreif gepflückt aus Norditalien über die Alpen.[29] Nach Salzburg wurden sie dabei zumeist über die Tauernstraße gebracht, welche die wichtigste Verkehrsverbindung zwischen Salzburg und Villach darstellte. Man unterschied eine „Untere Straße", die über den Radstädter Tauernpass und den Katschberg verlief, und eine „Obere Straße", die über das Hochtor (Heiligenbluter Tauern) führte.[30] Über Villach und die Kanaltalstraße (*Val Canale*), die ebenfalls Teil dieser günstigen Verbindung war, gelangte man nach Norditalien und zurück.[31] Neben dieser Route gab es noch zahlreiche Saumwege, die schmal und unwegsam waren, weshalb sie nicht mit Wagen befahren werden konnten. Dort war man auf Tragtiere angewiesen, mit deren Hilfe man verschiedenste Waren noch bis weit ins 18. Jahrhundert über die Berge brachte.[32]

Konklusion

Wie in diesem Beitrag anhand der Zitrusfrüchte gezeigt werden konnte, lohnt es sich, historische Kochbücher aufmerksam ‚zwischen den Zeilen' zu lesen und mit anderen historischen Quellen sowie außertextlichem Wissen zu verknüpfen. Im speziellen Fall wurde Conrad Haggers *Neues*

---

28 Vgl. Rumpolt 1581 (wie Anm. 6), fol. 26b (Von einem Castraun oder Hammel). [Transkription von Thomas Gloning 2013, online: www.uni-giessen.de/gloning/tx/rumpcast.htm/ (26.01.2014)]

29 Vgl. Pommeranz 2011 (wie Anm. 10), S. 325.

30 Vgl. Carolin Wirtz: Köln und Venedig. Wirtschaftliche und kulturelle Beziehungen im 15. und 16. Jahrhundert. Köln u. a.: Böhlau 2006, S. 211.

31 Vgl. Andreas Helmedach: Das Verkehrssystem als Modernisierungsfaktor. Straßen, Post, Fuhrwesen und Reisen nach Triest und Fiume vom Beginn des 18. Jahrhunderts bis zum Eisenbahnzeitalter. München: Oldenbourg 2002, S. 49.

32 Vgl. dazu auch Herbert Hassinger: Die Übergänge über die Hohen Tauern vom Frühmittelalter bis ins 19. Jahrhundert. In: Tauernautobahn-Scheitelstrecke. Redaktion und Gestaltung von Johann Vilanek. Salzburg: Tauernautobahn AG 1976, S. 215–246.

Saltzburgisches Koch=Buch aus dem Jahre 1719 exemplarisch auf die Verfügbarkeit seiner Zutaten überprüft, um zu ergründen, ob die vom fürsterzbischöflichen Küchenmeister aufgezeichneten Rezepte in der küchenpraktischen Realität des Salzburger Hofes eine Rolle spielten. Dies konnte zumindest für die Verwendung von Zitrusfrüchten nachgewiesen werden, die einerseits seit Beginn der Neuzeit sowohl in Salz konserviert als auch frisch aus Italien importiert, andererseits sogar nördlich der Alpen in Orangerien gezüchtet wurden. Auf diese Weise entpuppt sich das historische Kochbuch als reiche Quelle zur Erschließung der barocken Kultur- und Alltagsgeschichte.

Literatur

SLA, HK Juramente und Bestallungen 12, Fasc. 57, sine Lit.: Instructions= Abschrüfft. 30. May 1701.

SLA, HK Küchen- und Kellermeisterei 1654–1696, 2 (1680–1692), B: Valentin Kindl, Ansuchen um Fortführung der welschen Frücht Lieferung nach Hof, 8. Septembris 1687.

SLA, HK Küchen- und Kellermeisterei 1654–1696, 2 (1680–1692), B: Witwe Anna Kindl, Ansuchen um Fortführung der welschen Frücht Lieferung nach Hof, 21. May 1690.

Beck, Rainer: Lemonihändler. Welsche Händler und die Ausbreitung der Zitrusfrüchte im frühneuzeitlichen Deutschland. In: Jahrbuch für Wirtschaftsgeschichte 2, 2004, S. 97–124.

Brandhuber, Christoph, und Beatrix Koll: Der Starkoch des barocken Salzburg. Conrad Hagger. In: Kochkunst & Esskultur im barocken Salzburg. Hrsg. von Ursula Schachl-Raber. Salzburg und Wien: Müry Salzmann 2010 (Uni-Bibliothek. 1), S. 147–154.

Doosry, Yasmin, Christiane Lauterbach und Johannes Pommeranz: Die Frucht der Verheißung – eine Einführung. In: Die Frucht der Verheißung. Zitrusfrüchte in Kunst und Kultur [Katalog zur gleichnamigen Ausstellung: Nürnberg, Germanisches Nationalmuseum (19.05.–11.09.2011)]. Hrsg. von G. Ulrich Großmann. Nürnberg: Germanisches Nationalmuseum 2011, S. 13–24.

Hagger, Conrad: Neues Saltzburgisches Koch=Buch […]. Augsburg: Johann Jacob Lotter 1719. [Reprint, Nachwort u. Glossar von Manfred Lemmer, Leipzig: Edition Leipzig 1977.]

Hassinger, Herbert: Die Übergänge über die Hohen Tauern vom Frühmittelalter bis ins 19. Jahrhundert. In: Tauernautobahn-Scheitelstrecke. Redaktion und Gestaltung von Johann Vilanek. Salzburg: Tauernautobahn AG 1976, S. 215–246.

Heinisch, Reinhard Rudolf: Die Zeit des Absolutismus. In: Geschichte Salzburgs. Stadt und Land. Bd. 2: Neuzeit und Zeitgeschichte 1. Hrsg. von Heinz Dopsch und Hans Spatzenegger. Salzburg: Pustet 1988, S. 167–244.

Helmedach, Andreas: Das Verkehrssystem als Modernisierungsfaktor. Straßen, Post, Fuhrwesen und Reisen nach Triest und Fiume vom Beginn des 18. Jahrhunderts bis zum Eisenbahnzeitalter. München: Oldenbourg 2002.

Hönn, Georg Paul: Betrugslexikon [...]. Coburg: Paul Günther Pfotenhauer 1721.

Marperger, Paul Jacob: Vollständiges Küch= und Keller=Dictionarium [...]. Hamburg: Benjamin Schiller 1716.

Notaker, Henry: Printed Cookbooks in Europe, 1470–1700. A Bibliography of Early Modern Culinary Literature. New Castle: Oak Knoll Press und HES & De Graaf 2010.

Pommeranz, Johannes: „Schöne Zitron und Appelsina". Die Anfänge des transalpinen Zitrushandels und seine Bildquellen. In: Die Frucht der Verheißung. Zitrusfrüchte in Kunst und Kultur [Katalog zur gleichnamigen Ausstellung: Nürnberg, Germanisches Nationalmuseum (19.05.–11.09.2011)]. Hrsg. von G. Ulrich Großmann. Nürnberg: Germanisches Nationalmuseum 2011, S. 307–335.

Rumpolt, Marx: New Kochbuch, Frankfurt am Main: Sigmund Feyerabendt 1581. [Transkription von Thomas Gloning, 2001ff., http://www.staff.uni-giessen.de/gloning/kobu.htm#eltext (13.07.2014)]

Volkamer, Johann Christoph: Nürnbergische Hesperides [...]. Nürnberg: Johann Andreas Endter 1708.

Wirtz, Carolin: Köln und Venedig. Wirtschaftliche und kulturelle Beziehungen im 15. und 16. Jahrhundert. Köln, Weimar und Wien: Böhlau 2006.

Corpusstudien

Sind die *Regimina duodecim mensium* als „Mönchmedizin" zu betrachten?

Johanna Maria van Winter (Utrecht)

Abstract

Mostly the health rules by month are regarded as one third each of the *Regimina sanitatis* by season, because every season has three months. The division by season came shortly before 1100 through translation of the Greek humoral pathology of Hippocrates and Galen from the Syrian into the Arabic and then into Latin to Italy and then was popularized and spread over the whole of Western Europe. The health rules by month, however, were known here already from the 8th century onwards by the *Lorscher Arzneibuch* and the imperial calendar of Charles the Great. Besides, there exist big differences between the two systems: whereas the rules by season prescribe herbs and spices that are useful in the kitchen, the rules by month have a cleansing character through bodily treatment with laxative herbs like absinth that are not to be used in the kitchen. Generally they are called ‚monastic medicine', but in my view these rules were not even meant for monks but for priests as a preparation for the services in the early imperial church, first in Byzantium and then in the Frankish Empire.

Eigentlich sollte ich auf diesem Kongress über die kulinarischen Aspekte der *Regimina sanitatis* reden, die auf Grund ihres Namens als Regeln für die Gesundheit gemeint sind und zugleich die gesunden Nahrungsmittel zu diesem Zweck darbieten.[1] Tatsächlich kann man die Gesundheitsregeln nach Jahreszeit als solche betrachten, denn dort werden nach den Humoraltheorien der griechischen Ärzte Hippokrates und Galen allerhand Nahrungsmittel vorgeschrieben, die je nach Saison ein Gegengewicht zu deren spezifischen Gesundheitsgefährdungen bilden und so das körperliche Gleichgewicht bewahren oder wiederherstellen sollen. So muss man im Sommer, der warm und trocken ist und dem choleri-

1 Eine Sammlung dieser Texte aus West- und Mittel-Europa findet sich bei Johanna Maria van Winter: Middelnederlandse voedings- en gezondheidsregels per maand en per seizoen: geleerde raadgevingen voor een ongeleerd publiek. In: Geneeskunde in Nederlandstalige teksten tot 1600. Handelingen van het zesde symposium ‚Geschiedenis der geneeskundige wetenschappen', ingericht door de Koninklijke Academie voor Geneeskunde van België op 20 maart 2004. Brussel: Koninklijke Academie voor Geneeskunde van België 2012 (Academia Regia Belgica Medicinae. Dissertationes, Series historica. 12), S. 169–218, sowie im ‚Portal der Pflanzen des Mittelalters' von Helmut W. Klug: <http://medieval-plants.org/mps-daten/regimina-daten>.

schen Temperament ähnelt, am besten kühle und feuchte Speisen und Getränke zu sich nehmen. Der Herbst, der kalt und trocken ist wie das melancholische Temperament, verlangt feuchte und warme Gerichte, und der kalte und nasse Winter ist wie das phlegmatische Temperament mit einer warmen und trockenen Diät auszugleichen. Nur der Frühling, der nach dieser Theorie warm und feucht ist wie das sanguinische Temperament, gilt an sich schon als gesund und braucht kein Gegengewicht.[2]

Diese Hippokratisch-Galenische Tradition wurde in West-Europa zuerst bekannt durch den so genannten *Brief von Aristoteles an König Alexander den Großen,* eine Art Enzyklopädie und Fürstenspiegel, der vermutlich im 10. Jahrhundert in arabischer Sprache alle Aspekte einer guten Reichsverwaltung behandelte, einschließlich Ernährung und Gesundheit der Untertanen. Diese Schrift verbreitete sich auch im muslimischen Spanien und wurde nach der christlichen Eroberung Toledos 1085 um 1140 zuerst in Kurzform und etwa ein Jahrhundert später in voller Länge aus dem Arabischen ins Lateinische übersetzt und von dort aus in viele Volkssprachen. Der arabische Name lautete *Sirr-al-Asrar,* lateinisch *Secretum Secretorum* und mittelniederländisch *Heimelijkheid der Heimelijkheden.*[3]

Das arabische System der *Sex res non naturales* war in diese Schrift mit eingeschlossen. Diese sechs nicht-natürlichen Dinge oder besser ‚neben-natürlichen' Dinge, die zwar notwendig sind, jedoch nicht von alleine optimal stattfinden, bilden eine Gesundheitslehre, in der die griechischen Theorien in einem überwölbenden System mit allen körperlichen Funktionen einbezogen sind. Die *Sex res non naturales* umfassen folgende Faktoren: 1) Luft, Wetter und Wind; 2) Bewegung und Ruhe; 3) Essen und Trinken; 4) Schlafen und Wachen; 5) Füllen und Leeren; 6) Stimmungen des Gemüts. Die Aspekte vom Essen und Trinken bekamen meistens die größte Aufmerksamkeit.

Nicht viel später als 1085 erreichten die Theorien von Hippokrates und Galen den Westen Europas auch via Nordafrika und Monte Cassino in Süditalien durch die Übersetzungsarbeit von Constantinus Africanus und der Schule von Salerno. Diese Übersetzungen hatten den Umweg aus dem Griechischen über das Syrische ins Arabische und von dort ins

---

2 Vgl. z. B. Melitta Weiss Adamson: Medieval Dietetics. Food and Drink in *Regimen Sanitatis* Literature from 800 to 1400. Frankfurt a. M. u. a.: Lang 1995 (German Studies in Canada. 5).

3 Andries Anton Verdenius: Jacob van Maerlant's Heimelijkheid der heimelijkheden. Opnieuw naar de handschriften uitgegeven en van inleiding en aanteekeningen voorzien. Amsterdam: Kruyt 1917.

Lateinische gemacht. Das System der *Sex res non naturales* wurde direkt aus dem Arabischen in die lateinische Rezeption eingegliedert. Auch diese Texte wurden schnell populär und verbreiteten sich in Versform in vielen Volkssprachen, vor allem seit dem 13. Jahrhundert. Die Jahreseinteilung geschah sowohl in Toledo wie auch in Salerno nach Jahreszeiten.

Daneben gab es jedoch auch gereimte Gesundheitsregeln nach Monaten, die – oberflächlich gesehen – eine gewisse Ähnlichkeit mit den Regeln nach Jahreszeiten aufwiesen und ebenfalls von der Schule von Salerno beeinflusst wurden. Die heutigen Wissenschaftler haben diese *Regimina duodecim mensium* denn auch meistens stillschweigend als dreigeteilte Unterrubriken der Regeln nach Jahreszeiten betrachtet. In erster Linie haben sich deutsche Germanisten damit beschäftigt und Texteditionen dieser Monatsregeln angefertigt. Der Text mit den meisten Variationen dieser Gattung ist als *Meister Alexanders Monatsregeln* aus dem 14. Jahrhundert bekannt. Der ganze Komplex von Diätvorschriften nach Jahreszeiten und nach Monaten, erweitert um Mondstandberechnungen, Aderlasshinweise, Prognostik, Diagnostik und Therapeutik, wird meist pauschal als ‚Corpus der Klostermedizin' oder ‚Mönchmedizin' bezeichnet, bestehend aus einer Gruppe von untereinander verwandten Manuskripten in München, Heidelberg, London, Solothurn und Stuttgart, deren gemeinsame Urfassung um 1260 zu datieren ist.[4]

Die Auffassung, dass alle diese Vorschriften verschiedenster Herkunft von Benediktinermönchen angewendet worden seien, die als eine Art Regionalkrankenbrüder im Umkreis ihres Klosters mit Hilfe dieser Theorien Krankenpflege betrieben hätten, teile ich nicht. Mit Hilfe der Versform, die das Memorieren der Regeln unterstützt hätte, seien Laienhelfer zur Pflege angeleitet worden. Tatsächlich ist eine solche Praxis der Mönche für eine weitere Öffentlichkeit nicht bekannt, sondern nur, dass sie

4 Vgl. zum Beispiel Karl Sudhoff: Eine Verteidigung der Heilkunde aus den Zeiten der „Mönchmedizin". In: Archiv für Geschichte der Medizin VII, 1913, S. 223–227; Wolfgang Hirth: Corpusbildung in der deutschsprachigen medizinischen Fachliteratur des Mittelalters. In: Sudhoffs Archiv 66, 1982, S. 239–275, speziell S. 263; ders.: Korpus der Klostermedizin. In: Die deutsche Literatur des Mittelalters. Verfasserlexikon. 2., völlig neu bearb. Aufl. unter Mitarb. zahlreicher Fachgelehrter hrsg. von Kurt Ruh. Bd. 5. Berlin, New York: de Gruyter 1985, Sp. 321–325; Gundolf Keil: Korpus der Klostermedizin. In: Enzyklopädie Medizingeschichte. Hrsg. von Werner E. Gerabek u. a. Berlin, New York: de Gruyter 2005, S. 783.

ihre eigenen kranken Brüder innerhalb des Klosters pflegten. Die Forderung der *Stabilitas loci* für Benediktinermönche wäre mit einer derartigen außerklösterlichen Praxis nicht vereinbar gewesen.

Zweitens lehne ich die Meinung ab, dass die *Regimina duodecim mensium* speziell für Mönche bestimmt gewesen seien, und auch, dass es sich um jeweils dreigeteilte Jahreszeiten-*Regimina* gehandelt haben soll. Bei näherer Betrachtung und beim Vergleich der beiden Gattungen ist auffällig, dass in den Jahreszeitenregeln allerhand grüne Kräuter empfohlen werden, die tatsächlich in der Küche verwendet werden können und damit den Koch zum besten Arzt machen.

In den Monats-*Regimina* hingegen wird für jeden Monat ein anderes Kraut vorgeschrieben. Dieses soll über Nacht in Wein eingeweicht und morgens früh auf nüchternen Magen getrunken werden, wobei es sich immer um laxierende oder – bei Diarrhoe – um stopfende und diuretische Kräuter mit reinigender Wirkung handelt.[5]

Bei allen Varianten, die im Laufe der Jahrhunderte in diesen Reihen auftreten, habe ich als Konstante die Nutzung von Wermut in Wein für den Monat Mai festgestellt. Diesem Kraut begegne ich dort regelmäßig vom 8. bis zum 16. Jahrhundert. Nur in einzelnen Regeln aus Norditalien, der Schweiz und Süddeutschland finde ich Wermut als Kraut für April.[6] Diese Version sowie die gängige mit Wermut im Mai begegnet in einem Manuskript des 11. Jahrhunderts unter dem Namen des Arztes und Gynäkologen Soranos von Ephesos, eines Zeitgenossen des Galen im 2. Jahrhundert n. Chr.[7]

Die Werke des Soranos wurden im 6. Jahrhundert aus dem Griechischen ins Lateinische übersetzt, wobei ihm auch der Traktat *Isagoge in arte medendi* (Einführung in die Medizin) zugeschrieben wurde. In dieser

---

5 Vgl. Johanna Maria van Winter: *Regimina Sanitatis* by Month and by Season. In: Food and Meals at Cultural Crossroads. Proceedings of the 17th Conference of the International Commission for Ethnological Food Research, Oslo, Norway, September 15 – 19, 2008. Ed. by Patricia Lysaght. Oslo: Novus 2010, S. 98–109; van Winter 2012 (wie Anm. 1).

6 Vgl. Wilhelm Wackernagel: Mete Bier Wîn Lît Lûtertranc. In: W. W.: Kleinere Schriften I: Abhandlungen zur deutschen Alterthumskunde und Kunstgeschichte. Leipzig: Hirzel 1872 [Neudruck: Osnabrück: Zeller 1966], S. 86–106, bes. 106.

7 Vgl. Pierre Pansier: Etude sur un Manuscrit médical du XIe siècle. In: Mémoires de l'Académie de Vaucluse, 2e série tome VII, 1907, S. 115–122, speziell 121f. (ms. Montpellier 185, fol. 160); Jean Barbaud: Les boissons dans les Calendriers diététiques. In: Bulletin de Liaison de l'Association des amis du Musée de la Pharmacie (de Montpellier) 11, 1986, S. 15–26, bes. 17–20 (ms. Montpellier 185, fol. 161).

Schrift, die im 16. Jahrhundert nach einem bisher unbekannten Manuskript gedruckt wurde, stehen beide Varianten der Monatsregeln hinter dem Text als Kapitel 19 und 20, während Kapitel 5 ein Jahreszeiten-*Regimen* enthält. Vermutlich gehörte Letzteres zum ursprünglichen griechischen Text des 2. Jahrhunderts, während die Monatsregeln vom Übersetzer des 6. oder dem Kopisten des 11. Jahrhunderts hinzugefügt wurden.

Gesundheitsregeln für die Monate März und April waren schon in der so genannten *Diaeta Theodori* aus dem 4. Jahrhundert enthalten.[8] Diese Schrift, die dem nordafrikanischen Arzt Theodorus Priscianus (4. Jh.) zugeschrieben wird, enthält Bemerkungen über die Eigenschaften von allerhand Nahrungsmitteln nach dem Humoralsystem des Hippokrates und Galen und widmet sich auch der Purgierung, Urin-Ausleitung und Konstipation.

Die Getränke für März und April werden am Ende des Textes im Wortlaut der Monatsregeln mit Wermut im April genannt. Diese Schrift entstammt zum größten Teil den Exzerpten griechischer medizinischer Literatur von Oreibasios, dem heidnischen Leibarzt des römischen Kaisers Julianus des Abtrünnigen (361–363 n. Chr.). Oreibasios seinerseits hatte seine Weisheit überwiegend aus einem griechischen Traktat des Galen mit dem Titel *Über einfache Heilmittel* bezogen, in dem eine große Zahl medizinischer und anderer Kräuter in alphabetischer Reihenfolge beschrieben ist.[9]

Ein lateinisches Exzerpt derselben Arbeit von Galen ist zu Unrecht demselben Theodorus Priscianus zugeschrieben worden.[10] Derartige Exzerpte waren zum größten Teil auf schlechten Übersetzungen griechischer Texte ins Lateinische gegründet, wie sie im 6. Jahrhundert am Hof des ostgotischen Königs Theodoricus des Grossen und später im byzan-

---

8 Vgl. Karl Sudhoff: *Diaeta Theodori*. In: Archiv für Geschichte der Medizin 8, 1915, S. 377–403, bes. 403; vgl. auch Adamson 1995 (wie Anm. 2), S. 25–30.

9 Claudii Galeni Opera omnia. Hrsg. von Carl G. Kühn. 20 Bände. Reprogr. Nachdruck der Ausg. Leipzig 1833. Hildesheim: Olms 1965, Bd. XI, S. 379–892, und Bd. XII, S. 1–377: *De Simplicium Medicamentorum temperamentis et facultatibus*. Die alphabetische Beschreibung der Kräuter in diesem viel längeren Traktat findet sich in Bd. XI, S. 798–892, und Bd. XII, S. 1–158.

10 *Pseudo-Theodori De simplici medicina*. In: Theodori Prisciani Euporiston libri III. Hrsg. von Valentin Rose. Leipzig: Teubner 1894, S. 403–423: *Incipit liber de virtutibus pigmentorum vel herbarum aromaticarum*.

tinischen Exarchat von Ravenna angefertigt worden waren.[11] Es ist bekannt, dass in Byzanz und auch in Ravenna Diätregeln nach Monaten entstanden, die vergleichbar mit den *Regimina duodecim mensium* sind.[12]

Nach der *Diaeta Theodori* kann Wein mit allerhand Kräutern und Spezereien gemischt werden, wie in den Monatsregeln beschrieben. Weil Wermut in Wein ein konstanter Faktor ist, wollen wir nun Anmerkungen zu diesem Kraut genauer untersuchen. Wermut erscheint dort unter den Gemüsen mit dem Hinweis, dass seine Qualität mittelmäßig warm ist, der Saft jedoch wärmer als das Kraut selbst. Mit Wein genossen, entgiftet und stärkt er den Körper und reinigt den Magen von cholerischen Säften über den Urin. Auf dieser Weise entfernt er Schleim aus dem Magen. Seine Bitterkeit ist ein Gegengift gegen Verstopfung und gemischt mit etwas Saurem ist das Kraut mehr warm als kalt.[13]

Weiter hinten im Text, im Abschnitt über die Behandlung von Weinen wird gesagt, dass Wein mit Wermut nützlich für den Magen und gesund für den Bauch ist und die rote Galle reinigt.[14] Unter den Getränken, die am Ende des Textes für die Monate März und April genannt werden, wird Wermut mit Spezereien, Honig und Wein im April als tägliches Getränk auf nüchternen Magen empfohlen.[15]

In den Exzerpten aus Galen, die demselben (Pseudo-)Theodorus Priscianus zugeschrieben sind, werden die folgenden Eigenschaften des Wermuts genannt: Er ist mittelmäßig warm, jedoch sehr trocken, und sein Saft ist wärmer als die Pflanze selbst. Er stärkt den Magen und entfernt die rote Galle durch den Bauch und den Urin, er reinigt die Leberadern und ist eine gute Hilfe zur Disziplinierung dieses Organs.[16]

11 Vgl. Walter Puhlmann: Die lateinische medizinische Literatur des frühen Mittelalters. Ein bibliographischer Versuch. In: Kyklos. Jahrbuch für Geschichte und Philosophie der Medizin 3, 1930, S. 395–416; Gerhard Baader: Die Anfänge der medizinischen Ausbildung im Abendland bis 1100. In: La Scuola nell'Occidente Latino dell'Alto Medioevo. 15–21 aprile 1971. Bd. 2. Spoleto: Centro 1972 (Settimane di Studio del Centro Italiano di Studi sull'Alto Medioevo. XIX,2), S. 669–742, speziell 685–688.

12 Frank-Dieter Groenke: Die frühmittelalterlichen lateinischen Monatskalendarien; Text – Übersetzung – Kommentar. Berlin, Diss. med. 1986, S. 273–278. Vgl. auch Ortrun Riha: Frühmittelalterliche Monatsdiätetik. Anmerkungen zu einem komplexen Thema. In: Würzburger medizinhistor. Mitteilungen 5, 1987, S. 371–379.

13 Vgl. *Diaeta Theodori*, ed. Sudhoff (wie Anm. 8), S. 390.

14 Ebd., S. 393.

15 Ebd., S. 403.

16 Pseudo-Theodorus, ed. Rose (wie Anm. 10), S. 403: „… ad constrictionem epatis". Nach den damals vorherrschenden Theorien reguliert die Leber die Blutzu-

Wie schon erwähnt, gibt es eine andere Variante der *Regimina duodecim mensium*, in der Wermut in Wein als das Getränk des Monats Mai angegeben wird. Diese Version ist viel weiter verbreitet und wird zudem in viel älteren Manuskripten gefunden. Das Manuskript mit den zwei Varianten des (Pseudo-)Soranos datiert wie das älteste Manuskript der *Diaeta Theodori* aus dem 11. Jahrhundert. Wir kennen den empfohlenen Gebrauch von Wein mit Wermut im Mai jedoch schon aus dem *Lorscher Arzneibuch* – einem Medizinbuch des 8. Jahrhunderts aus der Abtei Lorsch in Deutschland[17] – und aus dem Reichskalender Karls des Großen des 9. Jahrhunderts.[18]

Im *Lorscher Arzneibuch* sind die Empfehlungen für die Getränke der verschiedenen Monate über zwei Rubriken verteilt. Einerseits gibt es eine Liste mit medizinischen Getränken für jeden Monat des Jahres, in welcher Wermut und Fenchel als Kräuter für den Monat Mai aufscheinen; auf der anderen Seite gibt es Vorschriften für jeden Monat zum Aderlass, Purgieren, Baden, Essen und Trinken ohne Kräutertränke. Hinsichtlich des Essens wird meistens ein negativer Rat gegeben, was man in einem bestimmten Monat *nicht* essen soll. Leider sind diese Vorschriften nur für die Monate März, April, Mai und Juni erhalten, während die Liste mit Tränken für das ganze Jahr vollständig ist. Weil jedoch diese vier Monate in Wortlaut und Inhalt völlig mit ähnlichen Regeln in einem Manuskript des 9. Jahrhunderts aus der schweizerischen Abtei von Sankt Gallen übereinstimmen, ist eine Rekonstruktion der fehlenden Monate möglich. Im Sankt Galler Manuskript sind wie in Lorsch die spezifischen Tränke für das ganze Jahr nicht in die jeweilige Monatsregel eingeschlossen.[19]

---

fuhr in den Adern und bestimmt die Qualität des Bluts. Für diese Funktion muss sie diszipliniert werden.

17 Das ‚Lorscher Arzneibuch'. Ein medizinisches Kompendium des 8. Jahrhundert (Codex Bambergensis Medicinalis 1), Text, Übersetzung und Fachglossar von Ulrich Stoll. Stuttgart: Steiner 1992 (Sudhoffs Archiv. Beiheft 28), S. 76: *Qualem potionem per singulos menses usare debemus*; für die *Regimina* für März, April, Mai und Juni siehe S. 236–239.

18 Der Karolingische Reichskalender und seine Überlieferung bis ins 12. Jahrhundert. Hrsg. von Arno Borst. 3 Teile. Hannover: Hahn 2001 (Monumenta Germaniae Historica. Libri Memoriales. II), Teil 1, S. 409 (*Regulae salutis per menses*), (*Remedia* für die einzelnen Monate:) 424, 428 (Januar), 535, 538 (Februar), 635, 638 (März); Teil 2, S. 744, 747 (April), 842, 844 (Mai), 945, 947 (Juni), 1043, 1046 (Juli), 1152, 1154 (August), 1252, 1253, 1255 (September); Teil 3, S. 1351, 1354 (Oktober), 1451, 1454 (November), und 1548, 1550 (Dezember).

19 Zum Vergleich der St. Galler Regeln mit den Lorscher Regeln siehe Stoll 1992 (wie Anm. 17), Einleitung, S. 33–35. Die Diätvorschriften in Sankt Galler Manu-

Im Reichskalender Karls des Großen aus dem 9. Jahrhundert sind die *Regulae* oder allgemeinen Regeln pro Monat für das ganze Jahr in den Vorspann des Kalenders aufgenommen. Nach diesen allgemeinen Regeln findet man für jeden Monat im Rahmen der liturgischen Feier spezielle Regeln und Kräutertränke unter der Rubrik *Remedia*. Dieser Kalender war für alle Kathedralen und sonstigen Reichskirchen im ganzen Regierungsbereich Karls des Großen gültig, also von der Nordsee bis zur Elbe und von der Ostsee bis Mittelitalien, um die Uniformität des kirchlichen Lebens und vor allem der liturgischen Feier im ganzen Reich zu garantieren. Diese Vorschriften waren nicht speziell für Mönche gedacht, weil es hier z. B. heißt, dass Sexualität im Juli verboten und somit implizit in anderen Monaten wohl gestattet war. Auf Grund des liturgischen Charakters dieses Kalenders waren diese Vorschriften vermutlich an erster Stelle für die Kleriker bestimmt, die an der Kathedrale dienten, also Priester und Kleriker mit niederen Weihen, die im 9. Jahrhundert noch nicht fest an das Zölibat gebunden waren, wie sie es in der heutigen griechisch-orthodoxen Kirche noch immer nicht sind.

Es ist meine Hypothese, dass diese Monatsregeln in erster Linie auf innerliche körperliche Reinigung der Kleriker ausgerichtet sind, zur Vorbereitung auf den heiligen Dienst der Liturgie. Der Akzent liegt auf dem Aderlass und der Reinigung durch Kräutertränke zur Entgiftung des Körpers, und darüber hinaus werden Anweisungen für Dampfbäder und Heißwasserbäder gegeben. Diese Regeln liefern kein Zeugnis für ein asketisches Leben, und Fleisch ist nicht verboten – mit Ausnahme von Tierköpfen im Mai und November. Die Kräutertränke für jeden Monat sollten jeden Morgen auf nüchternen Magen eingenommen werden und hatten eine reinigende Wirkung, wie z. B. Wermut im Mai. Sie waren nicht für die Küche gedacht, dennoch ist der Name ‚Mönchmedizin' ebenso wenig adäquat. ‚Klerikale Hygiene' oder sogar ‚eucharistische Reinigung' wäre vielleicht eine angemessenere Bezeichnung.

Weil alle diese Texte bis ins 4. Jahrhundert (*Diaeta Theodori* und Oreibasios) bzw. auf den Übersetzer des Soranos aus dem 6. Jahrhundert zurückreichen, vermute ich, dass diese Vorschriften zur körperlichen Reinigung von Klerikern in der byzantinischen Reichskirche des frühen Christentums – vielleicht zur Zeit Justinians – entstanden und sich von dort über Ravenna in den Westen ausbreiteten. Karl der Große betrachtete

skripten sind zu finden in Rainer Reiche: Einige lateinische Monatsdiätetiken aus Wiener und St. Galler Handschriften. In: Sudhoffs Archiv. Zeitschrift für Wissenschaftsgeschichte 57, 1973, S. 113–141.

sich als der Sukzessor des Kaisers von Byzanz und übernahm die Vorschriften seiner Vorgänger. Dass sie später in vielen Volkssprachen in Versform säkularisiert werden und bis ins 16. Jahrhundert große Popularität genießen sollten, war damals noch nicht vorauszusehen.

Kann der Arzt auch ein guter Koch sein? Die Kochrezepte in der deutschen Bearbeitung der *Epistula Anthimi de observatione ciborum*

Marialuisa Caparrini (Novedrate/Como)

Abstract

The text known as *Epistula Anthimi de observatione ciborum* is a letter on dietetics written during the 6th century by a physician named Anthimus. In this text the author not only describes good and bad qualities of the different foodstuffs, but also provides cooking instructions and recipes. This short treatise seems to have been particularly popular throughout the centuries, and during the Middle Ages it was even translated into German. The aim of this article is therefore to analyse the culinary recipes of this 15th-century German version in order to show how both 6th-century dietetic and cooking instructions were adapted to the medieval German culinary uses and standards.

Die mittelalterliche Kochkunst ist eng mit Medizin bzw. Diätetik verknüpft. Voraussetzung für das menschliche Wohlbefinden ist nach der mittelalterlichen medizinischen Lehre die richtige innere Harmonie von Elementen und Qualitäten.[1] Deshalb ist die Ernährung, d. h. die Nahrungsaufnahme ein wesentlicher Bestandteil der Medizin: Die Nahrungsmittel, die eigene Qualitäten haben und die durch die Verdauung in Säfte verwandelt und vom Magen aufgenommen werden, können sowohl eine prophylaktische als auch eine therapeutische Rolle spielen. Einerseits können sie zur Vorsorge verwendet werden und damit das innere Gleichgewicht, sprich die Gesundheit bewahren; andererseits können sie auch als Therapie dienen, dem Schaden entgegenwirken, den

---

1 Die mittelalterliche Medizin, die aus den drei Bereichen Chirurgie, Pharmazeutik und Diätetik besteht, beruht auf antikem (und dann auch arabischem) Wissen und besonders auf der Humoralpathologie. Die Anfänge der Humorallehre reichen in das 5. vorchristliche Jahrhundert zurück, und traditionell wird Empedokles das Schema der vier Elemente (Feuer, Wasser, Luft und Erde) zugeschrieben. Die Formulierung der medizinischen Theorien der Antike, auf denen die mittelalterliche Medizin aufbaut, geht aber auf Galenos von Pergamon zurück. Nach der Humorallehre hängt das menschliche Wohlbefinden von der Ausgewogenheit der vier *humores* ab, und erst die richtige Mischung von Elementen und Säften führt zu körperlicher wie auch psychischer Gesundheit. Vgl. dazu Melitta Weiss Adamson: Medieval Dietetics. Food and Drink in *Regimen Sanitatis* Literature from 800 to 1400. Frankfurt am Main u. a.: Lang 1995 (German Studies in Canada. 5), S. 10ff.

äußere Einflüsse verursachen, und die innere Ausgewogenheit wiederherstellen.[2]

Sichere Zeichen für diese enge Verknüpfung von Kulinarik und Diätetik in der mittelalterlichen Fachliteratur sind die diätetischen Angaben, die oft in Kochrezeptsammlungen eingestreut wurden, und umgekehrt die Einfügung von Kochanweisungen in diätetische Schriften (zum Beispiel in *Regimina sanitatis*).[3]

Die *Epistula Anthimi uiri inlustris comitis et legatarii ad gloriosissimum Theudoricum regem Francorum de observatione ciborum* ist ein Beispiel für diese enge Beziehung zwischen Diätetik und Kulinarik in der Spätantike.[4] Es handelt sich um eine lateinische Nahrungsmittellehre des

---

2 Vgl. Innocenzo Mazzini: Alimentazione e salute secondo i medici del mondo antico: teoria e realtà. In: Homo edens. Regimi, miti e pratiche dell'alimentazione nella civiltà del Mediterraneo. Contributi del Congresso „Homo Edens", 13–15 aprile 1987. A cura di Oddone Longo e Paolo Scarpi. Verona: Diapress 1989, S. 257–264, hier 257ff.; Innocenzo Mazzini: Alimentazione e medicina nel mondo antico. In: Storia dell'alimentazione. Vol. 1. A cura di Jean-Louis Flandrin e Massimo Montanari. 4a edizione. Bari: Laterza 2007, S. 191–200, hier 192–193).

3 Zu den *Regimina Sanitatis* siehe Adamson 1995 (wie Anm. 1) und Pedro Gil Sotres: The Regimens of Health. In: Western Medical Thought from Antiquity to the Middle Ages. Ed. by Mirko D. Grmek. Cambridge u. a.: Harvard University Press 1998, S. 291–318.

4 Die handschriftliche Überlieferung der Epistel besteht aus neun Textzeugen: G – codex Sangallensis 762 (9. Jh.); A – codex Londiniensis (Ayscough) 3107 (17. Jh., getreue Abschrift einer verlorenen Hs. aus dem 9. Jh.); B – codex Bambergensis L III 8, unvollständig (9. Jh.); l – codex Londiniensis Harleianus 4986–5294 (11. Jh.); g – codex Sangallensis 878 (9. Jh.); P – codex Parisinus lat. 14935 olim S. Victor 608 (11. Jh.); p – codex Pragensis XIV A 12 (14./15. Jh.); H – codex Parisinus lat. 6842 B olim Colbert 4922, Regius 6029 (10. Jh.); N – codex Parisinus lat. nouv. acq. 229 (11./12. Jh.). Die *editio princeps* der Epistel wurde 1870 veröffentlicht: Valentin Rose: Die Diätetik des Anthimus an Theuderich könig [sic!] der Franken. In: Ders.: Anecdota Graeca et Graecolatina. Mitteilungen aus Handschriften zur Geschichte der griechischen Wissenschaft. Berlin: Duemmler 1870, 2. Heft, S. 41–102. 1877 erschien eine zweite und erweiterte Ausgabe: Valentin Rose [Hrsg.]: Anthimi de observatione ciborum epistula ad Theudericum regem Francorum. Lipsiae: Teubner 1877. Die kritische Ausgabe von allen neun Textzeugen erschien 1963 und wurde von Eduard Liechtenhan ediert: Anthimi De observatione ciborum ad Theodoricum regem Francorum epistula, iteratis curis edidit et in linguam Germanicam transtulit Eduard Liechtenhan. Berolini: Aedes Academiae Scientiarium 1963 (Corpus Medicorum Latinorum. VIII, 1).

6. nachchristlichen Jahrhunderts, die einem byzantinischen Arzt namens Anthimus zugeschrieben wird.[5]

Der Text ist eine in Form eines Lehrbriefes verfasste diätetische Abhandlung, die aus einer *Praefatio* und 94 Abschnitten besteht, in denen der Verfasser die Nützlichkeit und die Schädlichkeit verschiedener Lebensmittel beschreibt. In der *Praefatio* wird die Lehre von Anthimus vorgestellt: Die notwendigen Voraussetzungen für das menschliche Wohlbefinden seien die Mäßigung beim Essen und der Genuss von gekochten Speisen, da das Garkochen der Speisen den Verdauungsablauf, der als eine *coctio*, d. h. als ein Kochvorgang innerhalb des Magens zu verstehen sei, ermögliche.[6]

Die Epistel ist aber nicht nur eine theoretische Schrift, in der der Arzt gute bzw. schlechte Eigenschaften der einzelnen Nahrungsmittel beschreibt. Der Text enthält vielmehr auch konkrete und praktische Kochanweisungen, die zeigen, dass der Arzt Anthimus auch ein guter Kenner der Kochkunst war. Kurze und knappe Hinweise zur Speisenzubereitung wurden in fast alle Abschnitte eingestreut, und in manchen Fällen formulierte Anthimus vollständige Kochrezepte, in denen er Zutaten, Mengen, Kochzeiten und Kochweise, ja sogar das Kochgeschirr ausführ-

---

5 Anthimus war ein byzantinischer Arzt, der unter Theoderich dem Großen in Italien lebte. Am Hof von Ravenna war er als Arzt tätig, führte aber gleichzeitig auch diplomatische Missionen aus. Theoderich schickte ihn als *legatarius*, d. h. als Gesandten zu den Franken, und bei dieser Gelegenheit schrieb er seine Diätetik in lateinischer Sprache und widmete sie dem Frankenkönig Theuderich. Das Leben und die Geschichte von Anthimus wurden von Valentin Rose aus den Exzerpten des byzantinischen Historikers Malchos rekonstruiert; vgl. Rose 1870 (wie Anm. 4), S. 43ff. Siehe auch Anthimus: De obseruatione ciborum. On the Observance of Food. Edited and translated by Mark Grant. Totnes, Devon: Prospect 1996, S. 14ff.; Paola Paolucci: Profilo di una dietetica tardoantica. Saggio sull'Epistula Anthimi de observatione ciborum ad Theodoricum regem Francorum. Napoli: Edizioni Scientifiche Italiane 2002, S. 7ff.

6 Vgl. Mazzini 2007 (wie Anm. 2), S. 193; Jacques Jouanna: The Birth of Western Medical Art. In: Western Medical Thought from Antiquity to the Middle Ages. Ed. by Mirko D. Grmek. Cambridge u. a.: Harvard University Press 1998, S. 22–71, hier 61; Carl Deroux: La digestion dans la Diététique d'Anthimus: Langage, mythe et réalités. In: Mémoires X. Le latin médical. La constitution d'un langage scientifique. Réalités et langage de la médecine dans le monde romain. Actes du IIIe Colloque International „Textes médicaux latins antiques". Saint-Étienne: Publications de l'Université de Saint-Étienne 1991, S. 407–416, hier 408–410.

lich beschreibt. Insgesamt enthält die Epistel 17 Kochrezepte,[7] die den Grundprinzipien der diätetischen Lehre von Anthimus entsprechen.

In seiner Epistel nennt er zum Beispiel die vier typischen Kochweisen der Küche der Spätantike (d.h. *elixum, vaporatam, frixum, assatum*) und empfiehlt als gesündeste Kochweisen das Sieden (Kochen)[8] wie auch das Dünsten und die so genannte *tecnica delle cotture plurime* (Verfahren des Mehrfachkochens),[9] die die Speisen, besonders die Fleischspeisen, weicher und leichter verdaulich machten. Auch Gewürze und Gewürzmittel wie Pfeffer, Ingwer, Koriander, Gewürznelken, Salz u. a., die nach der Humoralpathologie als warm und trocken galten und denen ein erwärmender Wert beigemessen wurde, werden oft in den Kochanweisungen von Anthimus empfohlen, da sie den Kochvorgang des Magens und dementsprechend den Verdauungsvorgang begünstigten.[10]

Diese kurze diätetische Lehre des 6. Jahrhunderts (mit ihren knappen Kochanweisungen) scheint noch im Spätmittelalter einen gewissen Bekanntheitsgrad gehabt zu haben: Auf das 15. Jahrhundert geht eine deutschsprachige Übertragung der Epistel zurück, von der zwei Textzeugen, S (Salzburg, Stiftsbibliothek St. Peter, cod. a VI 10) und W (Wien, Österreichische Nationalbibliothek, cod. 2898) erhalten sind,[11] und die veranschaulicht, dass sowohl die Gesundheitsregeln als auch die Kochrezepte von Anthimus noch während des Spätmittelalters geschätzt wurden.

Im Wesentlichen werden Inhalt und Aufbau der lateinischen Epistel in der deutschen Fassung beibehalten, allerdings handelt es sich nicht um eine buchstabengetreue Übersetzung, sondern um eine Bearbeitung,

7 Die Kochrezepte befinden sich in den Abschnitten 3, 10, 13, 21, 24, 33, 34, 35, 42, 52, 54, 56, 64, 66, 67, 71, 76. Siehe dazu auch Adamson 1995 (wie Anm. 1), S. 36–37.

8 Vgl. Grant 1996 (wie Anm. 5), S. 42; Deroux 1991 (wie Anm. 6), S. 412; Massimo Montanari: Alimentazione e cultura nel Medioevo. 8a edizione. Bari: Laterza 2004, S. 46.

9 Vgl. ebd., S. 45–46.

10 Vgl. Jean-Louis Flandrin: Condimenti, cucina e dietetica tra XIV e XVI secolo. In: Storia dell'alimentazione. Vol. 1. A cura di Jean-Louis Flandrin e Massimo Montanari. 4a edizione. Bari: Laterza 2007, S. 381–395, hier 383 ff.

11 Beide Textzeugen wurden 2011 synoptisch ediert: Marialuisa Caparrini: Die deutsche Bearbeitung der Epistula Anthimi de observatione ciborum. Edition und Kommentar. Göppingen: Kümmerle 2011 (Göppinger Arbeiten zur Germanistik. 760). 1995 veröffentlichte Melitta Weiss Adamson die buchstabengetreue Transkription von W; vgl. Adamson 1995 (wie Anm. 1), S. 207–214.

die Auslassungen, Änderungen, Anpassungen und auch Ergänzungen enthält, und in der man den Versuch beobachten kann, die praktischen Anweisungen des byzantinischen Arztes der Küchenpraxis des 15. Jahrhunderts anzupassen, wie sich insbesondere aus der Untersuchung der Kochrezepte in der deutschen Fassung ergibt.

Diese ‚Aktualisierung' zeigt sich zuerst an den zahlreichen Auslassungen und Kürzungen, die an dem deutschen Text vorgenommen wurden. Das gilt selbstverständlich auch für die Kochrezepte. Insgesamt werden drei Kochanweisungen der *Epistula Anthimi* in der deutschsprachigen Übertragung völlig ausgelassen: So fehlen die Kapitel 21 über die Schweinsleber (*de ficato porcino*), 34 über das so genannte *afratus* oder *spumeo* (ein Gericht, das aus Hähnchenfleisch und Eiweiß gemacht wird) und 54 über Spargel (*asparagi*). Die Kochrezepte des lateinischen ‚Originaltextes' sind, sofern sie in der deutschen Übertragung beibehalten wurden, oft in einer kürzeren Fassung wiedergegeben.

Ein gutes Beispiel dafür ist der Abschnitt über das Rindfleisch (De obs. cib. 3 *de carnibus vaccinis*; S2 *von dem fleisch ochsein*; W2 *von dem fleÿsch õchsein*), in dem die Kochanweisungen des byzantinischen Arztes deutlich gekürzt wurden: Die Zutatenmengen werden kaum angegeben und auch die Arbeitsschritte werden nur knapp beschrieben, was stilistisch und syntaktisch mit dem typisch elliptischen Stil der meisten deutschen Kochbücher des Spätmittelalters und der frühen Neuzeit übereinstimmt:[12]

> [De obs. cib. 3] De carnibus uero uaccinis uaporatas factas et in sodinga coctas utendum, etiam et in iuscello, ut prius expromatas una unda mittat, et sic in nitida aqua, quantum ratio poscit, coquantur, ut non addatur aqua, et cum cocta fuerit caro, mittis acetum acerrimum quantum media bucula, et mittis capita porrorum et puledium modicum, apii radicis uel finiculum, et coquat in una hora, et sic addis mel quantum medietatem de aceto uel quis dulcedinem habere uoluerit, et sic coquat lento foco agetando ipsa olla frequenter manibus, et bene ius cum carne ipsa temperetur, et sic teri: piper grana L, costo et spicanardi per singula quantum medietatem solidi, et cariofili quantum pinsat tremissis I. ista omnia simul trita bene in mortario fictile addito uino modico, et cum bene tribulatum fuerit, mittis in olla et agetas bene ita, ut, antequam tollatur de foco, modicum sentiat et remittat in ius uirtutem suam. ubi tamen fuerit mel aut sapa uel carenum, unum de ipsis, sicut su-

12 Den Zitaten aus dem lateinischen Text liegt die Ausgabe von Liechtenhan 1963 (wie Anm. 4) zugrunde, jenen aus der deutschen Bearbeitung der Epistel die Edition von Caparrini 2011 (wie Anm. 11).

perius contenit, mittatur, et in bucculare non coquat, sed in olla fictile meliorem saporem facit.

[S2] Von dem fleisch. Dein fleisch sey ochsein un*d* wol geschoumpt und mit gut*er* prue. Und geus ein wenig esseich dar an und ein czwival und ein wenig palay und wurcz, di haist epeich oder feinchl wurcz, und sewd ein hor. Und tue so vill honig dar czwe, sam dy prue halbe sey, od*er* dar nach dw es susses hab*en* wild. Und also sewd es mit einem chlaine*m* fewr. Und reib den haf*en* alleich umb. Un*d* nym dann pfeffer stupp un*d* speik un*d* tost*en* un*d* nagel: das mach alles czw stupp und misch das mit ein wenig weins. Un*d* geus es in den hafen un*d* ruer es wol. Deine hef*en* sull*en* erden sein.

[W2] Von dem fleÿsch. Dein fleÿsch sey õchsein und wol geschawmet und mit guter prũe. Unnd geus ein wenig essich daran und ain zwifal und ain wenig polai und würtz und sewds ain ur. Und tue so vil hõnig dartzue, sam dÿ prũe halbe seÿ, oder darnach du es sũess haben wild. Und also sewd es mit einem clainem fewr. Und reib den hafen gar offt umb. Und nÿm dann pfeffer stup und speÿckh und tostn und nãgel: das mach alles zu stupp und misch ein wenig mit weÿn. Und geus es in den hafen und rũer es wol. Deine hãfen sũllen erdein sein.

Noch stärker gekürzt ist der Abschnitt über die Spanferkel (De obs. cib. 10 *lactantis*; S9 *di iungen farel / spensaw*; W8 *spensaw*), in dem nur die wichtigsten Angaben in einer zusammengefassten Form erscheinen, wobei allerdings die Mengenangaben beibehalten werden:

[De obs. cib. 10] Lactantis uero satis apti et congrui elixi uel in iucello et assi in furno, ut non grandis sit uapor et ne satis ustulentur, sed magis ut deueniant quasi uaporati, et inde intingendo in oximelli simplici ad hora facto, ut duas partis de mel et una pars de aceto adhibeatur, et sic coquat in uas fictile, et sic intingantur carnis ipsae, quando manducantur.

[S9] Di iungen farel. Di spensaw sind gut in prue oder gepraten. Und das man si ⟨n⟩icht verprenn. Oder seud si in einem hefen mit czwain tail honiges und mit ainen tail esseichs.

[W8] Dye spensaw sind gut in prũe od*er* zu praten. Und das man sy nicht v*er*prenn. Oder seud sy in ain*em* hefen mit zwain taÿl hõnig und mit ainem tail essichs.

Ein weiteres Beispiel für Kürzungen im Zuge der Übernahme ist der Abschnitt über die Linsen (De obs. cib. 67 *lenticula*; S55 *lins*; W53 *lynsen*): Während der byzantinische Arzt eine exquisite Zubereitungsweise beschreibt, gibt die deutsche Übertragung nur an, dass sie mit Essig und Koriander gesotten werden sollen und daraus ein Mus gemacht werden kann:

[De obs.cib. 67] Lenticula uero et ipsa bene lauata et bene elixa in aqua pura it, ut illa prima calda fundatur et alia calda missa cum ratione, non satis, et sic coquat lente in carbonis ita, ut, cum cocta fuerint, acetum modicum mittatur pro sapore, et addatur ibi species illa, quae dicitur rusiriaco, pulueris factos quantum cocliar plenum, et spargat super lenticula, dum in foco est, et commiscat bene, tollat de foco et manducet. tamen oportet pro sapore oleum gremiale, dum coquet in secunda aqua, mitti cocliar bonum plenum et coriandrum unum aut duos cum radicibus suis, non minutatum, sed integrum, et modicum de sale pro sapore faciendum.

[S55] Lins seud mit esseich und mit coriander und mach ein müs dar aus.

[W53] Lynsen sewd mit essich und mit cariander und mach ain mues daraus.

Es ist nicht einfach, die Gründe einer solchen allgemeinen Kürzung zu benennen. Da zwischen der Abfassung des lateinischen Werks von Anthimus und den beiden deutschen Textzeugen eine Zeitspanne von ungefähr neun Jahrhunderten liegt, kann man vermuten, dass einige Speisen nach einer so langen Zeit dem Übersetzer/Abschreiber unbekannt waren oder dass sie in der deutschen Küche des 15. Jahrhunderts nicht mehr zubereitet wurden, weil die Essgewohnheiten sich inzwischen geändert hatten. Auch in anderen Abschnitten der Epistel, etwa in den diätetischen Kapiteln, die keine Kochanweisung enthalten, sind oft Nahrungsmittel ausgelassen, die in der deutschen kulinarischen Praxis des Spätmittelalters wahrscheinlich nicht mehr geschätzt oder bekannt waren, wie beispielsweise Kammmuscheln, Austern, Gründlinge und Saiblinge, Rettiche, Lupinen, Pistazien, Malven u. a. Stattdessen wurden neue Nahrungsmittel wie Schnecken, Minze, Weißkohl oder neue Früchte wie *weichselen* (eine Art Sauerkirschen), *spenling* (‚Spilling'), *amrell* eingefügt, die der Übersetzer/Abschreiber sicher kannte und die vermutlich im 15. Jahrhundert verbreitet waren.[13]

Bemerkenswerter als die Auslassungen sind jedoch die kurzen Ergänzungen, die in der deutschsprachigen Fassung vorkommen. Es handelt sich einerseits um kurze diätetisch-medizinische Erläuterungen über die Qualität und die Natur einiger Speisen, andererseits um kulinarische Ergänzungen und sporadische Angaben über die richtige Kochweise, was beweist, dass auch die deutschsprachige Übertragung der *Epistula Anthimi* als das Werk eines Fachkundigen, d. h. eines Arztes oder eines Kochs zu betrachten ist. Der Abschnitt über die Seezungen (De obs. cib.

13 Vgl. dazu Adamson 1995 (wie Anm. 1), S. 206, und Caparrini 2011 (wie Anm. 11), S. 116.

42 *platinsis;* S 34 *gassen visch;* W33 *gassen visch*) z. B. enthält als zusätzliche Angabe, dass diese Fische gute Heilmittel gegen Fieber seien:

[De obs. cib. 42] Platinsis uero uel solea unum genus est. quae bonae et congruae sunt elixae in sale et oleo. quae etiam et infirmis satis conueniunt.

[S34] Visch haissen czw latein platenses und czw tawsch gassen visch, di sind nucz gesunden und siechen. Di seudet man in salcz und in oll und di vertreiben alles fieber.

[W33] Vysche haissent zu latein platenses und zu wãlsch sardin und zu dew̃tsch gassen visch, die sind nucz gesund*en* und siechen. Dỹ seudet man in saltz und in õl und dy vertreyben alles fieber.

In dem Kapitel über das Fleisch von Hirschkalb und Reh (De obs. cib. 7 *carnibus de enuleis et de capriolis;* S6 *hintten vleisch und reheins;* W fehlt), das in der lateinischen Epistel kein echtes Kochrezept enthält, wird als richtige Kochweise das Sieden bzw. das Kochen in Wasser empfohlen, was, wie schon oben bemerkt, das Fleisch weicher und leichter verdaulich machen sollte.

[De obs. cib. 7] Carnis de enuleis uero et de capriolis et ipsae congruae sunt; quantum nouellae fuerint, melioris sunt.

[S6] Hintten vleisch und reheins. Hintteins vleisch ist pess*er* denn hirscheins und auch das rehein ist pesser. Dw solt es aber nür essen *gesotens* und das es newe sey.[14]

[W] der Abschnitt über das Fleisch vom Hirschkalb und Reh fehlt.

Auch der Abschnitt über die Melonen wird um die Angabe ergänzt, dass diese zusammen mit Wein und den inneren Teilen (dem Fruchtfleisch) gesotten zu essen seien:

[De obs. cib. 58] Melonis uero si bene maturi fuerint, et ipsorum abintus maxime interiora cum semine quod est mixtum, melior est, quam si purum manducetur. nam si pusca, ut alii faciunt, et puleium admixtum sic comedantur, satis conuenit. nam qui uitia renium habent uel uissicae, non conuenit pusca, quia inimicum est satis aceto crudo renibus et uissicae et epati non expedit.

[S45] Melon, wann man di wol *seudet* mit sampt dem ynneren und mit wein samen, und ist nucz czw den nyeren.

[W44] Melon, wenn man die wol *sewdet* mit sambt dem ỹnnern, so sind sy gar guet ze essenn.

---

14 Hervorhebung ganzer Wörter/Phrasen durch Kursivsetzung hier und in den folgenden Beispielen durch die Verfasserin.

Echte Kochrezepte, sprich Zubereitungsanleitungen, die Ähnlichkeiten mit Kochrezepten mittelalterlicher Kochrezeptsammlungen aufweisen, wurden nur in vier Fällen angefügt.

In dem Kapitel über das Hirschfleisch (De obs. cib. 6 *carnis cervinae*; S5 *hierschein vleisch*; W5 *hyrschein fleisch*), dem eigentlich kein Kochrezept des lateinischen Werks entspricht, und das zusätzlich eine medizinisch-diätetische Erläuterung über die Qualität dieses Fleisches enthält, wird zum Beispiel empfohlen, das Fleisch gekocht und unter Zugabe von Gewürzen zu verzehren:

> [De obs. cib. 6] Ceruinae uero carnis elixae et uaporatae accipiuntur, sed interdum utendae. assaturae uero, si de nouello fuerint ceruo, bonae sunt; nam si de uetusto ceruo, grauioris sunt.

> [S5] Carnes cervine. Hierschein vleisch ist nicht alleich güt czw essen, wen es ist von natur fiebrig. Nür selden ist es czw essen und *gesotens mit gueter specerey* und nymm*er* gepratens, nür selden und das es newe sey.

W aber enthält noch eine weitere Anmerkung, und zwar, dass dieses Fleisch gut mit einer Soße zu essen sei, obwohl der Übersetzer/ Abschreiber nicht weiter erklärt, wie diese zubereitet werden soll:

> [W5] Hyrschein fleisch ist nicht albeg guet ze essen, wenn es ist von natur fiebrig. *Mit salsen* ist es zu ezzen und *gesotens mit gueter specerei* und nÿm*m*er gepratens, nur gar selten und das es new seÿ.

Die Lesart *mit salsen* könnte auch einfach ein Abschreibefehler von *nur selden* (lat. *interdum*) sein, doch könnte sie auch als zusätzliche kulinarische Anweisung und als Beweis einer bestimmten spätmittelalterlichen Essgewohnheit betrachtet werden: In zahlreichen deutschen Kochrezeptsammlungen dieser Zeit gibt es eine ganze Reihe von Rezepten, die die Zubereitung von Soßen beschreiben, welche zu einem Gericht aus Wildbret bzw. Hirschfleisch gereicht werden sollen. Einige Beispiele dafür sind in dem Kochbuch von Meister Hanns überliefert: [15]

> [MH 138] **Zue dem willpråt geit man gewürcz** Item zue allem gewürcz [= wildpråt?]. Sol man gewürcz mach[e]n vnd daran thuen jn den haf[e]n Dann zue ainem gesoten oder gepraten wildpråt oder zue hirseim secz man zue dem Besunder jn ain schüssel. Aber zue hasen oder zue Aichor[e]n oder zue vogeln die gewürczt man all jn der pfannen oder jn dem hafen. Vnd

15 *Maister Hannsen, des von wirtenberg koch*. Transkription, Übersetzung, Glossar und kulturhistorischer Kommentar von Trude Ehlert. Frankfurt am Main: Tupperware 1996 (in der Folge zitiert als MH).

merck man sol kain würcz salczen zue dem wilpråt wann das wildpråt ist vor gesalcz[e]n.

[MH 245] **aus dem swais von dem kalb seud wilprät darjnne** Item Nÿm den schwaiss von dem kalb vnd seud das hirsein willdeprät jn wein vnd misch den schwaiß daran Darnach mach es mit gewürcz vnd mit zucker ab als vor geschrib[e]n stet, hastu des zuckers nicht. So nÿm hönig an die stat.

Auch die Münchener Handschrift Cgm 349 überliefert eine ähnliche Zubereitung:[16]

[Cgm 349/4] **Ein peffer zw wilpradt** Jtem, Nÿm ein fürhess von einem lamplein oder hüenern, vnd semlein prossen vnd secz auf das fewr, das es auf siedt. Vnd slach es dan dũrch ein sib mit wein esich vnd wasser. Vnd secz wider auf vnd la es wol syeden. Dan gebürcz mit nagll, pfeffer vnd safrian. Vnd mit honik magst dw es lind machen vnd salcz dan, wie es dar zwe gehordt.

Oder schließlich das Rezept 55 des *Rheinfränkischen Kochbuchs*:[17]

[Rf.Kb. 55] Nim eszig wýn vnd honig vnd pefferbrot vnd stoisz vnder ein ander vnd slage isz durch vnd mach isz dunne vnd wurcze isz vnde erwelle isz vnd gib isz kalt ab du wilt Nim fische adir fleische adir wiltbrait gesodens adir gebradens darczu.

Ein zweites Kochrezept befindet sich bei Anthimus in dem Abschnitt, der die Zubereitung des so genannten *esicium*, einer Fülle aus Hühner- oder Hähnchenfleisch, enthält. Das lateinische Rezept wird beibehalten, wenngleich es sich um eine maßgeblich gekürzte Fassung handelt:

[De obs. cib. 33] [...] Esicium uero, quod de gallinas uel de pullos fit, tenerior magis fiat quam durior, ut de ouo plus mittatur; nam si durior fuerit, non digeritur, sed curruptilla uentris generat; si autem tenerior fuerit, et bene conficitur et bonus humores generat.

[S29] Gestossen hun*er* solt dw dunne machen und mer ayer dar an, danne prue. So ist es gesund*er*. [...]

[W28] Gestossne hüener solt du dũnn machen und mer ayr daran, dann prũe. So ist es gesunt. [...]

16 Münchener Kochbuchhandschriften aus dem 15. Jahrhundert: Cgm 349, 384, 467, 725 und 811 und Clm 15632. Hrsg. von Trude Ehlert. Frankfurt am Main: Tupperware 1998.

17 Rheinfränkisches Kochbuch (um 1445). Text, Übersetzung, Anmerkungen und Glossar von Thomas Gloning. Kulturhistorische Würdigung von Trude Ehlert. Frankfurt am Main: Tupperware 1998 (in der Folge zitiert als Rf.Kb.).

Der Text wird allerdings in den deutschen Bearbeitungen durch eine kurze Kochanweisung ergänzt, in der die alternative Zubereitung dieser Fülle aus gestoßenem Fisch, wie sie ebenfalls für Pasteten Verwendung findet, erklärt wird:

> [S29] […] Dw macht auch also *gestozzen visch machen mit specerey und mit saffran*, aver nicht mit ayern.

> [W28] […] Du macht auch also *gestozzen visch machen mit specerei und mit saffran*, aber nicht mit aÿrenn.

Rezepte für Füllungen aus gestoßenem Fisch unter Zugabe von Gewürzmitteln lassen sich in deutschen Kochbüchern des 15. Jahrhunderts zahlreich finden. In einer Kochrezeptsammlung der Heidelberger Universitätsbibliothek wird zum Beispiel die Zubereitung einer Fischpastete überliefert:[18]

> [H1/38] Ein essenn von pastedenn von vischenn So schup die visch schonn vnd zeuch jn ab die hewt vnd hack sie zu kleÿnenn stuckenn vnd hack peterlein ader salbej dar vnter vnd thu dartzu pfeffer vnd yngwer vnd saffrann vnd Temper es alles mit weÿn vnd mach einenn dunnenn teigk vnd mach das vmb vnd vmb zu thu die visch dor ein vnd geuß denn wein darauff vnd deck es mit einem dunnenn tayg vnd vermach es vmb vnd vmb gantz vnd prich obenn ein loch dor ein vnd laß es pachenn.

Und auch das *Bůch von gůter spîse* enthält eine ähnliche Kochanweisung:[19]

> [BvgS 46] Ein geriht von vischen. Nim einen frischen hechde löse im abe die hut von dem hechde süde in gar schone und lise uz die grete und nim krut und stoz ez mit dem vische tuo dar zuo ro eyer und saffran und fülle die hut des hechdes wider und daz haubt daz röst ein wenic und gibz hin.

Übrigens hat die in der deutschen Fassung überlieferte Zubereitung auch einen diätetischen oder therapeutischen Wert. Da Fische von kalter und feuchter Natur sind, empfiehlt der Übersetzer/Abschreiber (nach

18 Alessandra Sorbello Staub: Die Basler Rezeptsammlung. Studien zu spätmittelalterlichen deutschen Kochbüchern. Erstausgabe mit Kommentar und Fachglossar der Handschriften Basel, ÖUB D II 30, Bl. 300ra–310va, und Heidelberg, UB cpg. 551, Bl. 186r–196v und 197r–204r. Würzburg: Königshausen & Neumann 2002 (Würzburger medizinhistorische Studien. 71) (in der Folge zitiert als H1).

19 Daz buoch von guoter spise. Abbildungen zur Überlieferung des ältesten deutschen Kochbuches. Eingel. und hrsg. von Gerold Hayer. Göppingen: Kümmerle 1976 (Litterae. 45); Libro di buone vivande. La cucina tedesca dell'età cortese. A cura di Anna Martellotti e Elio Durante. Fasano: Schena 1991 (in der Folge zitiert als BvgS).

der Regel *contraria contrariis curantur*), sie mit Safran und Gewürzen, die als warm und trocken gelten, zu ‚temperieren'. Und mit diätetischen Überlegungen ließe sich wahrscheinlich auch die Warnung vor der Zugabe von Eiern erklären: In anderen Texten, etwa in dem Kochbuch von Meister Eberhard,[20] wird behauptet, dass Eidotter mäßig warm seien, während das Eiweiß kalt sei (ME 55 Eyer [...] *Der totter hicziget bescheidenlich vnd speißt wol, aber das weyß kelt vnd macht schleim vnd boß plut vnd ein bôse speyß* [...]). Wahrscheinlich meint der Übersetzer/Abschreiber in diesem Fall speziell die Verwendung des Eiweißes, das er in einem Fischgericht als möglicherweise schädlich für die menschliche Gesundheit erachtete.

Neu und sehr interessant ist dann die dritte Kochanweisung Anthimus', die dem Kapitel über Aale hinzugefügt ist: nach der lateinischen Fassung (*de obs. cib.* 43 *anguilae*) sollen die Aale zuerst in Stücke geschnitten und dann am Spieß gebraten werden. Die deutschsprachige Übertragung beschreibt hingegen die Zubereitung eines Gerichts aus gefüllten Aalen, die dann an einem Spieß gebraten werden sollen:

> [De obs. cib. 43] Anguilae uero, quae in glarea aspera uel in saxosis locis nascuntur, melioris sunt quam illi, qui in limosis locis uel lutosis nascuntur. assae ita, ut cappellentur partes et sic in brido assentur, aptioris sunt quam elixae, ita, ut in salemoria tangantur, dum assant, ut magis durior fiat ipsa caro.
>
> [S35] All aws frischem wasser und stainigem sind di pessern. Di sol man also machen: czewch in di hawt ab und haw das vleisch chlaine und tue dar under specerey und full das hin wider in d⟨e⟩r hawt, sam der wurst macht. Und pratt in dan an einem spisse.
>
> [W34] Al visch aus frischen und stainigem wasser, dy sind dÿ pessern. Dÿ sol man also machen: zeuch in die hawt ab und haw das fleisch klain und tue darund*er* specerei und fũll das hin wider in dy hawt, sam der wũrst macht. Und prat in dann an ainem spiss.

In den Kochrezeptsammlungen des Spätmittelalters kommen oft Rezepte vor, die Ähnlichkeiten mit der zuvor beschriebenen Kochanleitung aufweisen. Ein Beispiel dafür ist das Rezept 16 des *Mondseer Kochbuchs*:[21]

20 Anita Feyl: Das Kochbuch Meister Eberhards. Ein Beitrag zur altdeutschen Fachliteratur. Freiburg im Breisgau: Diss. 1963 (in der Folge zitiert als ME).

21 Doris Aichholzer: ‚Wildu machen ayn guet essen...': drei mittelhochdeutsche Kochbücher. Erstedition, Übersetzung, Kommentar. Bern u. a.: Lang 1999 (Wie-

> [Ms.Kb. 16] Von gefülten älen. Nim frisch äle und wasch in ab dem faym oder flew sy mit kalchgüß und zeuch im ab die haut bey de*m* haubt. Hack salvei, petersilg und tuo dar zuo gestossen imber und pfeffer. Und saltz sy zuo massen und wirf das auf die ale oder in die äle und zeuch die haut wider über und spreng die ele aussen mit saltz und brat sey auf aine*m* hultze*nen* rost und gib sy hin.

Ein weiterer Beleg ist das Rezept 51 im *Mittelniederdeutschen Kochbuch,*[22] obwohl hier die Fische nicht am Spieß gebraten werden sollen:

> [Mnd.Kb. 51] It*em* wyltu maken eyn*en* ghevulden ål, so thu em de hud aff unde snyt den al an stucken. Unde suth en gar. Ny*m* de graden dar uth. Ny*m* salvie, rosin unde jngever unde stot rys unde make dar aff ey*n* vulsel. Solte dat wol to mathe. Vulle dat wedd*er* in de hut. Legge dat yn heyt water. Lat dat hart werden. Snyt dat yn even stucken. Make dar tho ey*n* gud sot va*n* wyne und van ho*n*nighe unde van guden krude, van saffrane, va*n* peper. Unde lat dat seden to hope. Un*de* giff id hen.

Unklar bleibt schließlich die eigenartige Ergänzung der deutschsprachigen Bearbeitungen des Anthimus im Kapitel über die Rebhühner. Die lateinische Epistel (De obs. cib. 28 *perdices*) behauptet, dass besonders die Brust der Rebhühner gut sei und dass sie mit Koriander und, wenn möglich, ohne Salz und Öl zu essen sei. In der deutschen Fassung (S24 *rebhuner*; W23 *rebhũener*) wird empfohlen, nicht nur die gekochte Brust (*das voder tail gesotens*) zu essen, sondern auch die Knochen zu zerstoßen und sie mit Koriander und ohne Salz zu sieden, was ich in meiner Edition der deutschen Bearbeitung der *Epistula Anthimi* als ein Missverstehen des lateinischen Textes betrachtet habe:

> [De obs. cib. 28] Perdices bonae sunt, maxime pectora ipsorum, coctas, non assas. praeterea illis congrua sunt, qui fluxum uentris patiuntur, uel desentericis, ut elixae bene sint in aqua pura sine ulla conditura, et, si potest fieri, nec sale mittendum nec oleum nisi unum fasciculum de coriandro, et coquat cum ipso. pectus tantum comedatur, si potuerit sine sale; si non uero, intingat in sale.

---

ner Arbeiten zur germanischen Altertumskunde und Philologie. 35) (in der Folge zitiert als Ms.Kb.).

22 Marialuisa Caparrini: La letteratura culinaria in bassotedesco medio. Un'indagine linguistica e storico-culturale sulla base del ricettario di Wolfenbüttel (cod. Guelf. Helmst. 1213). Göppingen: Kümmerle 2006 (Göppinger Arbeiten zur Germanistik. 732) (in der Folge zitiert als Mnd.Kb.). Das *Mittelniederdeutsche Kochbuch* war zuvor schon 1956 von Hans Wiswe ediert worden: Hans Wiswe: Ein mittelniederdeutsches Kochbuch des 15. Jahrhunderts. In: Braunschweigisches Jahrbuch 37, 1956, S. 19–55.

[S24] Rebhun*er* sind güt und sunderleich das voder tail gesotens. Und *das gepain von den rebhunern sol man stossen* und mit coriander sieden an salcz. Das sol essen, wer di rot rür hat: der wirt gesunt.

[W23] Rebhũener sind guet und sunderleich das vod*er* tail gesotens. Und das gepain von den rebhũenern sol man stõzzen und mit cariander sieden an saltz. Das sol der essen, wer dỹ rot rue hat: der wirt gesunnt.

Selbstverständlich kann es sich hier um eine fehlerhafte Übersetzung handeln. Die Verwendung von Knochen in spätmittelalterlichen Kochrezepttexten ist aber auch andernorts belegt: Das *Mittelniederdeutsche Kochbuch* beschreibt zum Beispiel die Zubereitung eines Gerichts aus Knochen und Fleisch von Hühnern und Wildvögeln:

[Mnd.Kb. 18] Wyltu maken eyne*n* gude*n* horseman, so sa*m*me vele knoken va*n* garen honere*n*, va*n* wylden unde van tamen. Ny*m* ok ander gar vlesch so vele, al so du be hovest. Stot dat yn eyne*me* moser rechte cleyne unde wriff dat dorch eyne*n* dorch slach. Ny*m* wyn un*de* strick dat dorch eynen dǒck. Ny*m* eygere unde crude. Do dat dar to unde lat dat sede*n* syne mathe. Solte dat ey*n* weynich. So is dat ey*n* gud horsema*n*.

Aber in der deutschen Bearbeitung von Anthimus' Werk hat dieser seltsame Zusatzhinweis offensichtlich eine andere, sprich therapeutische Bedeutung, weil es sich um die Anleitung zur Zubereitung einer Krankenkost handelt. Dafür gibt es einen vergleichbaren Hinweis im so genannten *Tractatus de modo preparandi et condiendi omnia cibaria* (um 1300), dem ersten Teil des *Liber de coquina*:[23] Hier ist ein Kochrezept für die Zubereitung eines Gerichts aus Hähnchenfleisch für Kranke und Schwache überliefert, in dem ebenfalls gehackte Knochen verwendet wurden:

[Tract. 2.7] Tali modo preparatur pullus ad debiles infirmos: postquam decoctus est bene ut supradictum est, accipitur aliqua pars ipsius cum ossibus; et peroptime cuntunditur; et cum decoctione ac lacte amigdalarum distemperatur; et per pannum rarum exprimitur, et aliquantulum dequoquitur, et infirmo administratur.

Dieser Vergleich lässt eher vermuten, dass die in S und W hinzugefügte Anweisung nicht der Fehler eines Abschreibers, sondern die Ergänzung eines Fachkundigen, z. B. eines Arztes war, der die Absicht hatte, zusätzliche Kochhinweise für Menschen mit angegriffener Gesundheit zu geben.

23 Liber de coquina. Das Buch der guten Küche. Hrsg. von Robert Maier. 2. Aufl. Frankfurt am Main: Friedrich 2005 (in der Folge zitiert als Tract.).

Die Untersuchung der Kochanweisungen in der deutschen Bearbeitung der *Epistula Anthimi* ergibt, dass diese hinsichtlich der Zutaten oder der Zubereitungsart Ähnlichkeiten mit Kochrezepten einiger deutscher Kochrezeptsammlungen des 15. Jahrhunderts aufweisen. Sowohl die diätetischen Zusätze als auch die kulinarischen Ergänzungen beweisen, selbst wenn sie nicht so zahlreich sind wie die Kürzungen und Auslassungen, dass der Übersetzer/Abschreiber nicht nur medizinische, sondern auch Kochkenntnisse besaß.

Nicht nur die *Epistula Anthimi de observatione ciborum* versteht sich also als das Werk eines Arztes, der in seiner Lehre zugleich praktische Kochanweisungen gab. Auch die deutschsprachige Übertragung der Epistel kann als das Werk eines Fachkundigen (eines Arztes? eines Kochs?) betrachtet werden, der mit kurzen Kommentaren und Ergänzungen die Anweisungen einer alten Diätetik leicht verändert und, wie sich aus dem Vergleich mit einigen Kochrezepten des 15. Jahrhunderts ergibt, die Kochanweisungen eines Arztes des 6. Jahrhunderts an die Küchenpraxis seiner Zeit anzupassen versucht hat.

Das *Tegernseer Wirtschaftsbuch*: Benediktinische Kulinarik in Fasten- und Nichtfastenzeiten

Karin Kranich (Graz)

Abstract

The *Tegernseer Wirtschaftsbuch* is a handwritten source, in parts dated from the second half of the 15th century, in parts from the first half of the 16th century. It contains the instructions of the kitchen manager in the Benedictine monastery of Tegernsee—especially for the fasting periods of Advent and Easter and all the numerous fasting days during the normal ecclesiastical year. After a short description of the source the article goes more closely into the structure of the *Tegernseer Wirtschaftsbuch* with a strong focus on the *Speisebuch* in order to demonstrate at the one hand the exact organization of these instructions according to the ecclesiastical fasting and nonfasting periods and at the other hand the differences in food-organization and nutrition in those days and periods. Thus we get a closer view on the nutrition-conventions of the monastery in the second half of the 15th and at the beginning of the 16th century, which was a period of reorganization in the Benedictine order—especially in Austria and south Bavaria following the ‚Melker Reform'. It can be shown that the fasting periods indeed were very important in the ecclesiastical calendar but not as periods of hunger—on the contrary: the source verifies that especially during the fasting periods a big amount of rare and expensive foodstuffs as rice, figs, almonds and exotic spices (i. e. pepper, saffron and ginger) were served.

I.

Is gens Martini   Mach würst Nicolaj
Is Blasi lemper / häri(n)g oculi mei semper
Is aer pasche. Erdper Joh(an)is Baptiste
Von kitzen carnes / sein guet pe(n)thecostes
Trag sparber Sixti / Vach wachtel Bartho(lo)mej
Säe korn Egidy / Haber(n) gerst(e)n B(e)n(e)dictj
Grab rueb(e)n Coloma(n)ni / Sewd kraut damia(n)i
Kauf holtz si velis / wildw nit erfrir(e)n michaelis
Clayd wol Calixti / haýtz vast natalis Chr(ist)i
Vnd heb an Martini / tri(n)k wein p(er) c(ir)c(u)l(u)m a(n)nj[1]

Diese Merkverse, die die Handschrift des so genannten *Tegernseer Wirtschaftbuches* einleiten, holpern zwar ein bisschen, führen aber auf durch-

1 München, Bayerische Staatsbibliothek, Cgm 8137, fol. 2r.

aus liebenswürdige Art und Weise einen wichtigen Aspekt des mittelalterlichen Denkens plakativ vor Augen: Der Jahresablauf gibt den Rhythmus von Tätigkeiten vor und bindet diese an eine bestimmte Saison. Gebildet wird dieser Jahreskreis von einer Abfolge von Heiligentagen und religiösen Festen.

Im Text werden bestimmte Speisen, aber auch deren Herstellung, Ernte/Schlachtzeiten und Konservierung mithilfe dieser Heiligenstichtage konkreten Terminen zugewiesen – so zum Beispiel das Herstellen von Würsten dem Nikolaustag, also der Zeit um Dezemberbeginn, der Verzehr von Kitzfleisch rund um Pfingsten oder das Ausgraben der Rüben und Einsieden von Kraut Ende September bzw. Anfang Oktober. Dann werden auch Verrichtungen wie Holz einlagern, für Kleidung sorgen und sogar die Vogeljagd genannt und mit bestimmten Stichtagen sinnfällig in Verbindung gebracht.

Die genannten Heiligentage stellen einen den Zeitgenossen ganz augenscheinlich mühelos entschlüsselbaren Jahresablauf dar – mit dem Martinstag am 11. November beginnend, schließt sich der Kreis nach Stichtagen aus Winter, Frühling, Sommer und Herbst zu Weihnachten wieder.[2] Schlussendlich bekommt der Leser/Hörer noch die Empfehlung mit auf den Weg, vom Martinstag an den gesamten Jahreslauf hindurch Wein zu trinken.

II. Die Handschrift

Diese Merkverse finden sich auf fol. 2r der Handschrift Cgm 8137 der Bayerischen Staatsbibliothek München. Die Handschrift ist in der Literatur als *Tegernseer Wirtschafts- und Fischereibuch*[3] bekannt und wurde von Anton Birlinger – für heutige Ansprüche unvollständig und unzureichend – 1864 erstmals und bisher als einzigem ediert.[4] Der Codex um-

2 Hl. Nikolaus: 6. Dezember; Hl. Blasius: 3. Februar; *Oculi mei semper (ad dominum)*: 3. Fastensonntag; Ostern; Hl. Johannes Baptist: 24. Juni; Pfingsten; Hl. Sixtus: 6. August; Hl. Bartholomäus: 24. August; Hl. Ägidius: 1. September; Hl. Benedikt: 11. Juli; Hl. Koloman: 16. Oktober; Hl. Damian: 27. September; Hl. Michael: 29. September; Hl. Calixtus: 14. Oktober; Geburt des Herrn: 25. Dezember.

3 Gundolf Keil / Monika Reininger: Tegernseer Angel- und Fischereibuch. In: ^{2}VL 9 (1995), Sp. 664f.; Monika Reininger: Tegernseer Wirtschaftsbüchlein. In: ^{2}VL 11 (2004), Sp. 1506f.

4 Anton Birlinger: Kalender und Kochbüchlein aus Tegernsee. In: Germania 9, 1864, S. 192–207; Anton Birlinger: Tegernseer Angel- und Fischereibüchlein. In: ZfdA 14, 1869, S. 162–179; vgl. dazu auch: Helmut W. Klug / Karin Kranich: Das

fasst 128 Blätter mit einer neuzeitlichen Bleistiftfoliierung jeweils rechts oben. Der Beschreibstoff ist Papier mit den Maßen 155 x 105 mm. Im Handschriftencensus[5] wird in Anlehnung an Schneider[6] als Datierung etwas vage 15./16. Jahrhundert angegeben. Inhaltlich besteht der Codex aus zwei großen Teilen: einerseits aus dem *Tegernseer Wirtschaftsbuch* und andererseits aus dem so genannten *Tegernseer Angel- und Fischereibuch.*[7] Ich konzentriere mich im Folgenden ganz auf den Wirtschaftsbuch-Teil.

Das *Tegernseer Wirtschaftsbuch* setzt sich seinerseits aus drei Teilen zusammen: Es beginnt mit dem so genannten *Jüngeren Eintragskalender* (fol. 12r–30r), bezogen auf das Jahr 1534. Darauf folgt der *Ältere Eintragskalender* (fol. 36r–44r) ohne konkrete Jahresangabe. Der dritte Teil schließlich wird als *Speisenbuch* bezeichnet (fol. 45r–85r). Hier finden sich im Text Datierungen von 1453 und 1462.

In allen Teilen schreiben mehrere unterschiedliche Hände. Besonders in den Kalendern gibt es – neben der Grundanlage nach Monaten und Tagen, die jeweils eine – bisher unbekannte – Hand vorgenommen hat – zahlreiche Ein- und Nachträge, was für diese Art von Text ja durchaus typenprägend ist.[8]

Betrachtet man den inneren Aufbau dieser heterogenen Handschrift, fallen etliche Folgen von unbeschriebenen Blättern auf. Diese Leerstre-

---

Edieren von handschriftlichen Kochrezepttexten am Weg ins digitale Zeitalter – Zur Neuedition des Tegernseer Wirtschaftsbuches. In: Vom Nutzen der Editionen. [Beiträge zur 15. internationalen Tagung der Arbeitsgemeinschaft für germanistische Edition. 19.–22. 2. 2014 in Aachen.] Hrsg. von Thomas Bein [im Druck für die Reihe Beihefte zu editio].

5 Vgl. http://www.handschriftencensus.de/3885 [Stand: 08.07.2014].

6 Vgl. Karin Schneider: Handschriften aus dem Bayerischen Nationalmuseum jetzt in der Bayerischen Staatsbibliothek München und in der Staatsbibliothek Bamberg. In: Scriptorium 22 (1968), S. 314–323, hier S. 319f.

7 Das Tegernseer Angel- und Fischereibuch ist zwar aus sechs Einzeltexten zusammengestellt, aber von einer (!) Hand geschrieben, die Keil/Reininger Frater Placidus im Küchenamt des Klosters Tegernsee zuweisen. Vgl. Keil/Reininger 1995 (wie Anm. 3), Sp. 664.

8 Es liegen hier die handschriftlichen Formen dessen vor, was es zeitgleich bereits auch als gedruckte ‚Schreibkalender' gibt. Davon ist der erste bereits 1457 bezeugt. Vgl. dazu Helga Meise: Der „Schreibkalender" als Textsorte. Konstitutionsbedingungen und Strukturmerkmale frühneuzeitlicher Kalenderaufzeichnungen. In: Textsorten deutscher Prosa vom 12./13. bis ins 18. Jahrhundert und ihre Merkmale. Hrsg. von Franz Simmler. Bern u. a.: Lang 2002 (Jahrbuch für internationale Germanistik. Reihe A, Kongressberichte. 67), S. 573–587.

cken befinden sich überwiegend und signifikant an den ‚Nahtstellen' der Einzelteile. Der Aufbau stellt sich also folgendermaßen dar:

	Tegernseer Wirtschaftsbüchlein		
	[leer]	fol. 2v–12r	
1.	Jüngerer Eintragskalender	fol. 12v–30v	1534
	[leer]	fol. 31r–35v	
2.	Älterer Eintragskalender	fol. 36r–44v	
3.	Speisenbuch	fol. 45r–85r	1453–1463
	[darin leer]	fol. 58r, 59v–61r, 67v, 72v	
	[leer]	fol. 85v–96v	
	Tegernseer Angel- und Fischereibüchlein		
	6 Fischereitexte	fol. 97r–109v	Ende 15. Jh.
	[leer]	fol. 110r–128v	

Es ist davon auszugehen, dass diese Handschrift erst relativ spät, jedenfalls nach 1534 ihre heutige Gestalt erhielt, indem Einzelteile zusammengebunden wurden. Sie ist demzufolge als ‚zusammengesetzte Handschrift' zu klassifizieren.[9] Eine solche besteht aus mehreren ursprünglich selbstständigen Teilen (oft) unterschiedlichen Alters und

9 Richtlinien Handschriftenkatalogisierung. Hrsg. von der Deutschen Forschungsgemeinschaft. Unterausschuss für Handschriftenkatalogisierung. 5., erw. Aufl. Bonn: DFG 1992; online publiziert unter: <http://www.manuscripta-mediaevalia.de/hs/kataloge/HSKRICH.htm> [Stand: 08.07.2014]; Anne-Beate Riecke: Die Erstellung von Handschriftenbeschreibungen nach den Richtlinien der DFG mit Hilfe von Manuscriptum XML. Version 1.0, Stand: Oktober 2009, S. 103 und S. 106. Als pdf-Dokument zum Download unter: <http://www.manuscripta-medi aevalia.de/hs/handbuch.pdf> [Stand: 08.07.2014].

Aussehens sowie unterschiedlicher Herkunft. Leerstrecken sind in zusammengesetzten Handschriften vorzugsweise dort positioniert, wo ‚Zuwachs' erwartet und dafür offenbar bewusst Raum für Ergänzungen und Nachträge gelassen wurde. Zusammengesetzte Handschriften sind daher als ‚lebendige' Körper zu verstehen, die im Alltagsgebrauch standen und sich auch weiterentwickeln konnten.[10] Zusammengestellt werden die einzelnen Bestandteile nach dem gestalterischen Willen eines Redaktors.[11] Diese allgemeine kodikologische Definition für eine zusammengesetzte Handschrift trifft auf das *Tegernseer Wirtschafts- und Fischereibuch* eindeutig zu. Es handelt sich also nicht um eine ‚zufällige' Buchbindersynthese, die es ja auch gibt.

III. Das *Tegernseer Speisenbuch*

a) Die innere Struktur nach dem Jahreslauf

Das Kalendarische ist es, was die drei Teile des *Tegernseer Wirtschaftsbuchs* – die beiden Kalender und das *Speisenbuch* – verbindet. Dass die beiden Kalender im *Tegernseer Wirtschaftsbuch* den Jahresablauf jeweils von Jänner bis Dezember abbilden, versteht sich von selbst. Aber das Kalendarische und die Idee des Jahreszyklus prägen auch das *Speisenbuch*.

---

10 Oft wird in der Literatur der Begriff ‚Sammelhandschrift' als verwässerndes Synonym für ‚zusammengesetzte Handschrift' eingesetzt. Das trifft bei näherem Zusehen aber nicht zu, denn Sammelhandschriften und zusammengesetzte Handschriften unterscheiden sich in ihrer Materialität erheblich. Erstere sind entweder nach Vorlagentexten ‚glatt' abgeschrieben und im Layout vereinheitlicht, wie zum Beispiel die große Heidelberger Liederhandschrift (UB Heidelberg, cpg 848), oder sie bestehen aus verschieden angelegten Texten, die aber entstehungsgeschichtlich eng zusammengehören und bereits früh zusammengebunden wurden, wie zum Beispiel das Hausbuch des Michael de Leone (UB München, Cim. 4 = 2° Cod. ms. 731), während Letztere – wie oben gesagt – aus mehreren unabhängig voneinander entstandenen Teilen bestehen. Beiden Handschriftentypen gemeinsam ist, dass sie sich bemühen, „möglichst viele Zeugnisse zu einem oder auch zu mehreren Themen systematisch zusammenzustellen und gesammelt zu bewahren." Thomas Bein: Textkritik. Eine Einführung in Grundlagen germanistisch-mediävistischer Editionswissenschaft. 2., überarb. und erw. Aufl. Frankfurt am Main u. a.: Lang 2011, S. 35.

11 Vgl. dazu ausführlicher Karin Kranich: Zusammengesetzte Handschriften – Sammelhandschriften: Materialität – Kodikologie – Editorik. In: Materialität in der Editionswissenschaft. Hrsg. von Martin Schubert. Berlin u. a.: de Gruyter 2010 (Beihefte zu editio. 32) S. 309–321.

Das wichtigste Strukturmerkmal im *Speisenbuch* ist nämlich eine vielfältige Differenzierung zwischen Fastenzeiten und Nichtfastenzeiten.

Ganz allgemein lässt sich der mittelalterliche Jahreslauf in Festtage, Normaltage und Fasttage gliedern. Zu den Fasttagen zählen einerseits die kirchlich festgelegten Fastenzeiten, es gibt aber auch zahlreiche Fasttage außerhalb der Fastenzeiten im mittelalterlichen Kalender, nämlich generell alle Freitage sowie die Vigilien, also die Vortage von Sonn- und Festtagen. Damit sind alle Samstage Vigilien und zählen demnach ebenfalls zu den Fasttagen. Dem mittelalterlichen Fasten kann somit die Funktion eines Reinigungs- und Vorbereitungsinstruments (Vigilien), aber auch eines Trauerinstruments (Freitag) zugeschrieben werden.

Zu den festgelegten Fastenzeiten des Mittelalters zählen der Advent als Zeit der Vorbereitung auf die Ankunft des Herrn sowie die *Quadragesima*, die 40-tägige vorösterliche Fastenzeit. Aber auch die so genannten Quatemberzeiten gehören im Mittelalter dazu, die das Kirchenjahr in vier Viertel teilen[12] und sich ungefähr zu Beginn jeder Jahreszeit jeweils von Mittwoch bis Sonntag, also über vier Tage erstrecken: (1) Mittwoch bis Sonntag nach *Invocabit* (Quatember in der Fastenzeit); (2) Mittwoch bis Sonntag nach Pfingsten (Pfingstquatember bzw. Sommerquatember); (3) Mittwoch bis Sonntag nach Kreuzerhöhung (14. September; Quatember im Herbst bzw. vor Michaelis); (4) Mittwoch bis Sonntag nach Lucia (13. Dezember; Quatember vor Weihnachten).[13]

Diese Gliederung nach den Strukturen des Jahresablaufs findet sich auch im *Tegernseer Speisenbuch*. In klar markierten Abschnitten, die großteils mit einer Überschrift in roter Tinte beginnen, wird dort das Winterhalbjahr dargestellt. Der erste Abschnitt ist dem Advent gewidmet, also einer der fixen mittelalterlichen Fastenzeiten, und bringt so etwas wie einen Wochenspeiseplan von Sonntag bis Samstag jeweils mit Speisen für die Hauptmahlzeit (*prandium*), am Sonntag auch für die Abendmahlzeit (*cena*). Dann folgt ein kurzer Abschnitt, bezogen auf die Vorfastenzeit, konkret den Sonntag *Esto mihi*, den fünften Sonntag vor dem Passionssonntag, und den Samstag davor sowie eine kurze Instruktion für die Fastnacht, die ja kalendarisch gesehen in diesen Zeitabschnitt fällt. Aufzeichnungen zum Weihnachtsfest und für die darnach folgende Nichtfastenzeit bis *Esto mihi* unterbleiben aber.

12 Vgl. lat. *ieiunia quattuor temporum*.

13 Vgl. Hermann Grotefend: Taschenbuch der Zeitrechnung des deutschen Mittelalters und der Neuzeit. 14. Aufl. Hannover: Hahn 2007, S. 18.

Der nächste Abschnitt gilt – ganz jahreslaufkonform – der Quadragesima, also der 40-tägigen Fastenzeit, wieder mit einem Wochenplan von Sonntag bis Samstag. In der anschließenden Passage steht dann die Nichtfastenzeit der Ostertage im Mittelpunkt. Die Instruktionen beginnen mit Karsamstag und gehen bis zum Ende der Osteroktav, schließen also die Woche nach Ostern ein, die noch zur Festzeit zu zählen ist. Darauf folgen Anweisungen bezüglich der Speisen an so genannten ‚normalen/regelmäßigen' Fasttagen – wieder mit einem Wochenplan von Sonntag bis Samstag.

Alles Bisherige ist – darauf wird mehrfach explizit hingewiesen – für 40 Personen, also wohl die Konventstärke der Benediktiner in Tegernsee in der zweiten Hälfte des 15. Jahrhunderts, ausgelegt. So beginnt das *Speisenbuch* mit folgender Überschrift: „Vermerckt das essen so man das Jar gibt dem conuent in das refectori ze Tegernsee" (fol. 45r), auf fol. 53r steht „Souil gibt ma(n) auf XL p(er)son gen kuchl" und weiter hinten heißt es „auf XL person zw den suppen" (fol. 54v) bzw. „von der milch ... auf XL person".

Im hinteren Teil des *Speisenbuches* finden sich auch Aufzeichnungen für kleine Zwischenmahlzeiten, die explizit auf acht Personen ausgerichtet sind (fol. 57r–v und fol. 64r–v). Schließlich gibt es dann noch einen Eintrag, der auf den Abt bezogen ist und Angaben für lediglich vier Personen enthält (fol. 66r). Ab fol. 57r wiederholen sich im Speisenbuch die kalendarischen Einträge und die dazugehörigen Erläuterungen – zum Teil die schon bekannten Aussagen reduzierend, zum Teil aber auch neue Inhalte einbringend.

Diese vordergründig so straffe kalendarische Grundstruktur des *Tegernseer Speisenbuchs*, die sich – wie sich gezeigt hat – auf die Fastenzeiten konzentriert und als Nichtfastenzeit die ‚Hochzeit' des Osterfestes dokumentiert, ist an mehreren Stellen durch Einschübe unterbrochen. Wie ein Fremdkörper wirkt beispielsweise der Text auf fol. 58v, der sich der Gartenkultur zuwendet und Instruktionen für das zeitgerechte Auspflanzen von Salbei, Petersilie und vielen anderen Gartenpflanzen gibt – selbstverständlich ganz an den Heiligentagen und dem Vollmond orientiert. Eingeschoben finden sich ferner zwei Passagen, die nur Listen von Speisen enthalten, bei denen sich das Organisationsprinzip des *Speisenbuches* einmal mehr deutlich manifestiert: Diese Listen sind nämlich explizit in zwei Gruppen geteilt, nämlich in Speisen für Fastenzeiten und

-tage und Speisen außerhalb der Fastenzeiten und -tage, „wenn man mit Milch und Eiern kocht“ (fol. 51v und 66v).

Ebenfalls als in sich abgeschlossene Einschübe sind zwei sich wiederholende Abschnitte gestaltet, in denen genaue Anweisungen gegeben werden, zu welcher Zeit wie viel „semel“, also weißes Brot, beim Bäcker zu bestellen sei (fol. 46r und 62r). Und auch hier regiert der Jahreslauf und seine ‚Hochzeiten‘ – Fastenzeit, Palm-/Karwoche, Ostern, Pfingsten, Sonntag Trinitatis[14], Fronleichnam, Allerheiligen und Weihnachten.

Dazu passt auch ein kurzer Anhang am Ende des Wochenplans für die Adventzeit, in dem einige Detailinstruktionen bezüglich des Reichens von bestimmten Speisen bzw. Nahrungsmitteln in bestimmten Zeitabschnitten gegeben werden (fol. 45v): dreimal in der Woche Senf im Advent, Bier von Weihnachten bis Esto mihi an normalen Fasttagen, Bier, Brezen und Senf auf den Tisch sowie gebratene und grüne/rohe Äpfel auf den Teller in der 40-tägigen Fastenzeit.

b) Speisenunterschiede zwischen Fasten- und Nichtfastenzeiten

Wenn man sich nun das *Tegernseer Speisenbuch* unter dem Aspekt der Ernährung der Mönche des Konvents ansieht, dann ergibt sich auch da ein relativ klares Bild: Die Benediktiner in Tegernsee hielten sich – so zeigen es jedenfalls die Eintragungen des *Speisenbuchs* – an das in der Benediktinerregel festgelegte generelle Verbot des Fleischverzehrs (für gesunde Mönche).[15] Die Speisenlisten unterscheiden dann aber, wie sich gezeigt hat, sehr genau zwischen Fastenzeiten und Nichtfastenzeiten, und diese Unterscheidung wird an Ingredienzien festgemacht. Da heißt es z. B. „Auf XL person zu den suppen wan man mit milch und eiern kocht“ (fol. 54v). Demgegenüber stehen die „gemuesz so man nit von milch vn(d) ay(e)rn kocht“ (fol. 54v).

Summarisch beurteilt stellen sich die Speisen in den wenigen hier dokumentierten Nichtfastenzeiten erstaunlich eintönig und schlicht dar. Einige wenige Hauptingredienzen kehren immer wieder: Laktizinien und Eier, an Gemüsen Kraut, Rüben und Erbsen, Getreide in Form von Brot und Breien sowie Fisch. Es scheint auch zwischen den Sonntagen und den Wochentagen kein qualitativer Unterschied in der Verköstigung

14 Das ist der Sonntag nach Pfingsten, der die Pfingstoktav abschließt.

15 Vgl. dazu auch Susanne Fritsch: Das Refektorium im Jahreskreis. Norm und Praxis des Essens in Klöstern des 14. Jahrhunderts. Wien, München: Oldenbourg 2008 (Veröffentlichungen des Instituts für Österreichische Geschichtsforschung. 50), S. 90.

bestanden zu haben, sondern nur ein quantitativer: Am Sonntag gab es zwei Mahlzeiten mit jeweils drei Gängen, während man sich an den Wochentagen mit der einmaligen Sättigung durch eine Mahlzeit mit vier Gängen begnügte. Diese Regelung galt auch für die Fastenzeiten und wurde offenbar nur zu Ostern und in der Osteroktav aufgehoben. In diesem kurzen Zeitabschnitt sind auch an den Wochentagen zwei Mahlzeiten mit jeweils drei Speisen eingetragen. Damit trägt man zweifellos der Besonderheit dieser Tage im Kirchenjahr Rechnung. Aber neuerlich ist die Quantität das Differenzierungsmerkmal und nicht die Qualität. Denn das Speisenangebot für die Osterfesttage enttäuscht unsere heutigen Vorstellungen von ‚Festessen' – wären da nicht Zusätze, die die Besonderheit des Karsamstags und des Ostersonntags auch im Essen hervorheben. In einem solchen Vermerk wird beispielsweise festgehalten, dass zum Frühmahl (*collatio*), von dem sonst nie die Rede ist, süßer Wein und Konfekt gereicht werden sollen (fol. 47v). Diesen Hinweis auf besondere Nahrungsmittel an besonderen Tagen gibt es noch ein weiteres Mal: Am Tag der Fastnacht sollen die Mönche Rayfall, einen importierten Süßwein, und sogar Rayfallsuppe erhalten (fol. 46r).

Der größte Teil der Aufzeichnungen im *Tegernseer Speisenbuch* widmet sich, wie sich gezeigt hat, den Fastenzeiten. Bezüglich der Ernährungsmuster ergeben sich dabei einige interessante Details: Im Advent zeigt der Wochenplan, dass zwar auf Eier verzichtet wird, nicht aber auf Milch und Käse. In der vorösterlichen Fastenzeit scheint der Laktizinien- und Eierverzicht hingegen rigoros eingehalten worden zu sein. Dennoch erweitert sich in diesem Zeitabschnitt das Repertoire der Hauptingredienzien in erstaunlicher Weise, nämlich um Feigen, Mandeln, Rosinen und Hanf. Dazu kommen noch Senf, der auch im Advent gereicht wird, Brezen – als besonderes Gebäck der Fastenzeit –, Konfekt und Bier.

Konfekt, also kandierte Früchte und Gewürze, und Bier galten generell als Stärkungsmittel und wurden deshalb vorzugsweise Kranken und Schwachen verabreicht. Diese Nahrungsmittel scheinen aber auch präventiv gegen die Gefahr der Schwäche eingesetzt worden zu sein. In den Tegernseer Speisenlisten finden sich dafür konkrete Anweisungen: Bier soll nämlich, wie oben schon erwähnt, auch an den regelmäßigen Fasttagen – also zumindest an Freitagen und Samstagen – zwischen Weihnachten und *Esto mihi* ausgeschenkt werden (fol. 45v). In der vorösterlichen Fastenzeit soll jeden Tag Bier auf den Tisch kommen, nicht aber sonntags (fol. 62v) – am Sonntag gab es ohnehin auch in der Fastenzeit zwei

Mahlzeiten, daher konnte auf eine zusätzliche Bierstärkung verzichtet werden.

Was die Gewürze angeht, sind sowohl die Speisenlisten als auch die rezeptähnlichen Texte leider nicht besonders ertragreich. Sie konzentrieren sich in ihrem Wortschatz auf Speisenbenennungen und da stehen die Hauptingredienzien wie Käse, „semel" (im Sinne von weißem Mehl), Kraut, Äpfel oder Erbsen im Vordergrund. Wenn es darum geht, die Zutaten für eine bestimmte Speise aufzuzählen, werden meist diese Hauptingredienzien und dann ganz unspezifisch nur „gwurtz" genannt.[16] Lediglich in einer Passage, in der es um Fischzubereitungen geht (fol. 54r), werden die Angaben sehr konkret: Da findet sich das gesamte Repertoire des mittelalterlichen Gewürzhandels: Safran, Pfeffer, Ingwer, Zimt, Muskat und Gewürznelken – löffelweise eingesetzt. Dazu kommt mehrfach der Hinweis, Lebzelten in eine Suppe oder in ein Mus zu reiben (fol. 54r).

Man gewinnt also den Eindruck, dass gerade in der Fastenzeit teure Importprodukte verzehrt wurden. Dazu passt auch eine Passage auf fol. 67v. Dort ist zusammengestellt, welche Mengen von ganz bestimmten Ingredienzien der Konvent von Tegernsee im Jahr 1462 während der 40-tägigen Fastenzeit verbraucht hat. Dabei handelt es sich fast ausschließlich um zugekaufte Luxusgüter wie Feigen, Reis, Mandeln, Weinbeeren/Rosinen, Safran, Ingwer, Pfeffer, aber auch Stockfisch, Semmel-Brot, Herrenbrot, Speisebrot, Hanf – zuletzt werden dann auch noch Erbsen angeführt.

III. Ausblick

Diese ersten kursorischen Ergebnisse zum *Tegernseer Wirtschaftsbuch* und konkret zum *Speisenbuch*-Teil zeigen bemerkenswerte Parallelen zu dem, was Gerhard Jaritz auf der Basis von Visitationsdokumenten und Speisenlisten des 15. Jahrhunderts für St. Peter in Salzburg zeigen konnte.[17]

16 Z. B. fol. 53v: Veigen suppen: 3 lb feygen 4 maß wein 2 semel 2 prot gepät / 1 trinkel honig / gewurtz und saffran /// krebssen suppen: 3 maß wein / 2 semel 2 p[r]ot gepät gwurtz vnd gilbt / vnd gwurfflt prot darein.

17 Gerhard Jaritz: Zur Alltagskultur im spätmittelalterlichen St. Peter. In: Studien und Mitteilungen zur Geschichte des Benediktiner-Ordens und seiner Zweige 93, 1982, S. 548–569; vgl. auch Fritsch 2008 (wie Anm. 15), passim. – Der Arbeit von Fritsch liegt mit den Küchenrechnungen des Augustiner Chorherrenstiftes Klosterneuburg wieder ein anderer Quellentyp zugrunde. Interessant wäre hier wohl auch ein Vergleich mit den vielfach überlieferten Speisenordnungen aus geistlichen und weltlichen Haushalten. Z. B.: Ludwig Eid: Herzog Stephans

Sowohl St. Peter als auch Tegernsee waren als Benediktinerklöster um die Mitte des 15. Jahrhunderts mit der Melker Reform und mehrfachen Visitationen konfrontiert. Es erscheint durchaus plausibel, dass die Aufzeichnung solcher Speisenlisten und Ernährungsübersichten nach dem Jahreslauf in diesem Zusammenhang und gekoppelt an die zu dieser Zeit neu formulierten Consuetudines zu sehen ist.

Um diese Überlegung weiterverfolgen und das *Tegernseer Wirtschaftsbuch* in das Corpus der für die Kochbuchforschung relevanten Texte nach modernen wissenschaftlichen Erfordernissen eingliedern zu können, muss der Gesamttext des *Tegernseer Wirtschaftsbuches* zuerst einmal neu ediert und systematisch erschlossen werden. Daran wird an der Universität Graz gerade gearbeitet. Ziel ist es, in absehbarer Zeit als ersten Schritt den Text und eine ausführliche Handschriftenbeschreibung digital zu veröffentlichen und in weiterer Folge die für eine Gesamtedition unabdingbaren Erschließungsschritte – insbesondere Glossierung und Kommentierung – folgen zu lassen.

Zweibrücker Küchenordnung de anno 1443. In: Das Bayerland 2, 1891, S. 117–120 und 125f., oder Dietrich Schwarz: Die Küchenordnung des Abtes Ulrich VIII. Rösch von St. Gallen für den Hof in Will von etwa 1480. In: Klösterliche Sachkultur des Spätmittelalters. Hrsg. von Heinrich Appelt. Wien: ÖAW 1980 (ÖAW, Phil.-hist. Klasse, Sitzungsberichte. 367. Veröffentlichungen des Instituts für mittelalterliche Realienkunde Österreichs. 3), S. 267–277. – Das Tegernseer Wirtschaftsbuch ist demgegenüber eher als Küchenmeisterinstruktion zu sehen, die angibt, wie viel an ‚Material' der Küchenmeister der Küche/dem Koch zur Verfügung stellen muss, damit dieser das Notwendige bzw. laut Kalender Vorgesehene zubereiten kann.

Das *Tiroler Kochbuch anno 1714*: Rezepte mit diätetischem Hintergrund

Simone Kempinger (Salzburg)

Abstract

The origin of today's art of cooking has a very long tradition. Even in the middle ages, the kitchen chefs of Europe's palaces knew how to impress their guests with new, unknown food creations. The *Tyrol Cooking Book anno 1714* – a manuscript of the 18th century – allows a valuable insight into the baroque upper-class cuisine of the Austrian-Bavarian area. The article describes the appearance, content and composition of this book, all in all, there are about 780 cooking recipes listed: they show a wide range of sweet and sour dishes as well as some Lenten fare. The texts also contain dietary and medical references. Hence a cook was not simply a cook but he was also a doctor of sorts who knew about the effects of food on the human body. Two of the medical recipes are set out in detail.

Schickes Essen liegt zur Zeit im wahrsten Sinne des Wortes in aller Munde. Immer ausgefallenere, scheinbar unvereinbare kulinarische Kompositionen werden auf den Gaumen losgelassen und die Maestros dieser Welt versuchen mit ihren neuesten Kreationen und immer raffinierteren Techniken ihre Gäste und wohl auch ihre Konkurrenten zu beeindrucken. Doch wo liegen die Wurzeln der heutigen Haute Cuisine?

Schon vor rund 300 Jahren, zu Mozarts Zeiten, wusste man bei Festmählern am Hofe den Gästen beim Auftragen mehrstöckiger Pasteten, gefüllt mit lebendigem Federvieh, Ausrufe des Staunens und der Begeisterung zu entlocken. Die damaligen Meisterköche der barocken Hofküchen waren Pioniere, welche mit den ihnen zur Verfügung stehenden Mitteln unermüdlich an der Weiterentwicklung der Zubereitungsarten und Gartechniken feilten. Es scheint heute beinahe unvorstellbar, wie ein barockes Festmahl für Hunderte von Gästen, das sich oft über mehrere Tage erstreckte, mit vergleichsweise bescheidenen Mitteln organisiert und umgesetzt wurde. Nicht zuletzt dank dem Engagement der barocken Spitzenköche haben sich die Techniken des Kochens und Garens seitdem grundlegend weiterentwickelt.

Heute noch erlauben Rezepte und Kochanleitungen aus mittelalterlichen und barocken Kochbüchern bzw. Kochrezepthandschriften Einsicht in die küchentechnischen Möglichkeiten dieser Zeit zu nehmen, in der die Basis für manchen modernen Trend gelegt wurde. Eines dieser Werke ist das *Tiroler Kochbuch*, eine Kochbuchhandschrift aus dem Jahre 1714, welche im Folgenden vorgestellt werden soll. In der Handschrift findet sich neben Rezepten für den Alltag auch eine Vielzahl an diätetischen Hinweisen zur Gesunderhaltung von Körper und Geist. In jener Zeit wies das Qualifikationsprofil des Kochs noch eine große Nähe zu jenem des Arztes auf. Gute Köche wussten über die Wirkungen von Lebensmitteln und um die Zusammenhänge zwischen Nahrung und der Konstitution der Esser/innen vor dem Hintergrund der mittelalterlichen Komplexionenlehre Bescheid. So wurde der Koch oft zum Arzt und umgekehrt. In diesem Kontext und um der Thematik des Tagungsbandes ‚Der Koch ist der bessere Arzt' gerecht zu werden, sollen im Folgenden zwei Rezepte aus dem *Tiroler Kochbuch* mit diätetischem Hintergrund aufgegriffen und näher beleuchtet werden. Zuerst soll jedoch die Quelle selbst in aller Kürze vorgestellt werden.

I. Das Werk

Bei der vorliegenden Kochbuchhandschrift handelt es sich um eine Monografie, welche im Vorwort auf das Jahr 1714 datiert ist. Der Titel wurde von der Forschung auf *Tiroler Kochbuch anno 1714* festgelegt. Er rührt daher, dass der derzeitige Besitzer der Handschrift in Tirol ansässig ist und dass aufgrund einiger geographischer bzw. personenbezogener Anhaltspunkte davon auszugehen ist, dass das Werk bzw. der Verfasser aus dem Raum Tirol stammt. Der Inhalt wurde, soweit bekannt, bisher noch nicht wissenschaftlich aufgearbeitet. Es handelt sich bei der mittlerweile komplett fertiggestellten Transkription des Inhalts um eine Grundlagenarbeit, mit welcher die Basis für künftige, tiefergehende Forschungsarbeiten und Analysen gelegt wurde. Nun warten 789 Rezepte und Kochanleitungen darauf ihre Inhalte preiszugeben und untersucht zu werden.

Über die Entstehungsumstände der Handschrift liegen bisher erst wenige gesicherte Ergebnisse vor. Selbst der Eigentümer der Handschrift, Herr Max Werner, kennt kaum Detailinformationen über die ursprüngliche Herkunft des in Familienbesitz befindlichen Werks. Hinweise, welche für Ansatzpunkte der Forschung wichtig wären, wie beispielsweise Name, Herkunft und gesellschaftlicher Stand des Verfassers bzw. des Auftraggebers, liegen noch im Dunkeln. Da der/die Schreiber/in bzw. Verfasser/in noch nicht bekannt ist, wird in der Folge dieser Abhandlung wertfrei von einem Schreiber gesprochen.

Aufgrund der verwendeten, oft teuren Lebensmittel kann das Werk eher einem gehobenen weltlichen, jedoch nicht fürstlichen Haushalt zugeordnet werden. Einer Zuordnung zum fürstlichen Hof steht entgegen, dass nur wenige besonders repräsentative Schaugerichte verzeichnet sind.

1. *Aussehen und Gliederung der Handschrift*

Das Werk ist eine in helles Ziegenleder gebundene Papierhandschrift im Format 31 x 21 x 5 cm. Der Umfang beträgt 155 Blätter, also 310 Seiten. Der Inhalt gliedert sich in drei Teile. Wie auf der Titelseite des Werks in der Adressatenanrede erwähnt, wurde der erste Teil, welcher 417 Rezepte umfasst, aus einem Kochbuch der „Frau von Ehing" abgeschrieben. Dieser Teil enthält eine große Zahl an einfachen, aber auch eine Vielzahl sehr spezieller, repräsentativen Anlässen entsprechender Speisen von pikanten Gemüse- und Fleischgerichten über Fisch- und (Fluss-)Krebsspeisen bis hin zu Rezepten für einfache Süßspeisen. Der zweite Teil, welcher sich lediglich durch die Erwähnung „Auß Einem Annderen Buech abgeschriben" vom vorangegangenen unterscheidet und 362 Einträge umfasst, enthält vor allem Süßspeisen, welche vereinzelt sehr intensiv in den Bereich der Zuckerbäckerei bzw. Patisserie vorstoßen und daher für historisch interessierte Konditor/innen bzw. Patissiers von Bedeutung sein dürften. Von kandierten Blumen und Früchten über gesponnenes Zuckerwerk bis hin zu unterschiedlichsten Latwerge-Rezepten reicht ein enormer Fundus an Zubereitungsanleitungen für süße Naschereien, Eingekochtes und Backwerk. Der letzte, dritte Teil der Handschrift schließt ohne spezielle Kennzeichnung nahtlos an den vorangehenden an. Er wurde von einer anderen Hand mit deutlich unterscheidbarem Duktus vermutlich erst viel später, nämlich um das Jahr 1890 hinzugefügt. Eine solche Datierung findet man in blauer Kreide am rechten oberen Rand des Blattes 144r. Dieser Anhang ist jedoch offensichtlich nicht vollständig. Die Nummerierung reicht bis „No .8.", danach folgt ein auf einem losen Zettel vermerktes Rezept mit „No .57.". Offensichtliche Abrissstellen lassen darauf schließen, dass dieser Teil noch wesentlich umfangreicher gewesen sein dürfte. Über den Verbleib der fehlenden Seiten ist zum gegenwärtigen Zeitpunkt noch nichts bekannt.

2. *Charakteristika der Handschrift*

Die Blätter der Handschrift, welche in mehreren Lagen gebunden sind, befinden sich in einem ausgesprochen guten Zustand. Lediglich vereinzelt findet man Schmutzflecken, die sich aber kaum auf die Lesbarkeit des Schriftbildes auswirken. Der gute Gesamtzustand des Bandes bestätigt die bei solchen Werken häufig angenommene These, dass das Buch wohl kaum direkt in der Küche Verwendung fand.[1] Darauf deutet auch hin, dass keinerlei schriftliche Notizen hinzugefügt wurden. Bei mehreren Rezepten wurde versucht, Initialen am Beginn des Rezepttitels bzw. das erste Wort des Rezeptfließtextes grafisch auszugestalten. Diese Verzierungen haben allerdings wenig künstlerischen Wert, sodass sie beinahe den Eindruck vermitteln, von Kinderhänden zu stammen. Was die ‚Malereien' allerdings interessant macht, ist die Tatsache, dass die Datierung „1890" auf Blatt 144r mit derselben Art von Farbe geschrieben wurde: Somit könnten diese Ausgestaltungen erst rund 170 Jahre später hinzugefügt worden sein.

Die Sprache, die in der Handschrift Verwendung findet, entspricht in etwa dem Frühneuhochdeutschen, jedoch mit einer stark dialektalen Färbung. Es kommen in einzelnen Abschnitten auch immer wieder dialektale Besonderheiten zum Vorschein, welche darauf schließen lassen, dass diese aufeinanderfolgenden Rezepte gemeinsamen Ursprungs sind. Eine fundierte Dialekt- bzw. Sprachanalyse wird Gegenstand künftiger Forschung sein, bei der wohl auch das Germanistische Department Hilfestellung leisten wird müssen.

3. *Gliederung und Aufbau der Rezepte*

Die Rezepte in den ersten beiden umfangreichen Teilen sind in der Handschrift nicht nummeriert. Lediglich die Versoseiten des Originals sind am rechten oberen Rand fortlaufend foliiert. Jedes Rezept ist mit einem Rezepttitel versehen. Diese Titel differieren jedoch stark gegenüber den heute üblichen Formaten. Meist bestehen sie aus einem kompletten Satz oder einer Nominalphrase wie beispielsweise: „Ein Aufgeloffnes Krepsen Koch Zumachen" oder „Ein Gewürlets Schmalzkhoch". Die Benennung der Kapitel erfolgt nach den Hauptzutaten oder der dominierenden Zubereitungsart in der folgenden Rezeptgruppe.

---

1 Vgl. Doris Aichholzer: „Wildu machen ayn guet essen...". Drei mittelhochdeutsche Kochbücher: Erstedition, Übersetzung, Kommentar. Bern u. a.: Lang 1999 (Wiener Arbeiten zur germanistischen Altertumskunde und Philologie. 35), S. 24.

Ein Inhaltsverzeichnis oder eine alphabetische Gliederung, welche dem Leser bzw. Anwender beim Auffinden spezifischer Rezepte hilfreich hätte sein können, fehlt. Der Inhalt ist jedoch thematisch in Kapitel gegliedert, wenn diese Gliederung auch keinesfalls einer heute üblichen Struktur von Kochbüchern entspricht und in sich partiell inhomogen ist. Innerhalb der Kapitel ist kaum eine Gliederung erkennbar, Süßspeisen und Speisen mit pikanten Zutaten folgen wahllos aufeinander. So steht z. B. ein Rezept für eine Mandeltorte unmittelbar neben einem für eine Spinattorte. Im ersten Rezeptteil sind einige der Kapitel mit Überschriften versehen nach dem Muster „Allerley Fisch“ oder „Allerley Gebachenes Unnd Krapfen“. Im zweiten Rezeptteil, der sich überwiegend mit Süßspeisen beschäftigt, sind die Rezepte verhältnismäßig einheitlich nach Zubereitungsarten („Lebzeltl, Lattwergen, …“) gruppiert, jedoch nur sporadisch mit Kapitelüberschriften versehen. Der dritte, sehr kurze Teil ist durchgehend nummeriert, die Rezepte sind jedoch wahllos aneinandergereiht.

Die Rezepte der ersten beiden Teile wurden mit höchster Wahrscheinlichkeit von einer Hand und in einem Guss in einer gut lesbaren, regelmäßigen deutschen Kurrentschrift geschrieben. Es sind kaum Abweichungen im sehr homogenen Schriftbild zu erkennen. Die Rezepte wurden einspaltig mit eher heller Tinte niedergeschrieben. Eine Ausnahme bildet, wie erwähnt, nur der dritte Teil, der mit Sicherheit von einem anderen Schreiber stammt. Die Rezepte haben einen essayartigen Aufbau. Die erforderlichen Zutaten samt Mengenangaben – soweit vorhanden – und die einzelnen Arbeitsschritte wurden als Fließtext aufgezeichnet. Orthographische oder grammatische Regeln waren den Schreibern zu dieser Zeit noch keine wirkliche Verpflichtung. Dies zeigt sich auch in diesem Text sehr deutlich und stellt einen beim Transkribieren oftmals vor unlösbar scheinende Aufgaben. Von manchen Lemmata sind mehrere, teilweise sehr kreative Schreibweisen überliefert.

Bemerkenswert ist das ‚internationale Flair‘ mancher Rezepte. Beispielsweise sind Rezepte wie „Ein Fisch in einer Guetten Pollnischen suppen“, „Ein Spänische Milch[…]“ oder „Franeösische [!] Bißgatten Zu machen“ verzeichnet. Dies wirft die Frage nach dem Transferweg der Rezepte auf. Wie so oft in der Geschichte kann man unter anderem Kriege als ‚Schuldige‘ für den Transfer von Zutaten und Rezepten ausmachen. Dabei spielten mitgereiste Feldköche sicher eine große Rolle. Es ist aber genauso gut möglich, dass die Rezepte zwischen Köchen auf Wanderschaft ausgetauscht und in die Heimat mitgebracht wurden. Neben dem geographischen Wissenstransfer scheint auch ein personenbezogener Wissenstransfer denkbar. Eine zugegeben etwas romantische Vorstellung könnte sein, dass sich adelige Damen bei Zusammenkünften über die neuesten Rezepte austauschten. Diese These rührt daher, dass in einigen Rezeptanreden, besonders im ersten Teil des Werks, Namen zu den Rezepttiteln hinzugefügt wurden. So heißt es etwa: „Ein Guettes Zūm̄et Koch Von der Frauen Von Freyberg" oder „Ein gar guettes Mandlkhoch, Von Der freyle Maria Von Zürzendorff".

Neben den überregionalen Rezepten sollten auch die internationalen Zutaten, welche in einigen Rezepten Verwendung finden, erwähnt werden. Viele lokal nicht verfügbare Lebensmittel wurden vermutlich aus dem Südtiroler bzw. Adriaraum über die Alpen importiert. Als sicher kann man das für die öfters in den Rezepten erwähnten „Pozner Kitten" oder den „Türollerwein" annehmen. Auf welchem Weg Zutaten wie schnell verderbliche Austern, der Duftstoff Amber, exotische Gewürze und Obst oder etwa spanischer Wein in den Tiroler Raum gebracht wurden, ist im Kochbuch nicht erwähnt.

4. *Transkriptionsregeln*

Die Transkription erfolgte soweit als möglich buchstabengetreu, um den ursprünglichen Charakter des Textes nicht zu verfälschen. Auf eine detaillierte Kennzeichnung der verschiedenen Buchstabenformen (z. B. Schaft-s, rundes s) wurde allerdings verzichtet. Auch die Interpunktion der Rezepte wurde originalgetreu übernommen. Um die Inhalte für die wissenschaftliche Bearbeitung aufzuschließen, wurde die Rohtranskription in einigen Punkten nachbearbeitet. So wird beispielsweise die Auflösung von Abkürzungen, je nachdem, ob diese am Ende des Wortes als Kringel nach oben oder nach unten gezogen sind, in der Transkription entsprechend hoch- oder tiefgestellt. Nasalstriche, auch ‚Faulenzerstriche' genannt, welche in der Handschrift für gewöhnlich eine (nicht immer sinnvoll aufzulösende) Verdoppelung des jeweiligen Buchstabens anzeigen, werden in der Transkription durch ein Sonderzeichen (m̄) wiedergegeben. Ebenso verhält es sich mit den vom Verfasser im Originaltext ausgestrichenen Buchstaben, Wörtern oder Satzteilen: Diese werden in der Transkription durchgestrichen dargestellt. Einfügungen bzw. Ergänzungen des Schreibers sind im Manuskript hochgestellt. Gewichtseinheiten bzw. deren Kürzel werden, soweit Zeichen dafür vorhanden sind, direkt wiedergegeben und deren Bedeutung in Fußnoten aufgelöst.

Weiters wurden die Rezepte gegenüber dem Original neu durchnummeriert. Um den Leser/innen das Textverständnis zu vereinfachen, werden altertümliche oder stark dialektal gefärbte Wörter sowie eher unkonventionelle Begriffe im Fußnotenapparat erklärt. Diese Erklärungen finden sich in der Masterarbeit im parallel erstellten Glossar wieder. Das Glossar soll aber nicht nur als Verständnishilfe dienen, es soll darüber hinaus eine fundierte Zutatenanalyse vorbereiten. Darin verzeichnet sind sämtliche in den Rezepten verwendeten Zutaten, Küchenutensilien sowie alle küchentechnischen Verben und Adjektive und die aufgrund der uneinheitlichen Graphie häufig vorkommenden Schreibvarianten der Lemmata.

II. Diätetik im *Tiroler Kochbuch*

Dass der Koch der bessere Arzt sei, bewahrheitet sich auch im Tiroler Kochbuch bei einigen Rezepten, wenn auch ausgesprochene diätetische Hinweise und ärztliche Ratschläge im Tiroler Kochbuch nur spärlich vermerkt sind. Explizit definierte Diätspeisen fehlen zwar gänzlich, jedoch trägt rund ein Drittel der Rezepte hinsichtlich ihrer Zutaten bzw. deren Kombination durchaus diätetische Grundzüge. Bei einigen Kochanleitungen findet man am Ende Verweise auf die diätetische oder medizinische Wirksamkeit des Gekochten.

Zwei solche Kochrezepte mit Hinweisen auf deren medizinische Wirkung bzw. geeignete Anwendungsgebiete sollen nun beispielhaft vorgestellt werden. Die Darstellung der medizinischen Wirkung bzw. Anwendung beruht auf keinen medizinwissenschaftlichen Grundlagen und ist als laienhafter Befund der Autorin zu sehen.

Beispiel 1: Weintrauben-Zitronensaft – Ein Guetten Weinpörlsafft Zu machen

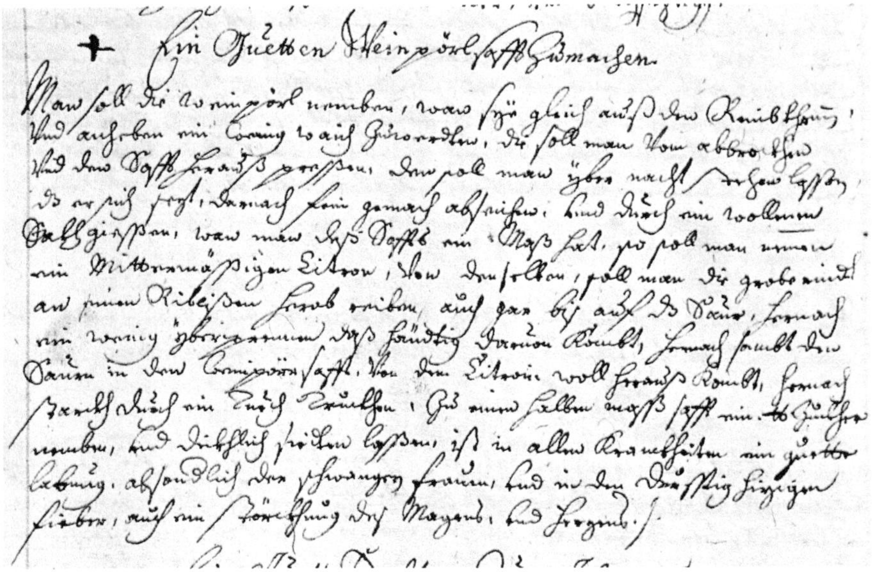

Abb. 1: TKB, Blatt 62v, 62.2, # 383

a) Transkription

62.2 Ein Guetten Weinpörl safft Zumachen.

Man soll die weinpörl nemben, wan sye gleich auß den Reinb[2] khom̄$_{en}$,
Vnd anheben ein wenig waich zuwerdten, die soll man Vom[3] abbrockhen
Vnd den Safft herauß presßen, den soll man yber nacht stehen lasse$_{n}$,
d^{a}ß er sich seczt, darnach fein gemach abseichen, vnd durch ein wollenen
Sakh giesßen, wan man deß Saffts ein Maß hat, so soll man nem̄en
ein Mittermäsßigen Citron, Von der selben, soll man die grobe rindt
an einen Ribeißen herab reiben, auch gar bis auf d^{a}ß Saur, hernach
ein wenig yberprennen daß händtig daruon Kombt, hernach sambt den
Saurn in den weinpörr safft. Von dem Citroni woll herauß Kombt, hernach
starckh durch ein Tuech Truckhen, zu einen halben masß safft ein .~~lb~~[4] Zuckher

2 Reim (von mhd. *rîm*): reifartiger Belag auf den Beeren; vgl. Wörterbuch der deutschen Winzersprache" (WDW), online: http://www.winzersprache.de.

3 Dahinter fehlt ein Substantiv, vermutlich der ‚Kamm', an dem die Beeren hängen.

4 Abbreviatur für lat. l(i)b(er), ‚Pfund'.

nemben, vnd dikhlich siedten laßen, ist in allen Kranckheiten ein guette labung. absonderlich den schwangeren Frauen, vnd in den drüsstig[5] hiczigen fieber, auch ein störckhung des Magens, vnd herzens ./.

b) Erläuterungen zum Rezept

Weintrauben gehören zu den ältesten bekannten Nutzpflanzen. Schon vor rund 6.000 Jahren wurden die ersten Reben kultiviert. Im oben angeführten Beispielrezept „Ein Guetten Weinpörl safft Zumachen" wird empfohlen, den fertigen Traubensaft mit Zitronensaft und Zucker eingekocht Kranken zur Linderung von Fieber sowie zur Stärkung des Herzens und des Magens zu verabreichen. Weiters soll er eine positive und stärkende Wirkung auf Schwangere haben. Als Hauptzutaten werden im Rezept Weintrauben und Zitronen (abgeriebene Schale und Fruchtfleisch) verwendet. In der Humoralpathologie werden Weintrauben die Qualitäten „heiß und feucht im ersten Grad"[6], Zitronenschalen die Qualitäten „heiß, trocken und scharf"[7] und dem Fruchtfleisch „kalt und feucht"[8] zugesprochen. Die Qualitäten von Schale und Fruchtfleisch der Zitrone ergänzen einander also in idealer Weise. In den Gesundheitstabellen von Ibn Butlan werden Weintrauben als reinigend für den Leib beschrieben, sie würden jedoch auch schnell beleibt machen.[9] Dies ist wohl auf ihren hohen Kaloriengehalt zurückzuführen, denn 100 g Trauben enthalten ca. 70 kcal, wie man heute weiß.[10] Weiters werden Weintrauben reinigende und entgiftende Eigenschaften nachgesagt. Aufgrund des hohen Glucosegehalts sind sie auch hervorragende Energiespender, dies trägt dazu bei, einen durch starkes Schwitzen ausgelaugten Körper wieder zu reaktiveren, denn der in Weintrauben enthaltene Fruchtzucker geht beim Verzehr di-

5 Lesung nicht eindeutig: Es könnte auch eine Verwechslung der beiden Ligaturformen st und ss vorliegen, die graphisch sehr ähnlich sind (drüsstig/drüssig); gemeint ist vielleicht das Drüsenfieber (vgl. Max Höfler: Deutsches Krankheitsnamen-Buch. Reprogr. Nachdruck der Ausg. München 1899. Hildesheim u. a.: Olms 1970, S. 139).

6 Vgl. Hans Zotter: Das Buch vom gesunden Leben. Die Gesundheitstabellen des Ibn Butlān in der illustrierten deutschen Übertragung des Michael Herr. Mit 32 getreuen Farbwiedergaben aus dem Tacuinum sanitatis Codex Vindobonensis 2396. Graz: ADEVA 1988, S. 159.

7 Vgl. ebd., S. 214

8 Vgl. ebd.

9 Vgl. ebd., S. 158.

10 Vgl. <http://www.forum-naturheilkunde.de/ernaehrung/lebensmittel/trauben.html> [Stand: 09.07.2014].

rekt ins Blut über und kann dem Körper damit schnell Energie zur Verfügung stellen. Weiters enthalten Trauben eine große Menge B-Vitamine. Die Weintraubenschalen, die im Rezept aber nicht verwendet werden, bestehen aus verdauungsfördernden Ballaststoffen, die ebenfalls entwässernd und entgiftend auf den Körper wirken.[11]

Beispiel 2: Wacholderbeerensauce – Kronabethbörr salßen Zu machen

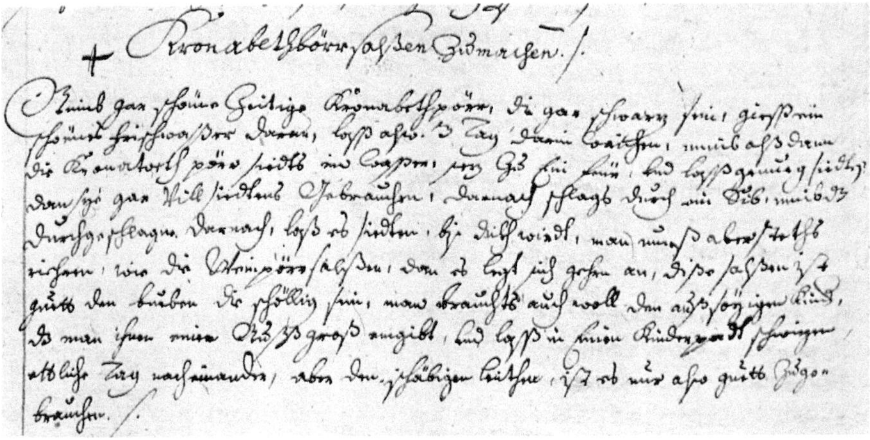

Abb. 2: TKB, Blatt 61v, 61.2, # 377

a) Transkription

61.2 Kronabethbörr salßen Zu machen

Nimb gar schönne Zeitige Kronabethpörr, die gar schwarz sein, giesß ein
schönnes Frischwasßer daran, lasß also .3 Tag darin waichen, nimb[12] alß dann
die Kronatorth pörr siedts im wasßer, secz Zu Ein feur, vnd lasß genueg siedte$_{n}$,
dan sye gar Vill siedtens Gebrauchen, darnach schlags durch ein Sib, nimb d^{a}ß
durchgeschlagne darnach, laß es siedten, bis dikh wirdt, man mueß aber steths
riehren, wie die Weinpörr salßen, dan es legt sich gehrn an, diße salßen ist
guett den bueben die schöllig sein, man brauchts auch woll den auß söczigen Kind^{er},
d^{a}ß man ihnen einer Nusß groß eingibt, vnd lasß in Einen Kinderpadt schwiczen,
ettliche Tag nacheinander, aber den schäbigen leuthen, ist es nur also guett Zuge=
brauchen ./.

11 Vgl. ebd.

12 In der Graphfolge ‚nim' ist ein Haken zuviel.

b) Erläuterungen zum Rezept

Bei diesem Rezept handelt es sich um eine Anleitung zur Herstellung einer speziellen Wacholderbeerensalbe bzw. -tinktur, welche zur Desinfektion und gegen Hautkrankheiten angewandt wird. Wacholder zählt zu den ältesten bekannten Arzneimitteln. Bereits seit der Antike ist die Verwendung von Wacholderbeeren, des Holzes und der nadelförmigen Blätter als Heilmittel mit verschiedensten Anwendungsmöglichkeiten belegt. Wacholder fand schon in der medizinischen Schriftensammlung *Corpus Hippocraticum* Erwähnung. Später wurde er vom römischen Heilkundigen Padanios Dioskurides als vielseitige Arznei gepriesen, im Mittelalter von Hildegard von Bingen sowie in der Frühen Neuzeit von Paracelsus und Hieronymus Bock als Mittel zu verschiedensten Heilzwecken beschrieben. Aus den reifen oder unreifen Beeren werden Tinkturen, Salben, Saft usw. zur Heilung von Hautausschlag, Behandlung von Krätze und Flechten oder zur Desinfektion von Wunden hergestellt. Innerlich angewandt wirken Wacholderpräparate harntreibend und schaffen Abhilfe bei Menstruationsbeschwerden, Blähungen, Appetitlosigkeit, aber auch bei rheumatischen Beschwerden.[13]

Das oben angeführte Rezept für Wacholderbeerensauce fällt eher in die Kategorie einer Heilmittelzubereitung. Die darin enthaltenen medizinischen Hinweise empfehlen die zu einer Tinktur eingekochten reifen Beeren zur innerlichen Behandlung von schuppenden Hauterkrankungen und -ausschlag (Neurodermitis, Schuppenflechte, Krätze?): „guett den bueben die schöllig sein" und „auch woll den auß söczigen Kind^{ern}". Ferner wird die Substanz als Badezusatz empfohlen: „laßß in Einen Kinderpadt schwiczen". Dass die Tinktur genauso gut bei ungepflegten Menschen („schäbigen leuthe[n]" wirkt, versteht sich von selbst.

III. Zukünftige Forschungsaufgaben

Ausblickend seien einige Fragen formuliert, die im Zuge der weiteren Erforschung des ‚Tiroler Kochbuchs' von 1714 noch zu klären sein werden:

13 Vgl. Norbert Lagoni: Wacholder – ein arzneilich interessanter Baum. In: Beiträge zum Wacholder. Hrsg. von der Bayerischen Landesanstalt für Wald und Forstwirtschaft (LWF), Oktober 2003, S. 37–41. Online: <http://www.lwf.bayern.de/mam/cms04/wissenstransfer/dateien/w41_wacholder-ein_arzneilich_interessanter_baum.pdf> [09.07.2014]

Als eine der wesentlichsten Forschungsfragen sehe ich die Ermittlung des Auftraggebers bzw. Schreibers des Werks, um mehr über die Entstehungsgeschichte der Handschrift ausmachen zu können. Zur Eingrenzung des Herkunftsraumes könnte eine fundierte Analyse des unregelmäßig vorkommenden Wasserzeichens durch Experten wertvolle Hinweise liefern.

Ferner sollte auch der Frage nachgegangen werden, zu welchem Zweck das Kochbuch abgefasst bzw. abgeschrieben wurde. Hierfür ergeben sich mehrere Möglichkeiten: So könnte es etwa sein, dass es als Hochzeitsgeschenk für eine nahe Verwandte geschrieben wurde. Weiters wäre es denkbar, dass es von einem Koch bzw. einer Köchin aus einer losen Rezeptsammlung zusammengeschrieben wurde. Gegen diese These spricht allerdings die Anmerkung „... hat Abschreiben Laßen" im Vorwort des Kochbuchs. Neben einer Vielzahl eher gewöhnlicher Rezepte sind auch einige aufwendige, repräsentative Schaugerichte enthalten. Aus diesem Grund und wegen der weitgehend fehlenden Gebrauchsspuren kann davon ausgegangen werden, dass es seinen Platz eher in einer privaten Bibliothek als in der Küche hatte, so wie heute noch zahlreiche Hobbyköche die Werke von hochdekorierten Köchen in ihrer Bibliothek kumulieren. Ein weiterer bedeutender Aspekt der Forschung könnte eine genaue Analyse der Rezepte in Hinblick auf ihren Ursprung sein. Im Werk sind sowohl personenbezogene als auch geographische Hinweise auf die Herkunft der Rezepte zu finden. Besonders den personenbezogenen Angaben, die Nachnamen bzw. Titel adeliger Damen nennen, sollte mit einer Recherche in Heirats- oder Adelsregistern intensiv nachgegangen werden. Es wäre denkbar, dass sich dahinter ein weitreichendes, sich über den Tiroler und Südbayrischen Raum erstreckendes Rezeptnetzwerk verbirgt, welches Hinweise auf weitere handschriftliche Werke liefern könnte.

Eine Frage, die sich wohl nur schwer beantworten lässt, ist die nach der Frequenz, in welcher die Rezepte zur Anwendung kamen. Eine solche Analyse könnte Aufschluss über die wirtschaftlichen Verhältnisse des Haushalts bringen. Wurden häufig repräsentative Festmähler gegeben bzw. oftmals Rezepte mit exklusiven Lebensmitteln zubereitet, würde dies auf großen Wohlstand des Haushalts hindeuten. Eine solche Erkenntnis würde auch einen detaillierten Einblick in die Lebensumstände der Besitzer erlauben. Diese Frage ließe sich am ehesten beantworten, wenn man auch ein Haushalts- oder Rechenbuch jenes Hofes bzw. Haushalts in Händen hätte, in dem das Kochbuch benutzt wurde.

Aber auch ohne ergänzende Quellenfunde stellt das *Tiroler Kochbuch anno 1714* eine reichhaltige Materialbasis dar: So ist zunächst, wie eingangs erwähnt, eine komplette Zutatenanalyse geplant. In weiterer Folge sollen die verwendeten Lebensmittel auf Herkunft, Qualität und Quantität untersucht werden. Darüber hinaus ist beabsichtigt, alle im Werk vorkommenden abweichenden Schreibweisen der Lemmata im bereits vorhandenen Glossar aufzulisten, was kooperativ im Rahmen einer germanistischen Sprachanalyse geschehen soll.

In Zusammenarbeit mit den Kolleg/innen der Salzburger Kochbuchforschungsgruppe ist darüber hinaus beabsichtigt, mehrere derzeit in Bearbeitung stehende Kochbücher, die alle ungefähr aus demselben Zeit- und geographischen Raum stammen, auf übereinstimmende Rezepte zu untersuchen. Dazu sollen die Rezepte zuerst auf identische Titel geprüft werden, wobei völlig gleichlautende Rezepttitel aufgrund der dialektalen, graphemischen und phonetischen Differenzen selten zu finden sind. Daher ist auch eine inhaltliche Analyse im Wortlaut ähnlich erscheinender oder hinsichtlich der verwendeten Zutaten und Zubereitungsarten übereinstimmender Rezepte beabsichtigt. Über ein solches ‚Rezeptnetzwerk' kann versucht werden zu eruieren, ob und wie die einzelnen Rezeptsammlungen voneinander abhängen und wo die Rezepte ihren Ursprung haben. Auf diese Weise könnte eine Art ‚kulinarische Landkarte' des historischen Tiroler und Südbayrischen Raums entstehen.

Realienkundliche Detailstudien

„... *und färbs ain wenig ob du wilt.*"
Eine analytische Bestandsaufnahme der diätetischen Aspekte des Färbens von Speisen in der spätmittelalterlichen Küche

Helmut W. Klug (Graz)

Abstract

Medieval European civilisation to a vast extent relied on the expressiveness of colours which is especially true for medieval food. This paper presents a short summary of the scholarly theories attached to this fact. It places special emphasis on the association of the colouring of food and its dietetic implication by analysing the three most common hypotheses: the use of colours in medieval cooking can be interpreted on the basis of Galen's four temperaments, it is the colouring agents that cause the desired dietetic effect, and colours were actually used according to the doctrine of signatures. A fourth hypothesis looks at the psychological implications the use of colours in cooking might have had. These theories are contrasted to what German source texts hand down.

Die Tagung *Farbiges Mittelalter?! – Tagung des Mediävistenverbandes an der Universität Bamberg* und der daraus hervorgegangene beeindruckende Tagungsband[1] belegen zweifelsfrei, dass es ein buntes Mittelalter war, dem unser Forschungsinteresse gilt: Diese Polychromie betrifft alle Lebensbereiche und Farbigkeit wird vorausgesetzt! Die historischen Primärtexte zur mittelalterlichen Kulinarik vermitteln uns ein entsprechendes Bild und Forschende wie z. B. Gabriele von Olberg-Haverkate gehen sogar so weit, die Farbe der Speisen mit dem Aspekt der Diätetik in Verbindung zu bringen.[2] In meinem Beitrag möchte ich diese Theorie verifizieren und mit der einschlägigen Sekundär- sowie Primärliteratur

---

1 Vgl. Farbe im Mittelalter. Materialität – Medialität – Semantik. Akten des 13. Symposiums des Mediävistenverbandes vom 1. bis 5. März 2009 in Bamberg. Hrsg. von Ingrid Bennewitz und Andrea Schindler unter Mitarb. von Karin Hanauska, Peter Hinkelmanns und Bettina Becker. 2 Bde. Berlin: Akademie 2011. Dazu die Rezension von Helmut W. Klug in: ZfdA 142 (2013), H. 2, S. 241–246.

2 Vgl. Gabriele von Olberg-Haverkate: Das „Rheinfränkische Kochbuch". Überlegungen zur Textsorte ‚Kochrezept' und zur Organisationsform ‚Kochbuch'. In: Strukturen und Funktionen in Gegenwart und Geschichte. Festschrift für Franz Simmler zum 65. Geburtstag. Hrsg. von Claudia Wich-Reif. Berlin: Weidler 2007, S. 525f.

abgleichen: Einleitend steht ein Überblick zum aktuellen Stand der Forschung, der in einem weiteren Schritt ausgewählten diätetischen Werken und schließlich den spätmittelalterlichen Kochrezepttexten selbst gegenübergestellt werden soll.

Ausgehend von deutscher und englischer Fachliteratur kann man die bisherigen Forschungsergebnisse zu dieser Thematik grob in sechs Bereiche mit durchwegs fließenden Grenzen einteilen:

1. Einige Forscher/innen bringen allgemein gehaltene, einführende Informationen, indem sie eine überdurchschnittliche Färbeleidenschaft feststellen,[3] Farben und Farbstoffe nennen[4] und einen interessanten Umstand aufdecken: Der Verwendung und Herstellung von Lebensmittelfarben wird in den Kochrezepttexten mehr Aufmerksamkeit geschenkt als z. B. der Angabe von Mengen an Zutaten und den Zeitangaben für die Dauer von Zubereitungsprozessen,[5] was natürlich mit dem Adressatenkreis und dem Charakter dieser Textsorte zu erklären ist. Bereits dieser Umstand zeigt deutlich, welchen Stellenwert das Färben hatte.
2. Andere sehen darin eine – sicher gewollte – Zurschaustellung der Fertigkeiten individueller Kochpersönlichkeiten und von Handwerkskunst, vor allem dann, wenn auch der Hofmaler zur farblichen Gestaltung von Speisen hinzugezogen wurde.[6] In diesem Zusammenhang sei auch auf den materiellen Wert einiger Speisefarben hingewiesen, die wohl ganz im Sinne eines Repräsentationsstrebens eingesetzt wurden.
3. Die Mehrheit interpretiert die Farbigkeit mittelalterlicher Speisen aber als einen der vielfältigen Unterhaltungsfaktoren an der mittelalterlichen Tafel, wo mit ästhetisch ansprechenden oder auch geheimnisvoll verfremdeten Gerichten überrascht und Lust auf Essen gemacht wer-

3 Vgl. Paul H. Freedman: Out of the East. Spices and the medieval imagination. New Haven: Yale University Press 2008, S. 21 und 37f.

4 Vgl. Terence Scully: Medieval France: A. The North. In: Regional Cuisines of Medieval Europe. A Book of Essays. Hrsg. von Melitta Weiss Adamson. New York, London: Routledge 2002 (Routledge medieval casebooks), S. 61.

5 Vgl. Terence Scully: The Art of Cookery in the Middle Ages. [Reprint.] Woodbridge: Boydell 2005 (Studies in Anglo-Saxon History), S. 113f.

6 Vgl. Bridget Ann Henisch: The medieval cook. Woodbridge: Boydell 2009, S. 156–158.

den sollte.[7] So spricht Ernst Schubert von einer mittelalterlichen Modeerscheinung,[8] Hannes Etzelstorfer von einem „kulinarische[n] Verfremdungseffekt und Beitrag zum Augenschmaus"[9], und Caroline Bynum stellt sogar fest: „Visual effects were more important to a medieval diner than taste and that vivid colors [...] were often applied at the expense of flavor."[10] Ähnliches konstatiert auch Terence Scully, der einen Wandel in der Verwendung von Gewürzen im Übergang von der Antike zum Mittelalter sieht, wenn z. B. Safran nicht mehr nur pflanzliches Remedium ist, sondern eine zentrale Rolle als Färbemittel in der Küche übernimmt. Die beiden letzten Punkte sollen später noch einmal im Detail diskutiert werden.

4. Das Färben von Speisen wird aber auch als eine Methode gesehen, mit der strenge Speisevorschriften erträglicher gemacht werden konnten, wenn z. B. an Fasttagen hartgekochte Eier oder Spiegeleier aus Mandelmasse nachgebildet und jener Teil, der den Dotter darstellen sollte, mit Safran gelb gefärbt wurde.[11]

---

7 Vgl. z. B. Melitta Weiss Adamson: Food in Medieval Times. Westport, CT: Greenwood 2004, S. 161; Helmut Hundsbichler: Nahrung. In: Alltag im Spätmittelalter. Hrsg. von Harry Kühnel unter Mitarbeit von Helmut Hundsbichler, Gerhard Jaritz, Elisabeth Vavra. Graz, Wien, Köln: Styria 1984, S. 204f.; Anne Schulz: Essen und Trinken im Mittelalter (1000–1300). Literarische, kunsthistorische und archäologische Quellen. Berlin, Boston: de Gruyter 2011 (Reallexikon der Germanischen Altertumskunde. Ergänzungsbände. 74), S. 94; Hans Wiswe: Kulturgeschichte der Kochkunst. Kochbücher und Rezepte aus zwei Jahrtausenden. Mit einem lexikalischen Anhang zur Fachsprache. München: Moos 1970, S. 95–104.

8 Vgl. Ernst Schubert: Essen und Trinken im Mittelalter. Darmstadt: Wissenschaftliche Buchgesellschaft 2006, S. 164.

9 Küchenkunst und Tafelkultur. Kulinarische Zeugnisse aus der Österreichischen Nationalbibliothek. Hrsg. von Hannes Etzelstorfer. Wien: Brandstätter 2006, S. 199.

10 Caroline Walker Bynum: Holy feast and holy fast. The religious significance of food to medieval women. Berkeley: Univ. of California Press 1987 (The new historicism. 1), S. 60f.

11 Vgl. z. B. Gertrude Blaschitz: Der Biber im Topf und der Pfau am Spieß. Anhang: Der Birkhahn in der Pfanne. In: ‚Ir sult sprechen willekomen'. Grenzenlose Mediävistik. Festschrift für Helmut Birkhan zum 60. Geburtstag. Hrsg. von Christa Tuczay. Bern u. a.: Lang 1998, S. 419; Gerda Barth: Ein gute Speiß von weichem Hirsch-Geweyh. Kulturgeschichtliche Bemerkungen zu den älteren Kochbüchern in der Wiener Stadt- und Landesbibliothek. In: Neue Forschungsergebnisse aus der Wiener Stadt- und Landesbibliothek. Hrsg. von Franz Patzer. Wien, München: Jugend und Volk 1979 (Veröffentlichungen aus der Wiener Stadt- und

5. Mit der Verwendung von Farben in der mittelalterlichen Küche wird auch deren vielschichtiger Symbolgehalt eingebracht: Das ist ein Aspekt, der in der einschlägigen Literatur bisher erst einmal aufgegriffen wurde.[12] Eine Grazer Qualifikationsarbeit zu diesem Thema hat aber sehr eindrucksvoll gezeigt, dass Untersuchungen zur Farballegorese in mittelalterlichen Kochrezepttexten großes Potential bergen und viel versprechende Ergebnisse liefern können.[13]
6. Einige wenige Forschende sind außerdem davon überzeugt, dass Farben Einfluss auf die diätetische Wirkung von Speisen haben. Dazu gibt es mehrere Erklärungsmodelle:
   6.1 Die dem Galen'schen Modell der Säftelehre zugeordneten Primär-[14] und aus diesen gewonnenen Mischfarben haben direkten Einfluss auf die diätetische Wirkung von Speisen.[15] Weniger direkt formuliert und besser mit Literatur belegt nehmen hier andere Autoren[16] nicht den Beginn der mittelalterlichen Medizin als Maß-

---

Landesbibliothek. 7. Wiener Schriften 43), S. 99; Freedman 2008 (wie Anm. 3), S. 37; Alessandra Sorbello Staub: Die Basler Rezeptsammlung. Studien zu spätmittelalterlichen deutschen Kochbüchern. Erstausgabe mit Kommentar und Fachglossar der Handschriften Basel, ÖUB D II 30, Bl. 300ra–310va, und Heidelberg, UB cpg 551, Bl. 186r–196v und 197r–204r. Würzburg: Königshausen & Neumann 2002 (Würzburger medizinhistorische Forschungen. 71), S. 14.

12 Vgl. Odile Redon, Françoise Sabban, Silvano Serventi: Die Kochkunst des Mittelalters. Ihre Geschichte und 150 Rezepte des 14. und 15. Jahrhunderts, wiederentdeckt für Genießer von heute. Mit einem Vorw. von George Duby. Aus dem Frz. übers. von Hans Thill. Frankfurt am Main: Eichborn 1993, S. 41–43.

13 Vgl. Kathrin Maria Trattner: „...vnd mach es ab mit schwarzen würtzen". Annäherungsversuch an allegorische Farbenbedeutungen in spätmittelalterlichen Kochrezepttexten. Graz: Univ., Bakkalaureatsarbeit 2011. Hrsg. von KuliMa – Kulinarisches Mittelalter an der Universität Graz. URL: http://kulinarisches-mittelalter.org/wissenschaftliche-arbeiten/ [01.01.2014].

14 Vgl. dazu die Übersichtstabelle in Klaus Bergdolt und Gundolf Keil: Humoralpathologie. In: Lexikon des Mittelalters. CD-Rom. Hrsg. von Charlotte Bretscher-Gisiger und Thomas Meier. Stuttgart, Weimar: Metzler 2000, und die Entwicklung der Säftelehre von den Anfängen bis zu Galen in Erich Schöner: Das Viererschema in der antiken Humoralpathologie. Wiesbaden: Steiner 1964 (Sudhoffs Archiv. Beihefte. 4).

15 Vgl. Olberg-Haverkate 2007 (wie Anm. 2), S. 525f. und D. Eleanor Scully, Terence Scully: Early French cookery sources, history, original recipes and modern adaptions. 2. Aufl. Ann Arbor: Univ. of Michigan Press 2002, S. 191.

16 Vgl. Wiswe 1970 (wie Anm. 7), S. 65, 95 und 104f., außerdem ‚So wirt es gut und wolgeschmack.' Alte deutsche Kochrezepte. 1350–1600. Hrsg. von Manfred Lemmer. [o. O.]: Mitteldeutscher Verlag 1991, S. 18.

stab, sondern stellen eine Denkrichtung in den Mittelpunkt, die in der Frühen Neuzeit Aufschwung erfahren hat: Sie verweisen auf die Signaturenlehre des Giambattista della Porta, wie er sie erstmals 1588 in seiner *Phytognomonica* beschreibt.

6.2 Die den Ausgangsprodukten der Färbemittel zugeordneten Eigenschaften gehen durch das Färben auf die Speisen über.[17]

6.3 Form und Farbe der Speisen wirken dann auf den Esser, wenn sie bestimmte versinnbildlichte Kräfte haben.[18] Hier schwingt auch ein Anklang an die Farballegorese und Farbsymbolik mit, sind doch Farben geradezu prädestiniert dafür, ein ganzes Spektrum an unterschiedlichen Bedeutungen zu transportieren.

6.4 Mit dem Färben von Speisen wird eine psychologische Wirkung der Farben auf den Speisenden beabsichtigt. In der mediävistischen Forschungsliteratur wird dieses Thema nicht aufgegriffen, doch ausgehend von aktuellen psychologischen Forschungstendenzen[19] ist das ein valides Erklärungsmodell, das auch für das Mittelalter nicht ignoriert werden darf!

Ad 6.1: Farben haben diätetische Wirkung

In ihrem Aufsatz zum Rheinfränkischen Kochbuch stellt Gabriele von Olberg-Haverkate primär Überlegungen zur Textsorte Kochrezept und zur Organisationsform Kochbuch an. Daneben konstatiert sie für die Kochbuchforschung einige Desiderata wie z. B., dass Überlieferungszusammenhänge bei der Erforschung von Kochrezepttextsammlungen berücksichtigt, dass ein repräsentatives Textkorpus für linguistische Untersuchungen erstellt und dass die medizinisch-fachsprachliche Lexik eingehender untersucht werden sollte.[20] Das sind alles Aufgaben, die es

---

17 Vgl. Ein Stockholmer mittelniederdeutsches Arzneibuch aus der zweiten Hälfte des 15. Jahrhunderts. Hrsg. von Agi Lindgren. Stockholm: Almqvist & Wiksell 1967 (Acta Universitatis Stockholmiensis. Stockholmer Germanistische Forschungen. 5) S. 67 und Dorothee Rippmann: Der Körper im Gleichgewicht: Ernährung und Gesundheit im Mittelalter. In: Medium Aevum Quotidianum 52, 2005, S. 37.

18 Vgl. Constance Anne Wilson: Ritual, Form and Colour in the Mediaeval Food Tradition. In: The appetite and the eye. Visual aspects of food and its presentation within their historic context. Papers from the Second Leeds Symposium on Food History and Traditions, April 1987. Hrsg. von Constance Anne Wilson. Edinburgh: Edinburgh Univ. Press 1991 (Food and society. 2), S. 16f.

19 Vgl. Zena O'Connor: Colour psychology and colour therapy: Caveat emptor. In: Color 36, 2011, H. 3, S. 229–234.

20 Vgl. Olberg-Haverkate 2007 (wie Anm. 2), S. 506f.

nach wie vor aufzuarbeiten gilt! Außerdem stellt sie fest, dass „die Bedeutungen der Farbbezeichnungen (gelb/goldfarben = bitter, rot = süß, weiß = salzig, schwarz = scharf und sauer) zumeist nicht im Zusammenhang der Säftelehre gewürdigt“[21] werden und belegt dies mit einzelnen Textbeispielen. Im weiteren Verlauf stellt sich aber heraus, dass die Autorin vom medizinischen Hintergrund ihrer Behauptung relativ wenig Ahnung hat.[22]

Die für das Mittelalter maßgebliche Quelle für dieses medizinische Theoriengerüst sind die Schriften des Galen (ca. 129–216 n. Chr.): In seiner Abhandlung über die Körpersäfte legt er deren einzelne Attribute, ihre Entstehungsorte und die gegenseitigen Wechselwirkungen detailliert aufgeschlüsselt dar. Unter anderem beschreibt er die Farben der einzelnen Säfte: Blut ist rot; Schleim ist weiß; es gibt sieben Arten von gelber Galle (die gelbe, die allgemein als die grundlegende bezeichnet wird, außerdem die fahlgelbe, rote, lauchgrüne, dottergelbe, grünspanige und indigofarbige); schwarze Galle hat normalerweise die Farbe von Olivenöl.[23] Die Farben diverser Organe, der Haut oder auch von Körper-

---

21 Ebd., S. 525f.

22 Generell bringt Olberg-Haverkate eine Reihe von unzusammenhängenden und unzureichend erläuterten Textbeispielen, mit denen es ihr nicht gelingt, ihren Standpunkt zu veranschaulichen (vgl. ebd., S. 525–527). Als Nachweis mag hier die humoralpathologische Einordnung der Zutat Salz genügen: „aber zuviel Salz, das dem Schleim zugeordnet wird und damit die Elementarqualitäten feucht und kalt hat, schadet wiederum der Ausgewogenheit der Säfte“ (ebd., S. 527). Die zeitgenössische Fachliteratur bringt dazu gegenteilige Fakten: „Komplexion: warm im 2., trocken im 3. Grad“ (Tacuinum sanitatis in medicina. Codex Vindobonensis Series nova 2644 der Österreichischen Nationalbibliothek. Mit einem Kommentar von Franz Unterkircher. Graz: ADEVA 2004 [Glanzlichter der Buchkunst. 13], S. 100) oder „Saltz natur ist fewrig vnd hitzig / dŏrret / trücknet / vnd hebt zůsamen“ (Bartolomeo Platina: Von der eerlichen, zimlichen, auch erlaubten Wolust des Leibs. Aus dem Lateinischen übertragen von Stephanus Vigilius Pacimontanus. Nachdruck der Ausgabe Augsburg 1542. Hildesheim, New York: Olms 1980, fol. 5r, Kap. 13).

23 Vgl. Mark Grant: Galen on Food and Diet. London, New York: Routledge 2000, S. 15f.: „The humours owe their origin, maintenance and movement as follows: for blood the liver, veins and both nostrils; for yellow bile the bladder, the area around the liver and the ears; for phlegm the stomach, loin muscles and the mouth; for black bile the area below the liver, spleen and eyes, as has already been stated. As regards their colours, blood is red and phlegm is white; there are seven types of yellow bile (yellow, which people call basic, pale-yellow, red, leek-green, yolk-yellow, verdigris and woad); whilst the proper tint of black bile is of olive oil.“

flüssigkeiten eines Patienten[24] werden ausschließlich dazu benutzt, die Qualität der einzelnen Säfte zu beschreiben, woraus dann die Krankheiten bzw. deren Intensität und mögliche Behandlungsabläufe abgeleitet werden. Was in dieser Abhandlung aber nicht erwähnt wird, ist, dass die Farbe der Lebensmittel Einfluss auf die Säfte haben könnte.

In diesem Traktat wird auch ein Satz zitiert, mit dem Galen einen der wichtigsten medizinischen Einflüsse auf den menschlichen Körper beschreibt: „When we make proper use of foods in recipes, the attendant humours follow.“[25] Diesen Gedanken vertieft Galen in seinem Werk ‚Über die Kräfte der Nahrungsmittel‘[26] noch, einleitend hält er jedoch fest, dass eine Verallgemeinerung hinsichtlich der Wirkung der Qualitäten ohnehin nicht möglich sei, da die Wirkung der Nahrungsmittel immer in Bezug zur Komplexion des Kranken bzw. des Speisenden gestellt werden müsse.[27] Wenn er in diesem Text Farbattribute nennt, benutzt er diese, um qualitativ hochwertige Nahrungsmittel von qualitativ schlechteren zu unterscheiden; auf eine diätetische Wirkung von Farben geht er aber auch hier nicht ein. Damit scheint die Theorie, dass die Farben des Galen'schen Viererschemas oder Mischfarben daraus einen direkten diätetischen Nutzen haben, aus der antiken Literatur heraus nicht belegbar zu sein.

Ganz anders stellt sich die Situation am Übergang zur Frühen Neuzeit dar, als eine auch schon im Mittelalter bekannte philosophische Denkrichtung neuen Aufschwung erhält: die Signaturenlehre.[28] Diese Denkrichtung fußt auf der Makrokosmos-/Mikrokosmos-Analogie, welche die Natur in ihrer äußerlichen und innerlichen Erscheinung nach göttlichem Willen geformt sieht und daraus die Wirksamkeit der *materia medica* abliest.[29] Wiswe bringt ein einprägsames Beispiel: „Die Zuordnung zu den Elementarqualitäten beruhte mitunter auf Äußerlichkeiten. So hielt Porta [...] den Zucker deshalb für einen Erzeuger von Galle, weil er gelbe Farbe habe.“[30] Im Kapitel XII der *Phytognomonica* bringt della Porta

24 Vgl. ebd., S. 17f.

25 Ebd., S. 15.

26 Vgl. ebd., S. 68–190.

27 Vgl. ebd., S. 69–72.

28 Nach Rippmann 2005 (wie Anm. 17), S. 28, existiert dieses Modell parallel zur Theorie der Säftelehre.

29 Vgl. Guido Jüttner: Signaturenlehre. In: Lexikon des Mittelalters. CD-Rom. Hrsg. von Charlotte Bretscher-Gisiger und Thomas Meier. Stuttgart, Weimar: Metzler 2000.

30 Wiswe 1970 (wie Anm. 7), S. 65.

seine allgemein gehaltene Theorie, die er mit Beispielen aus dem Pflanzenreich untermauert: Schwarz gefärbte Pflanzen fördern sehr stark die Bildung der (schwarzen) Galle, weißblühende Pflanzen beeinflussen den Schleim, jene, die blutfarbigen Saft besitzen, reinigen das Blut; verschiedenfarbige Pflanzen wirken auf vermischte Säfte.[31] Damit ist diese medizinische Theorie zumindest relativ zeitnah zu den uns überlieferten Kochrezepttexten einzuordnen.

Ad 6.2: Mithilfe von Farben werden die Inhaltsstoffe der Färbemittel übertragen

Dieses Erklärungsmodell ist ganz im Sinne der Galen'schen Temperierung der Nahrungsmittel zu sehen: Die Qualitäten einer Zutat oder Speise werden durch Hinzugabe einer weiteren Zutat – meist sind das Gewürze, es können aber auch Saucen sein – so verändert, dass diese dem Säftehaushalt des Speisenden besser zuträglich ist. Zusätzlich kann man in den Kochrezepttexten auch beobachten, dass die Tendenz dahin geht, die in ihrem Temperament extremen Speisen durch entsprechende Zubereitungsarten auszugleichen: Fische, die eingesalzen werden, verlieren ihre Feuchtigkeit und Kälte; Kochen nimmt dem Rindfleisch seine Hitze und Trockenheit.[32] Terence Scully fasst diese Grundregeln so zusammen:

> And so in order to understand a human being, we must begin, along with medieval thinkers, by weighing the relative influence upon him of each of the four elements: earth, air, water and fire. The first three of these provided the source of man's food, and determined its essential qualities; the last element, fire, was the determinant factor in modifying the temperament of the

31 Hier zitiert nach der elektronisch verfügbaren Ausgabe von 1591: „Atri plantarum colores, choleram augent in tanutm, ut daemoniaci videantur; ut brassica, thymum, papaver, hyoscyamus, morbosq́; inducuntarae bilis alumnos; quorum deiectionem moliuntur earûdem herbarum succi, ut brassica, epithymus, weratrum nigrum, & mandragora. Albam pituitani inducunt, chciuntq; albiflorae plantae; ocymum, elleborus albus, sambucus, & daphnoides. Quae sanguineo succo madent, sanguinem purgant; vt rosa, centaurium, rhabarbarum. Menses supprimunt, & vulnerariae sunt morus, punica, cistus, polygonon. Sic misti coloris plátae, mistos humores tollunt; vt parthenium mellino flore per ambitum albo, pituitam & bilem educit; cafia rubra, carne nigricante, sanguinem à retorrida bile expurgat, vel flauam, quae in atram degenerauit." (Ioannes Baptista della Porta: Phytognomonica. Frankfurt: Wechel und Fischer 1591. URL: http://www.mdz-nbn-resolving.de/urn/resolver.pl?urn=urn:nbn:de:bvb:12-bsb10206654-7.)

32 Vgl. Scully 2005 (wie Anm. 5), S. 44.

> foodstuffs, by cooking, in order to make them suitable and safe for human consumption.[33]

Die soeben dargestellte Theorie besagt also, dass allein schon die Zugabe von Farben eben diese Wirkung auf die Grundzutaten habe: Mit der Farbe werden die Eigenschaften des Ausgangsproduktes auf die weiteren Zutaten übertragen.[34] Im Spätmittelalter ist das eine gängige Theorie, die vermutlich auch auf das Färben von Textilien oder die Herstellung von Malerfarben angewandt wurde.[35] Da das Färben von Speisen mit pflanzlichen Farbstoffen die Zugabe einer relativ großen Menge erfordert, sodass sich das ohne Zweifel auch auf den Geschmack des Ausgangsproduktes und damit die Zusammensetzung der Speise auswirkt, kann das Färben in gewisser Weise mit dem Würzen von Speisen gleichgesetzt werden. Somit entfaltet ohnehin die *Ausgangspflanze* ihre diätetischen Eigenschaften, und der Farbeffekt ist eine zusätzliche positive Nebenerscheinung, die zunächst einfach hingenommen wurde. Wie und ob diese Theorie auch auf diätetischer Ebene funktioniert, müsste an individuellen Primärtextbeispielen untersucht werden.

Ad 6.3: Form und Farbe einer Speise wirken durch versinnbildlichte Kräfte

Mit dieser dritten Theorie zu einer möglichen medizinischen Wirkung von Farben schließt sich ein Kreis: Hier muss bis zu einem gewissen Grad auch die Theorie zur Signaturenlehre mit einbezogen werden, und zusätzlich spielen die Farballegorese und der allgemeine Symbolwert von Farben eine bedeutende Rolle. Ein überaus aussagekräftiges Beispiel ist in diesem Zusammenhang die Farbe Gold:[36] C. Anne Wilson präsentiert dazu ein Erklärungsmodell, das gleichzeitig mehrere Fragen beantwortet, unter anderem jene nach dem Grund für die Färbeleidenschaft der mittelalterlichen Küche:

> The catalyst in this was, of course, Arab cuisine, adopted from the Saracens and adapted to western tastes in the Crusader states at the eastern end of the Mediterranean; and from there it reached the Franks and Normans of western Europe. The Normans also had experience of Arab cookery in Sicily. Fi-

33 Ebd., S. 41.

34 Vgl. Rippmann 2005 (wie Anm. 17), S. 36f.

35 Vgl. Emil Ernst Ploss: Ein Buch von alten Farben. Technologie der Textilfarben im Mittelalter mit einem Ausblick auf die festen Farben. 3., unveränd. Aufl. München: Moos 1973, S. 20.

36 Diese kann in der mittelalterlichen Farbenlehre mit allen warmen Schattierungen der Farbe Gelb gleichgesetzt werden.

> nally, the partly-Arabic cuisine of southern Spain began to exert some influence on north-western Europe.[37]

Ein Beleg für diese Schlussfolgerung findet sich in einem der frühesten Zeugnisse zur mittelalterlichen Esskultur Westeuropas, den Klagen Bernhards von Clairvaux über die ausschweifenden Zustände in Cluny![38] Die Vorliebe der europäischen mittelalterlichen Küche für das Färben mit Safran kann wohl auf diesen arabischen Einfluss zurückgeführt werden: Unter Gesichtspunkten der islamischen mittelalterlichen Alchemie und Medizin wirkt Gold lebensverlängernd, weshalb es auch eine beliebte Zutat in der islamischen Küche darstellte. War Gold nicht vorhanden oder die Anschaffung zu teuer, stellte das Färben mit Safran einen adäquaten Ersatz dar.[39]

Diese positive Einschätzung des Metalls und der damit verbundenen Farbe (Gold bzw. warme Gelbtöne) findet auch in der mittelalterlichen Farballegorese ihre Entsprechung, in der die positiven Konnotationen die negativen bei Weitem überwiegen.[40] Hat man im Verhältnis von Sinnträger und Bedeutung in Zusammenhang mit dem Metall Gold ein überaus positives ideelles Konzept vorliegen, das auch auf materieller Ebene realisiert ist, muss man bei der allegorischen Auslegung anderer Farben davon ausgehen, dass man hier die „Qualität als ursprünglich selbständigen Sinnträger"[41] verstehen sollte. Meier führt weiter aus:

---

37 Wilson 1991 (wie Anm. 18), S. 17.

38 Bernhard von Clairvaux kritisiert die haltlosen Zustände in Cluny, u. a. die ausschweifende Esskultur, die wiederum in den uns überlieferten spätmittelalterlichen Kochrezepttexten erkennbar ist: „Ferner läßt man die Beschaffenheit der Speisen selbst so fremd erscheinen, daß sie beim Anblick nicht weniger als beim Schmecken erfreuen. […] Während aber die Augen durch die Farben und der Gaumen durch den Geschmack gereizt werden, wird der arme Magen, dem weder die Farben leuchten noch die Wohlgerüche schmeicheln, mehr durch den Druck beschwert als gestärkt." Bernhard von Clairvaux: Apologia ad Guillelmum Abbatem. Apologie an den Abt Wilhelm. In: Bernhard von Clairvaux. Sämtliche Werke lateinisch / deutsch. Hrsg. von Gerhard B. Winkler in Verbindung mit Alberich Altermatt, Denis Farkasfalvy, Polykarp Zakar. Bd. 2. Innsbruck: Tyrolia 1992, S. 181.

39 Vgl. Wilson 1991 (wie Anm. 18), S. 18.

40 Vgl. Handbuch der Farbenbedeutungen im Mittelalter. CD-Rom. Hrsg. von Rudolf Suntrup und Christel Meier. Vorabversion von Teil 2 des Handbuchs der Farbenbedeutung im Mittelalter. Köln, Wien: Böhlau 2011. [s.v. aureus, aurum]

41 Vgl. Christel Meier: Das Problem der Qualitätenallegorese. In: Frühmittelalterliche Studien 8, 1974, S. 395.

> Im Vollzug der Allegorese erhält ein Sinnträger aufgrund von Proprietäten seine Bedeutungen. Ist ein solcher Deutungsweg auch für die Qualitäten nachweisbar, gibt es an ihrem möglichen Sinnträgercharakter keinen Zweifel mehr. Sie würden dann eine neue eigene Sinnträgergattung bilden. Viele Zeugnisse der praktischen Allegorese bestätigen diese Annahme.[42]

Zusätzlich zur allegorischen Aufladung wird das Bedeutungsspektrum einer Farbe noch durch den Kontext, in dem sie auftritt, bestimmt. In der oben genannten Qualifikationsarbeit wird anhand einer Zubereitungsanleitung aus dem Kochbuch des Augsburger Zunftbürgermeisters Ulrich Schwarz[43] deutlich nachvollziehbar dargelegt, dass die für ein ‚Gebackenes in drei Farben‘[44] ausgewählte Farbgebung Grün-Weiß-Rot sich im mittelalterlichen Wappen der Stadt wiederfindet.[45] Das Einarbeiten eines derartigen Realbezuges ist für die mittelalterliche Küche nicht ungewöhnlich: Eine etwas weniger subtile Darstellung des hauseigenen Wappens in Form einer Speise wird z. B. im *Ménagier de Paris* erwähnt.[46]

Ad 6.4 Der psychologische Effekt von Farbe

Der psychologische Effekt, der mit der Verwendung von Farben einhergeht, ist bis dato in der einschlägigen Literatur vernachlässigt worden. Das mag daran liegen, dass die wissenschaftliche Beschäftigung mit der psychologischen Wirkung von Farben relativ jung ist und viele Bereiche

42 Ebd.

43 Goldene Speisen in den Maien. Das Kochbuch des Augsburger Zunftbürgermeisters Ulrich Schwarz († 1478). Unter Mitarbeit von Oliver Becker [u. a.] hrsg. von Gerhard Fouquet. St. Katharinen: Scripta Mercaturae 2000 (Sachüberlieferung und Geschichte. Siegener Abhandlungen zur Entwicklung der materiellen Kultur. 30).

44 Vgl. Gebackenes in drei Farben – Wolfenbüttel, Herzog-August-Bibliothek, Cod. Guelf. 226 Extr. (ID S64603). In: Portal der Pflanzen des Mittelalters / Medieval Plant Survey. Redaktion: Helmut W. Klug. Technische Leitung: Roman Weinberger. 2009–2013. URL: http://medieval-plants.org/ (24.12.2013). In weiterer Folge zitiert als PPM/MPS und der jeweiligen Post ID. Der referenzierte Text kann mithilfe der Post ID über die Internetseite http://medieval-plants.org/mps-daten/advanced-search aufgerufen werden.

45 Vgl. Trattner 2011 (wie Anm. 13), S. 18f.

46 Vgl. The good wife's guide. Le ménagier de Paris. A medieval household book. Übers. und mit einer krit. Einleitung versehen von Gina L. Greco und Christine M. Rose. Ithaca: Cornell University Press 2009, S. 316: „Item, in this way a blue jelly is made. If you wish to decorate the jelly with your coat of arms, take gold or silver, whichever you prefer, and with the white of one egg draw the design with a small feather, and place the gold on it with a pair of tweezers.“

noch unerforscht sind,[47] dennoch ist der bewusste oder unbewusste Einsatz der manipulativen Wirkung von Farben nahezu so alt wie die Menschheit selbst.[48] Man kann also davon ausgehen, dass auch die Farben der mittelalterlichen Speisen eine unbewusste Wirkung auf die Speisenden hatten. Die Wirkung der Farben wird von mehreren Faktoren beeinflusst: Die psychologische Wirkung beruht auf individuellen oder kollektiven Erfahrungen, die Auslöser für unbewusste positive oder negative Reaktionen darstellen. Diese Reaktionen sind von symbolischen, kulturellen, traditionellen und auch politischen Faktoren im jeweiligen Erlebenskontext beeinflusst. Versuchsreihen haben ergeben, dass Umwelt und Natur den wichtigsten Einflussfaktor für das Farbempfinden darstellen:[49] So wird die Farbe Grün in Mitteleuropa auf psychologischer Ebene nicht mit Wachstum und Energie in Verbindung gebracht, sondern eher mit Geborgenheit, Ruhe und Entspannung; in Ländern, die nicht so üppige Vegetation haben oder wo Pflanzen nur zu bestimmten Jahreszeiten grünen, ergibt sich daraus eine andere emotionale Verbindung.[50] Unter diesen Gesichtspunkten möchte ich wieder auf die Farbe Gold bzw. Gelb zurückkommen:

Gold bzw. das damit gleichzusetzende warme Gelb war eine im Kontext der Speisekultur – das schließt alle Bereiche von der Zubereitung bis zu jedem möglichen Szenario des Verzehrs mit ein – positiv belegte Farbe: Sie verweist nach modernen Erkenntnissen auf das Göttliche, repräsentiert Reichtum und Macht und bringt auch medizinisch gesehen positive Eigenschaften mit. Auf psychologischer Ebene zeigten Assoziationsexperimente, dass die Farbe Gelb ebenfalls durchwegs positiv mit Gold, Sonnenstrahlen, den Gestirnen und der Farbe Grün (eben als Ausdruck für üppige Vegetation) assoziiert wurde.[51] Den Farben Gold und Gelb liegt also immer die Erfahrung des Sonnenlichtes und die damit verbundene Lebensenergie und Wärme zugrunde. So sind es im Frühling eine Vielzahl an gelben Blumen, die als erste blühen, im Jahreslauf schließt sich daran z. B. das Goldgelb des reifen Getreides an, den Abschluss im Jahreskreislauf, der das mittelalterliche Leben fundamental

47 Vgl. O'Connor 2011 (wie Anm. 19), S. 230f.

48 Vgl. Rudolf Gross: Warum die Liebe rot ist. Farbsymbolik im Wandel der Jahrtausende. Düsseldorf, Wien: Econ 1981, S. 9.

49 Vgl. Ingrid Riedel: Farben in Religion, Gesellschaft, Kunst und Psychotherapie. 9. Aufl. Stuttgart: Kreuz 1991 (Buchreihe Symbole), S. 76f.

50 Vgl. Gross 1981 (wie Anm. 48), S. 240f.

51 Vgl. Riedel 1991 (wie Anm. 49), S. 170.

bestimmte, bilden die gelben Blätter des herbstlichen Laubes.[52] Schon Goethe urteilte über die Farbe Gelb: „Sie fuehrt in ihrer hoechsten Reinheit immer die Natur des Hellen mit sich, und besitzt eine heitere, muntere, sanft reizende Eigenschaft.“[53] Diese Reinheit ist in der mittelalterlichen Küche in den Färbemitteln Gold, Safran und Eidotter unbedingt gegeben. Dass mit dieser Reinheit auch bewusst gearbeitet wurde, belegen Rezepte, welche die Verwendung von Safran sogar explizit verbieten.[54] Allein dieses kleine Exempel zeigt, dass hier noch sehr großes Potenzial für zukünftige Forschungen vorhanden ist.

Was aber überliefern uns Kochrezepte noch zu Farben? Auf Basis aller bis dato edierten, handschriftlich überlieferten Rezepte, die im *Korpus der mittelalterlichen Kochrezepttexte*[55] zusammengefasst sind, habe ich die darin verwendeten Färbemittel ausgewertet: Insgesamt werden in den ca. 2.800 Rezepten 10 verschiedene Farben genannt, die beim Färben von Speisen erzielt werden sollen, das schließt auch Schwarz und Grau ein, die im Gegensatz zu modernen Erkenntnissen im Mittelalter auch als Farben gewertet wurden. (Für die quantitative Verteilung der einzelnen Farben vgl. Abb. 1.) Außerdem wurden auch alle jene Rezepte statistisch erfasst, die einfach nur nach dem Färben einer Speise verlangen, ohne genauere Angaben zur Farbe zu machen. Manche Rezepte verlangen auch nach mehreren Farben,[56] diese werden für die Auswertung aber nicht mehrfach gezählt. Insgesamt verlangen ca. 17% (486) der Rezepte nach der Zugabe von Farbe (593 Farbnennungen). Zählt man dazu alle jene Rezepte, die ohnehin durch ihre Zutaten farbig sind, kann man davon ausgehen, dass zumindest ein Fünftel der Speisen, vielleicht sogar ein Viertel bunt, d. h., nicht in einem für Koch- und Bratgut charakteristischen Braunton gehalten waren.

---

52 Vgl. ebd., S. 76f.

53 Johann Wolfgang von Goethe: Zur Farbenlehre. Bd. 1. [Kap. 766] In: Deutsches Textarchiv. URL: http://www.deutschestextarchiv.de/goethe_farbenlehre01_1810/344 [14.3.2014].

54 Ein Teil dieser Rezepte wird schwarz (vgl. PPM/MPS IDs: S64687, S64191) oder explizit andersfarbig (IDs: S64631, S64487, S63998) eingefärbt, sodass die Zugabe von Safran das gewünschte Farbergebnis verfälschen würde.

55 Eine Kurzbeschreibung kann hier eingesehen werden: PPM/MPS. Inhalt. URL: http://medieval-plants.org/mps-daten/inhalt [14.03.2014].

56 Beliebte Rezepte sind mehrfarbige Muse (ID: S63677), Sülzen (ID: S63237), Füllen (ID: S64986) oder bunt gemustertes Gebackenes (ID: S62651).

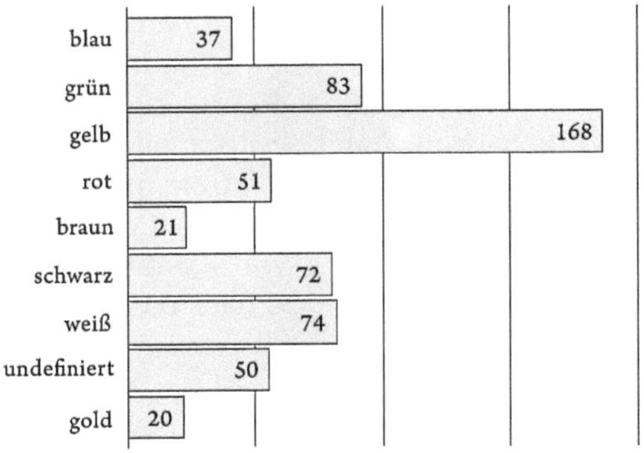

Abb. 1.: *Quantitative Verteilung der für mittelalterliche Speisen verwendeten Farben in den Kochrezepttexten*

Neben den allgemeinen Färbeanweisungen überliefern einige Rezepte aber auch wichtige technische und kulturhistorische Hinweise, wie zum Beispiel explizite Informationen zu den Farben, die in der Küche gebraucht werden, und Hinweise zum Herstellen dieser Farben: Die Angaben umfassen den Zeitpunkt zum Zubereiten von Pflanzenfarben (nämlich aus frisch geernteten Blüten und Früchten), die Zubereitungsweise sowie Vorschriften zur Aufbewahrung (vgl. z. B. PPM/MPS, IDs: S64013, S63661). Meist werden – wohl symbolisch – sieben Farben genannt, für deren Herstellung man das gesamte Jahr über arbeiten muss (vgl. z. B. PPM/MPS, IDs: S63649, S62997). Ein anderes Rezept empfiehlt, zum Grünfärben Pflanzen mit wenig Eigenaroma zu verwenden (PPM/MPS, ID: 63446). Ein Rezept für Lungenküchlein bringt einen kulturhistorisch bedeutsamen Hinweis, indem erklärt wird, wie man die Speise gemäß ‚der höfischen Sitte' anrichten solle:

> […] man mag ouch die selbenn kuglin / in eigner brü essenn: verheft es mit einem specklin / oder abgemacht mit hofflichem siten, zuo verstenn / als mit milch schmaltz vnd wurtzen, Schon vergilbt (PPM/MPS, ID: S63702).

Ein anderer Text wiederum bringt das Färben explizit mit Unterhaltung bei Tisch in Verbindung. In einer Kölner Handschrift heißt es am Ende eines Rezeptes zu einem Gebackenen aus mehreren farbigen Teig- und Fülleschichten: „Trags für, vnd / wan das vfgesnydden wirt, so hat ein ydes sin farb, / das die geste sere verwondert" (PPM/MPS, ID: 63493). Ein weiteres Rezept nennt den Unterhaltungswert des Gerichtes sogar im Titel: „Ein gepachens, das gehört zu einer kürtzweil" (PPM/MPS, ID: S64016). Darin wird beschrieben, wie man eine Pastete mit Fleisch füllt, diese dann aufstockt, außerdem mit Teig bunt verziert und schließlich im oberen Teigbehälter sogar lebendige Vögel unterbringt, deren Gefieder und Schnäbel mit Gold und Silber verziert wurden.

Fasst man die Ergebnisse meiner stichprobenartigen Ausführungen zu den verschiedenen Thesen zur Verwendung von Farbe in der mittelalterlichen Küche zusammen und stellt diese den historischen Quellen gegenüber, ergeben sich wenig eindeutige Tendenzen: Die diätetischen Lehren des Galen geben kaum einen Hinweis darauf, dass eine medizinische Wirksamkeit von Farben in der Gesundheitsprävention berücksichtigt worden wäre. Die Signaturenlehre aber, die im Übergang vom Mittelalter zur Neuzeit stark an Bedeutung gewann und die für die *Phytognomonica* des Giambattista della Porta grundlegend wurde, liefert entsprechende Theorien, die Farben eine gewisse medizinische Wirkung zuschreiben. Die Kochrezepttexte selbst geben jedoch insgesamt keinen direkten Hinweis darauf, dass einzelne Färbemittel aufgrund ihrer diätetischen Wirkung eingesetzt wurden: Hier bleibt also sehr viel Raum für vertiefende Detailforschung offen. Das gilt auch für die allegorische Bedeutung von gefärbten Speisen sowie für einen psychologischen Effekt, den derartige Gerichte gehabt haben könnten. Werden ausschließlich die Aussagen in den Primärquellen, den überlieferten Kochrezepttexten, untersucht, dann sind sicher die Unterhaltung, der Überraschungseffekt, die Showeinlage zentrale Motive für das Färben von Speisen. Das wäre aber viel zu kurz gegriffen! Was mit der vorliegenden stichprobenartigen Untersuchung offensichtlich wird, ist, dass die Frage nach dem Aspekt der Farbigkeit von Speisen in den überlieferten Kochrezepttexten ein beachtliches Forschungspotenzial birgt: Dieses reicht von der detaillierten Aufarbeitung handwerklicher Aspekte über eine umfassende Auswertung medizinischer Zusammenhänge bis hin zur Analyse der symbolisch-allegorischen Aussagekraft von Farben im Zusammenhang der mittelalterlichen Kulinarik.

Literaturverzeichnis

Adamson, Melitta Weiss: Food in Medieval Times. Westport, CT: Greenwood 2004.

Barth, Gerda: Ein gute Speiß von weichem Hirsch-Geweyh. Kulturgeschichtliche Bemerkungen zu den älteren Kochbüchern in der Wiener Stadt- und Landesbibliothek. In: Neue Forschungsergebnisse aus der Wiener Stadt- und Landesbibliothek. Hrsg. von Franz Patzer. Wien, München: Jugend und Volk 1979 (Veröffentlichungen aus der Wiener Stadt- und Landesbibliothek. 7. Wiener Schriften 43.) S. 81–132.

Bergdolt, Klaus / Keil, Gundolf: Humoralpathologie. In: Lexikon des Mittelalters. CD-Rom. Hrsg. von Charlotte Bretscher-Gisiger und Thomas Meier. Stuttgart, Weimar: Metzler 2000.

Bernhard von Clairvaux: Apologia ad Guillelmum Abbatem. Apologie an den Abt Wilhelm. In: Bernhard von Clairvaux. Sämtliche Werke lateinisch / deutsch. Hrsg. von Gerhard B. Winkler. In Verbindung mit Alberich Altermatt, Denis Farkasfalvy, Polykarp Zakar. Bd. 2. Innsbruck: Tyrolia 1992, S. 137–204.

Blaschitz, Gertrude: Der Biber im Topf und der Pfau am Spieß. Anhang: Der Birkhahn in der Pfanne. In: ‚Ir sult sprechen willekomen'. Grenzenlose Mediävistik. Festschrift für Helmut Birkhan zum 60. Geburtstag. Hrsg. von Christa Tuczay. Bern u. a.: Lang 1998, S. 416–436.

Bynum, Caroline Walker: Holy feast and holy fast. The religious significance of food to medieval women. Berkeley: Univ. of California Press 1987 (The new historicism. 1).

della Porta, Ioannes Baptista: Phytognomonica. Frankfurt: Wechel und Fischer 1591. URL: http://www.mdz-nbn-resolving.de/urn/resolver.pl?urn=urn:nbn:de:bvb:12-bsb10206654-7.

Ein Stockholmer mittelniederdeutsches Arzneibuch aus der zweiten Hälfte des 15. Jahrhunderts. Hrsg. von Agi Lindgren. Stockholm: Almqvist & Wiksell 1967 (Acta Universitatis Stockholmiensis. Stockholmer Germanistische Forschungen. 5).

Farbe im Mittelalter. Materialität – Medialität – Semantik. Akten des 13. Symposiums des Mediävistenverbandes vom 1. bis 5. März 2009 in Bamberg. Hrsg. von Ingrid Bennewitz und Andrea Schindler unter Mitarb. von Karin Hanauska, Peter Hinkelmanns und Bettina Becker. 2 Bde. Berlin: Akademie 2011.

Freedman, Paul H.: Out of the East. Spices and the medieval imagination. New Haven: Yale University Press 2008.

Goethe, Johann Wolfgang von: Zur Farbenlehre. Bd. 1. In: Deutsches Textarchiv. URL: http://www.deutschestextarchiv.de/goethe_farbenlehre01_1810 [13.03.2014].

Goldene Speisen in den Maien. Das Kochbuch des Augsburger Zunftbürgermeisters Ulrich Schwarz († 1478). Unter Mitarbeit von Oliver Becker [u. a.] hrsg. von Gerhard Fouquet. St. Katharinen: Scripta Mercaturae 2000 (Sachüberlieferung und Geschichte. Siegener Abhandlungen zur Entwicklung der materiellen Kultur. 30).

Grant, Mark: Galen on Food and Diet. London, New York: Routledge 2000.

Gross, Rudolf: Warum die Liebe rot ist. Farbsymbolik im Wandel der Jahrtausende. Düsseldorf, Wien: Econ 1981.

Handbuch der Farbenbedeutungen im Mittelalter. CD-Rom. Hrsg. von Rudolf Suntrup und Christel Meier. Vorabversion von Teil 2 des Handbuchs der Farbenbedeutung im Mittelalter. Köln, Wien: Böhlau 2011.

Henisch, Bridget Ann: The medieval cook. Woodbridge: Boydell 2009.

Hundsbichler, Helmut: Nahrung. In: Alltag im Spätmittelalter. Hrsg. von Harry Kühnel unter Mitarbeit von Helmut Hundsbichler, Gerhard Jaritz, Elisabeth Vavra. Graz, Wien, Köln: Styria 1984, S. 196–231.

Jüttner, Guido: Signaturenlehre. In: Lexikon des Mittelalters. CD-Rom. Hrsg. von Charlotte Bretscher-Gisiger und Thomas Meier. Stuttgart, Weimar: Metzler 2000.

Klug, Helmut W.: [Rez.]: Farbe im Mittelalter. Materialität – Medialität – Semantik. Akten des 13. Symposiums des Mediävistenverbandes vom 1. bis 5. März 2009 in Bamberg. Hrsg. von Ingrid Bennewitz und Andrea Schindler unter Mitarb. von Karin Hanauska, Peter Hinkelmanns und Bettina Becker. 2 Bde. Berlin: Akademie 2011. In: ZfdA 142, 2013, S. 241–46.

Küchenkunst und Tafelkultur. Kulinarische Zeugnisse aus der Österreichischen Nationalbibliothek. Hrsg. von Hannes Etzelstorfer. Wien: Brandstätter 2006.

Meier, Christel: Das Problem der Qualitätenallegorese. In: Frühmittelalterliche Studien 8, 1974, S. 385–435.

O'Connor, Zena: Colour psychology and colour therapy: Caveat emptor. In: Color 36, 2011, H. 3, S. 229–234.

Olberg-Haverkate, Gabriele von: Das „Rheinfränkische Kochbuch“. Überlegungen zur Textsorte ‚Kochrezept‘ und zur Organisationsform ‚Kochbuch‘. In: Strukturen und Funktionen in Gegenwart und Geschichte. Festschrift für Franz Simmler zum 65. Geburtstag. Hrsg. von Claudia Wich-Reif. Berlin: Weidler 2007, S. 501–536.

Platina, Bartolomeo: Von der eerlichen, zimlichen, auch erlaubten Wolust des Leibs. Aus dem Lateinischen übertragen von Stephanus Vigilius Pacimontanus. Nachdruck der Ausgabe Augsburg 1542. Hildesheim, New York: Olms 1980.

Ploss, Emil Ernst: Ein Buch von alten Farben. Technologie der Textilfarben im Mittelalter mit einem Ausblick auf die festen Farben. 3., unveränd. Aufl. München: Moos 1973.

Redon, Odile / Sabban, Françoise / Serventi, Silvano: Die Kochkunst des Mittelalters. Ihre Geschichte und 150 Rezepte des 14. und 15. Jahrhunderts, wiederentdeckt für Genießer von heute. Mit einem Vorw. von George Duby. Aus dem Frz. übers. von Hans Thill. Frankfurt am Main: Eichborn 1993.

Riedel, Ingrid: Farben in Religion, Gesellschaft, Kunst und Psychotherapie. 9. Aufl. Stuttgart: Kreuz 1991 (Buchreihe Symbole).

Rippmann, Dorothee: Der Körper im Gleichgewicht: Ernährung und Gesundheit im Mittelalter. In: Medium Aevum Quotidianum 52, 2005, S. 20–45.

Schubert, Ernst: Essen und Trinken im Mittelalter. Darmstadt: Wissenschaftliche Buchgesellschaft 2006.

Schulz, Anne: Essen und Trinken im Mittelalter (1000–1300). Literarische, kunsthistorische und archäologische Quellen. Berlin, Boston: de Gruyter 2011 (Reallexikon der Germanischen Altertumskunde. Ergänzungsbände. 74).

Schöner, Erich: Das Viererschema in der antiken Humoralpathologie. Wiesbaden: Steiner 1964 (Sudhoffs Archiv. Beihefte. 4).

Scully, D. Eleanor / Scully, Terence: Early French cookery sources, history, original recipes and modern adaptions. 2. Aufl. Ann Arbor: Univ. of Michigan Press 2002.

Scully, Terence: Medieval France: A. The North. In: Regional Cuisines of Medieval Europe. A Book of Essays. Hrsg. von Melitta Weiss Adamson. New York, London: Routledge 2002 (Routledge medieval casebooks), S. 47–66.

Scully, Terence: The Art of Cookery in the Middle Ages. [Reprint.] Woodbridge: Boydell 2005 (Studies in Anglo-Saxon History).

‚So wirt es gut und wolgeschmack.' Alte deutsche Kochrezepte. 1350–1600. Hrsg. von Manfred Lemmer. [o. O.]: Mitteldeutscher Verlag 1991.

Sorbello Staub, Alessandra: Die Basler Rezeptsammlung. Studien zu spätmittelalterlichen deutschen Kochbüchern. Erstausgabe mit Kommentar und Fachglossar der Handschriften Basel, ÖUB D II 30, Bl. 300ra–310va, und Heidelberg, UB cpg 551, Bl. 186r–196v und 197r–204r. Würzburg: Königshausen & Neumann 2002 (Würzburger medizinhistorische Forschungen. 71).

Tacuinum sanitatis in medicina. Codex Vindobonensis Series nova 2644 der Österreichischen Nationalbibliothek. Mit einem Kommentar von Franz Unterkircher. Graz: ADEVA 2004 (Glanzlichter der Buchkunst. 13).

The good wife's guide. Le ménagier de Paris. A medieval household book. Übers. und mit einer krit. Einl. versehen von Gina L. Greco und Christine M. Rose. Ithaca: Cornell University Press 2009.

Trattner, Kathrin Maria: „...vnd mach es ab mit schwarzen würtzen". Annäherungsversuch an allegorische Farbenbedeutungen in spätmittelalterlichen Kochrezepttexten. Graz: Univ., Bakkalaureatsarbeit 2011. Hrsg. von KuliMa – Kulinarisches Mittelalter an der Universität Graz. URL: http://kulinarisches-mittelalter.org/wissenschaftliche-arbeiten/ [01.01.2014].

Wilson, Constance Anne: Ritual, Form and Colour in the Mediaeval Food Tradition. In: The appetite and the eye. Visual aspects of food and its presentation within their historic context. Papers from the Second Leeds Symposium on Food History and Traditions, April 1987. Hrsg. von Constance Anne Wilson. Edinburgh: Edinburgh Univ. Press 1991 (Food and society. 2), S. 5–27.

Wiswe, Hans: Kulturgeschichte der Kochkunst. Kochbücher und Rezepte aus zwei Jahrtausenden. Mit einem lexikalischen Anhang zur Fachsprache. München: Moos 1970.

vnd iz als ein latwergen
Quellenstudie zu Vorkommen, Zusammensetzung und diätetischen Wirkzuschreibungen von Latwerge in älteren deutschsprachigen Kochrezepttexten

Andrea Hofmeister (Graz)

Abstract

In ancient and medieval medicine ‚electuarium' (in old German ‚latwerge') is known as favorite dosage form of pharmaceutical products using sugar syrup or honey as organic binder. German manuscripts of culinary recipes from 1350 to 1500 describe in detail how to prepare such electuaries for gastronomic purposes: Pulp of nearly all kinds of fruit is cooked with sugar or honey until it shows viscous texture, before it is filled into pots or spread on plates to conserve it after drying. But how was electuary served on a medieval courtly banquet? According to its origin from the theory of humours electuary played a dietetic role in medieval alimentation intended to support digestion. When used, both kinds of preserved pulp were dissolved in some wine, mixed with diverse spices (carefully harmonised with the meal to be served) and given as a ‚healthy' sauce to supplement meat. Even meticulous research of printed cookery-books and medical/pharmaceutical handbooks up to the 16th century could not adduce evidence of electuary to be eaten as modern candy cutted to slices or cubes. This study exploits all 57 henceforth known manuscripts of German recipes as opened up here for the first time and listed in the appendix.

Ausgangspunkt

In der ältesten überlieferten deutschsprachigen Kochrezepttextsammlung, dem *Bůch von gůter spîse* im berühmten Hausbuch Michaels de Leone (um 1350), findet sich folgende Zubereitungsanleitung für

> Einen fladen von wisseln.
>
> Der einen fladen wo̊lle machen von wiseln. der nem sie vnd breche in die stile abe. vnd siede sie in einem hafen biz sie trucken werden mit sines selbes brů. vnd schůte sie denne vz vnd laz sie der kůln. vnd slahe sie durch ein tůch. vnd smir ein taueln wol mit honige. vnd schůte die kirsen dor vf. vnd setzze die taueln vf holtze an den luft biz daz ez trucken si. ho̊t der des luftz niht so setze in einen kůln hof. vnd mache daz wůrfeleht vnd snidez vnd bestrauwez mit wůrtzen. vnd iz als ein latwergen.[1]

1 München, Universitätsbibl., 2° Cod. ms. 731, fol. 164v, zitiert nach der Edition von Adamson 2000, S. 87 [= M11-85]. (Zur Auflösung dieses und aller weiteren

Abgesehen von küchentechnischen Detailfragen zur Herstellung dieses Nahrungsmittels auf Fruchtbasis, auf die ich etwas später noch genauer eingehen möchte, ist es wohl vor allem die Schlussbemerkung, die den neuzeitlichen Köchinnen und Köchen ein Rätsel aufgibt, wenn es nämlich im Anschluss an den Vorschlag, die ausgekühlte bzw. zu einem Fladen erstarrte Masse in Würfel zu schneiden und mit Gewürzen zu bestreuen, heißt, das Gericht solle wie Latwerge verzehrt werden. Ist diese Bemerkung als Anspielung auf die Kategorie bzw. die Funktion dieses Nahrungsmittels im Rahmen der spätmittelalterlichen Ernährung zu verstehen oder ist damit die Darreichungsform gemeint – oder beides? Welche Nahrungsmittel werden im kulinarischen Zusammenhang unter der Bezeichnung Latwerge geführt und zu welchem Anlass bzw. in welcher Form gegessen? Diese Fragen sollen im Zentrum meines Beitrags stehen.

Begriffserklärung

Der Begriff Latwerge stammt ursprünglich nicht aus dem kulinarischen Kontext, sondern bezeichnet eine spezielle Form der Arzneimittelzubereitung, die bereits in der babylonischen und antiken Medizin eine wichtige Rolle spielte.[2] Als „brei- oder teigförmiges Gemisch fester und flüssiger oder halbflüssiger Stoffe, z. B. Pulver mit Honig, Sirup oder Fruchtmus"[3] beschreibt der Vorläufer des bekannten medizinischen Handbuchs ‚Pschyrembel' um 1900, Otto Dornblüth,[4] diese Arzneimittelgruppe, die den Kranken in Flüssigkeit aufgelöst zum Auflecken oder Schlürfen verabreicht wurde. Auf diese Applikationsform wird für gewöhnlich die lat. Bezeichnung *electuarium* (von griech. *λείχειν*, davon die Substantive *εκλεικτόν* bzw. *ἔκλειγμα*) zurückgeführt, wie z. B. bereits bei Isidor von Sevilla (um 560–636) belegt ist: *„Electuarium vocatum eo quod molle sorbe-*

Kurztitel von Kochrezepttext-Editionen s. Anhang 3; zur Auflösung aller Handschriftensiglen s. Anhang 2.)

2 Vgl. dazu allgemein Dietlinde Goltz: Studien zur altorientalischen und griechischen Heilkunde. Therapie – Arzneibereitung – Rezeptstruktur. Stuttgart: Steiner 1974 (Sudhoffs Archiv. Beihefte. 16).

3 Otto Dornblüth: Die Arzneimittel der heutigen Medizin mit therapeutischen Notizen. Würzburg: Stuber 1906, S. 151; online verfügbar unter <urn:nbn:de:hbz:061:2-21801> [19.07.2014].

4 Vgl. ferner Lutz Mackensen: Ursprung der Wörter. Etymologisches Wörterbuch der deutschen Sprache. Ungekürzte Ausg. Frankfurt am Main [u. a.]: Ullstein 1988 (Ullstein-Buch. 34442), S. 235.

atur."[5] Zuweilen wird der Name in Hinblick auf die erlesenen Inhaltsstoffe auch von lat. *electae* (*species*) hergeleitet.

Detaillierter erteilt Krünitz in seiner *Oekonomischen Encyklopädie* um 1800 Auskunft über die Konsistenz dieser Zubereitungen: „Die Latwergen sind weniger flüssig als ein Saft, so daß man davon etwas mit der Spitze eines Messers, oder mit einem Spatel heraus nehmen kann, ohne daß es von den Seiten herunter laufen sollte."[6] Er fügt jedoch hinzu, dass sich die Konsistenz innerhalb einer gewissen Bandbreite zwischen einem ‚Leck-Saft' und einer formbaren Masse (‚Bolus' = ‚Bissen') bewegt. Als Bestandteile von medizinischen Latwergen zählt er Pulver, Extrakte, Konserven[7], Öle, Gummis, Harze und ähnliche Stoffe auf, die mit geläutertem Zucker (Sirup) oder abgekochtem Honig zur gewünschten Konsistenz vermischt werden – dies jedoch nicht in erster Linie zur Geschmacksverbesserung, sondern vielmehr wegen der konservierenden Kraft, denn diese Präparate pflegen auf Vorrat angefertigt zu werden.[8]

Über Vermittlung der Araber fanden diese z. T. sehr komplexen Rezepturen ihren Weg in die abendländische Medizin. Ebenfalls unter Einfluss der Araber scheint es zu einer Differenzierung in mehrere Gruppen gekommen zu sein, und zwar nach dem Wirkungsgrad der Substanzen: Die Palette reicht von den hochwirksamen Antidota (das sind ‚Gegengifte' wie der aus bis zu 60 Zutaten bestehende Theriak) über die schmerzstillenden Opiate zur Behandlung ernsthafter Erkrankungen, deren Herstellung ausschließlich durch Fachleute erfolgen durfte, bis hin zu den sanfteren *electuaria de fructibus*[9], die im Rahmen der Gesundheitspflege

---

5 Isidori Hispalensis episcopi Etymologiarum sive Originvm libri XX. Hrsg. von W[allace] M. Lindsay. Oxford: University Press 1911, Buch IV (De medicina), 9,10 (De remediis et medicaminibus).

6 Johann Georg Krünitz: Oekonomische Encyklopädie oder allgemeines System der Staats- Stadt- Haus- und Landwirthschaft. 2. Aufl. 242 Bde. Berlin: Pauli 1773–1858, online: <http://www.kruenitz1.uni-trier.de/>, Art. ‚Latwerge'.

7 Konserve (von lat. *conservare* ‚aufbewahren') meint in historischer Zeit alle Arten von zerkleinerten/zerriebenen Pflanzenteilen, die mit der zwei- bis dreifachen Menge Zuckerlösung haltbar gemacht worden sind. Vgl. Krünitz (wie Anm. 6), Art. ‚Conserve'.

8 Wie Anm. 6.

9 Vgl. Liliane Plouvier: Le „letuaire", une confiture du bas moyen âge. In: Du manuscrit à la table. Essais sur la cuisine au moyen âge et répertoire des manuscrits médiévaux contenant des recettes culinaires. Hrsg. von Carole Lambert. Montréal, Paris: Presses de l'Université [u. a.] 1992 (Etudes medievales), S. 243–256, hier 255. Quitten oder Äpfel waren die am frühesten verwendeten Früchte für die Zubereitung von ‚marmalade', bei den Arabern vorzugsweise mit Honig,

und Krankheitsprävention zunehmend an Bedeutung gewannen. Sie wurden auch von medizinischen Laien hergestellt und verabreicht[10] und kamen – im Rang vergleichbar den ‚Hausmitteln' der Volksmedizin – bei Bagatellerkrankungen (z. B. Husten und Heiserkeit) zum Einsatz sowie zur Stärkung oder zur Verdauungsregulierung. Der diätetische Nutzen der zuletzt genannten Zubereitungen resultierte entsprechend den Regeln der Säftelehre aus den verwendeten Zutaten bzw. deren Qualitäten: Früchte, Honig/Zucker, Gewürze – all diese Nahrungsmittel spielten nicht nur in der Krankenkost eine wichtige Rolle, sie galten allgemein als wertvoll und konnten daher auch Gesunden nützen. Auch wenn diese Fruchtzubereitungen im Lauf der Zeit ihren festen Platz auf dem Speisezettel eroberten, ist bei den kulinarischen Spielarten von Latwerge immer daran zu denken, dass ihr Hauptzweck weniger darin bestand, den Gaumen zu erfreuen als die Balance des Säftehaushalts aufrechtzuerhalten.

Vom diätetischen Grundlagenwissen der Säftelehre war nicht nur die gesamte medizinische Fachliteratur des Mittelalters durchdrungen, es beherrschte alle Bereiche des Alltagslebens, die im weitesten Sinn mit Ernährung zu tun haben. So finden sich entsprechende Hinweise auf die Qualitäten der einzelnen Nahrungsmittel und auf deren sachgerechte Verarbeitung zu Medizin und Speisen sogar im *Buch der Natur* Konrads von Megenberg (1348–1350)[11] und im *Pelzbuch* Gottfrieds von Franken (vor 1350)[12]. Letzterer fügt in Teil III über die Lagerung und Konservierung von Früchten sogar Zubereitungsanleitungen bei.

Diese Schriften aus den benachbarten Artes sind für die Interpretation von Kochrezepttexten von unschätzbarem Wert, transportieren sie doch das diätetische Hintergrundwissen, das jeder Koch beherrschen

bei den Persern mit Rohrzucker gekocht; vgl. C. Anne Wilson: The Book of marmalade. Its antecedents, its history and its role in the world today together with a collection of recipes for marmalades and marmalade cookery. Rev. ed. Philadelphia: University of Pennsylvania 1999, S. 15–28.

10 Vgl. einschlägige Ratgeberliteratur für medizinische Laien von Autoren wie Walther Hermann Ryff im 16. Jh., z. B. sein Confect Bůchlin, und Hauß Apoteck Franckfort: Egenolff 1544; online: <http://www.mdz-nbn-resolving.de/urn/resolver.pl?urn=urn:nbn:de:bvb:12-bsb11105756-8> [19.07.2014].

11 Konrad von Megenberg: Das Buch der Natur. Hrsg. von Robert Luff und Georg Steer. Bd. 2: Kritischer Text nach den Handschriften. Tübingen: Niemeyer 2003 (Texte und Textgeschichte. 54).

12 Gerhard Eis: Gottfrieds Pelzbuch. Studien zur Reichweite und Dauer der Wirkung des mittelhochdeutschen Fachschrifttums. Brünn u. a.: Rohrer u. a. 1944 (Südosteuropäische Arbeiten. 38).

musste. Kirschen bzw. Weichseln/Amerellen – um bei unserem Beispiel zu bleiben – sind wie die meisten Steinobstsorten von kalter und feuchter Qualität,[13] sie gelten als durstlöschend für Fiebernde, werden als gesunde Ergänzung zu gebratenem Fleisch (das ‚heiß' und ‚trocken' zubereitet wird) gereicht, v. a. in der warmen Jahreszeit.[14]

Als Arzneiform hat Latwerge die einstmals große medizinisch-diätetische Bedeutung heute weitgehend verloren[15] – mit dem Gegenstand ist auch die Bezeichnung Latwerge fast vollständig aus unserem Wortschatz verschwunden bzw. höchstens noch regional in Verwendung. Nur mehr als Nahrungsmittel ohne besonderen gesundheitlichen Wert haben sich Fruchtzubereitungen aus dieser Tradition erhalten, meist als Zwetschken- oder Pflaumenmus, böhmisch-österreichisch ‚Powidl' genannt, oder als der international verbreitete Quittenkäse.[16] Moderne Lexika beschreiben Latwerge, wenn überhaupt, höchstens als historische medizinische Applikationsform, gehen aber kaum mehr auf die früher bedeutende kulinarische Funktion ein.[17]

---

13 Im *Tacuinum sanitatis* des Ibn Butlān sind auf Tafel I (pag. II) alle gängigen Steinobstsorten verzeichnet, wobei Weichseln in diesem Werk nicht gelistet sind, vgl. Schachtafelen der Gesuntheyt. [...] verteütscht durch D. Michael Hero Leibartzt zu Strasßburg. Straßburg: Johann Schott 1533. – „Krichen vnde kirschen sin kalt an deme erstin gradu. vnde vuchte an dem andirn. Di suren sin kelder denne di suzcen." heißt es im Deutschen salernitanischen Arzneibuch (B), fol. 12r (dieselbe Complexion wird Pfirsichen zugeschrieben, vgl. fol. 12v). Kalt und trocken seien hingegen die Kernobstsorten Quitten, Birnen. Zitiert nach der Edition: Das Breslauer Arzneibuch R. 291 der Stadtbibliothek. Hrsg. von C[arl] Külz und E[mma] Külz-Trosse. 1. Tl.: Text. Dresden: Marschner 1908, S. 14.

14 Dieses Wissen spiegelt sich z. B. in A1, dem *Kochbuch Meister Eberhards* (Feyl 1963), S. 91ff. („Hienach volgt vonn den kuchenspeisen, warr zu sie gut sein"), oder in W2, *Epistula Anthimi de observatione ciborum* (Caparrini 2011), 83–94 (*de pomorum ratione*), wider.

15 Sie ist allenfalls noch in diversen Rezepturen von Hustensirup präsent, vgl. z. B. den in der Volksmedizin immer noch geschätzten ‚Maiwipferlsaft' oder einen Dicksaft aus Holunderbeeren, in der südöstlichen Steiermark als ‚Hollersoißn' (von mhd. *salse*) bekannt.

16 Vgl. den Wikipedia-Artikel ‚Latwerge': <http://de.wikipedia.org/wiki/Latwerge> [19.07.2014]. Unter dem geschützten Markennamen ‚Fruchtleder' erlebt Latwerge jedoch neuerdings eine kleine Renaissance und birgt kreatives Entfaltungspotenzial; vgl. Britta Diana Petri: Naturgesunde Fruchtleder und Wraps, roh, vegan und glutenfrei, aus der RainbowWay®-Vitalkost-Küche. Darmstadt: Schirner 2012.

17 Vgl. Franz-Josef Kuhlen: Elektuarien. In: Lexikon des Mittelalters. CD-Rom. Hrsg. von Charlotte Bretscher-Gisiger und Thomas Meier. Stuttgart und Weimar: Metzler 2000, Bd. 3, S. 1798.

Ein ähnlich fragmentarisches Bild zeigt sich in der Forschung: Während Latwerge Medizinhistoriker/innen durchaus ein Begriff ist, hat sie bislang in der Kochrezepttextforschung wenig Beachtung gefunden. Abgesehen von anlassbezogenen Einzelstellenkommentaren in den Kochrezepttext-Editionen sind mir zu diesem Nahrungsmitteltyp keine Untersuchungen bekannt, v. a. noch keine breiteren Quellenstudien. Es sind also diese ‚Nahrungsergänzungsmittel' im Schnittbereich von Medizin und Kulinarik, wie sie im Kontext spätmittelalterlicher Kochrezepttextsammlungen gleichsam prototypisch die ganzheitliche Gesundheitslehre des Mittelalters repräsentieren, die im Zentrum meines Beitrags stehen.

Methodische Vorgehensweise

Als Materialbasis für meine Erhebung einschlägiger Kochrezepttexte wurden sämtliche bis heute bekannten deutschsprachigen Kochrezepttext-Überlieferungen des hoch- und niederdeutschen Raumes von 1350 bis um 1500 herangezogen, und zwar nicht nur bereits editorisch erschlossene, im Druck oder online verfügbare Aufzeichnungen, sondern auch die noch nicht edierten, von denen ich mir anhand von eigens angefertigten Abbildungen einen vollständigen Überblick verschaffen konnte (siehe die Übersicht in Anhang 2).[18]

Aus diesem Quellenmaterial war von mir bereits im Vorfeld ein provisorisches ‚Gesamt-Inhaltsverzeichnis' erstellt worden. Dieses steht in

18 Als Informationsquellen für die Recherche haben gedient: Constance B. Hieatt, Carole Lambert, Bruno Laurioux, Alix Prentki: Répertoire des manuscrits médiévaux contenant des recettes culinaires. In: Du manuscrit à la table. Essais sur la cuisine au moyen âge et répertoire des manuscrits médiévaux contenant des recettes culinaires. Hrsg. von Carole Lambert. Montréal und Paris: Presses de l'Université [u. a.] 1992 (Etudes medievales), S. 315–362; Marianne Honold: Studie zur Funktionsgeschichte der spätmittelalterlichen deutschsprachigen Kochrezepthandschriften. Würzburg: Königshausen & Neumann 2005 (Würzburger medizinhistorische Forschungen. 87); Informationen von Trude Ehlert und Christian Suda (DEMAK – Datenbank zur Erfassung mittelalterlicher Kochrezepte. Würzburg 1997); Ergänzungen durch Karin Kranich und Helmut W. Klug (beide Graz) sowie Marco Heiles (Hamburg). Die Siglen zur Bezeichnung der Überlieferungszeugen wurden (soweit bereits eingeführt) von Honold übernommen, weitergeführt von Klug im ‚Portal der Pflanzen des Mittelalters' / ‚Medieval Plant Survey' (Redaktion: Helmut W. Klug. Technische Leitung: Roman Weinberger, 2009–2013, <http://medieval-plants.org/> [19.07.2014]; für ‚Neuzugänge' wurden Siglen nach dem bewährten Muster vergeben (Kennbuchstabe/n für den Archivort + fortlaufende Zahl).

Zusammenhang mit einer Initiative des gemeinnützigen Universitätsvereins ‚KuliMa – Kulinarisches Mittelalter an der Universität Graz'[19] am Institut für Germanistik der Karl-Franzens-Universität Graz, die darauf ausgerichtet ist, alle bislang noch nicht edierten handschriftlich überlieferten deutschsprachigen Kochrezepttexte des Mittelalters und der Frühen Neuzeit editorisch zu erschließen. Das geschieht derzeit sukzessive einesteils unter Mitwirkung von Vereinsmitgliedern, anderenteils im Rahmen von Lehrveranstaltungen und von mir betreuten Masterarbeiten im Fach Germanistische Mediävistik am Grazer Institut. Mittelfristig ist daran gedacht, alle Primärtexte des genannten Corpus vernetzt mit interdisziplinär gewonnenen Forschungsergebnissen in einer Datenbank zusammenführen und als Materialbasis für die künftige Erforschung der historischen Kochrezeptliteratur zur Verfügung zu stellen. Dieses Ziel wird freilich nur durch entsprechende Projektförderungen gelingen können, die wir mit einem bereits in Planung begriffenen Konzept einzuwerben hoffen.[20]

Zunächst habe ich dieses Corpus von 57 deutschsprachigen Kochrezepttext-Überlieferungen systematisch nach Zubereitungsanleitungen durchforstet, die entweder im Titel oder in der Anleitung die Bezeichnung Latwerge führen. Gefunden habe ich 54 Belege in 23 Überlieferungszeugen,[21] die hinsichtlich Zutaten und Zubereitungsform ziemlich heterogen sind, daher galt es in einem zweiten Schritt, das Corpus auf eindeutige Anleitungen zur Zubereitung von Fruchtlatwerge einzuschränken. Ausgeschieden wurden

- 4 eindeutig medizinisch indizierte Rezepte gegen manifeste Beschwerden des Verdauungsapparates und der Atemwege auf Basis von Wurzeln und Kräutern, die auch semantisch eindeutig diesem Zweck gewidmet sind[22]
- 1 Rezept für Meerrettich-Latwerge (°Ha1-32)

---

19 Website: <http://kulinarisches-mittelalter.org/> [19.07.2014]

20 Siehe dazu unten Anm. 51.

21 Darüber hinaus kommt der Begriff Latwerge in den untersuchten Überlieferungen gelegentlich als Ingredienz vor (Gewürzpasten, -würfel bzw. Latwerge als Ausgangsstoff für andere Gerichte); diese Belege werden in meiner Untersuchung nur am Rande berücksichtigt.

22 K1-157 und K1-158: „Ein latwerge zcum magenn" und „Ein latwerge czur brost" sowie deren Parallelüberlieferung So1-IV/24 (unvollständig) und So1-IV/25: vgl. Ehlert 2010, S. 7f.

- 3 Rezepte mit dem Titel Nusslatwerge. Dabei handelt es sich um unreife Walnüsse, die unzerkleinert in einem Sud aus Honig und Gewürzen konserviert werden; weitaus häufiger (insgesamt 14 Mal) tritt nämlich im untersuchten Textcorpus dieselbe Zubereitungsweise unter der Bezeichnung ‚eingelegte', ‚(ein)gemachte', oder ‚(ein)gesulzte' Nüsse bzw. „compos von nüssen" auf. Es handelt sich dabei um eine periphere Spielart von Latwerge, die ich aus diesem Grund aus dieser Studie ausklammern möchte.
- 3 Rezepte für gekochte Latwerge aus Blüten von Borretsch und Veilchen
- 1 Rezept für Rosenlatwerge (Rosenhonig) fällt aufgrund seiner rohen/kalten Zubereitungsform aus der Reihe, ich schließe es daher ebenfalls aus meiner Untersuchung aus.

Die verbleibenden 42 Anleitungen zur Herstellung von Fruchtkonzentraten haben folgende gemeinsame Merkmale: Die Grundzutat wird entweder in etwas Flüssigkeit oder im eigenen Saft weichgekocht, anschließend fein passiert und dem so gewonnenen Mark durch fortgesetzte Wärmezufuhr der Wassergehalt weitgehend entzogen. Von diesen 42 Rezepttexten waren zum Zeitpunkt der Recherche erst knapp 60% editorisch erschlossen (24), wobei gerade einige der ‚Neufunde' zur Erhellung realienkundlicher Fragen Entscheidendes beizutragen vermögen – das kann bereits hier vorweggenommen werden.

Latwerge-Rezepte treten in der Überlieferung gelegentlich in Gruppen bzw. in Nachbarschaft zu ähnlichen Rezepten auf und – sofern es sich um ansatzweise oder explizit strukturierte Kochrezeptsammlungen handelt – häufig in Gemeinschaft mit Salsen- und Senf-Rezepten, was über die zeitgenössische Einordnung diese Speisentyps Einiges aussagt. Die durchgängige Anordnung nach Nahrungsmitteltypen wird allerdings erst in den gedruckten Kochbüchern der Frühen Neuzeit zum Standard.[23]

23 In der handschriftlichen Überlieferung liegt eine solche Strukturierung nur in folgenden Fällen vor: °B2 (ein leider schon nach dem 5. Rezept abgebrochenes Überlieferungsprojekt) beginnt mit den Worten: „Hye hebt sich an von koch(e)n vnd von erst von d(er) Salssen"(2 Latwergen, 1 Salse); K1: „Das vierd teil sagt von Sulsenn van Senff vnd latwergenn" (fol. 25r); So1: „das fierde teill von salsen von sennff vnd lattwergenn" (fol. 21v). In gedruckten Kochbüchern findet sich eine Ordnung nach Rezeptgruppen bereits ‚standardmäßig': z. B. (die mit K1 und So1 in unmittelbarem Zusammenhang stehende Druckausgabe der) Küchenmeisterei. In Nürnberg von Peter Wagner um 1490 gedruckt. Faksimile nach

Eine Gruppe von Latwerge-Rezepten ragt aus dem erhobenen Gesamtbestand besonders deutlich heraus: Sie steht am Beginn der 1. Kochrezepttextsammlung im Heidelberger Codex Cpg 551 (15. Jh.), wurde jedoch von Sorbello Staub in ihrer synoptischen Edition der beiden Sammlungen in H2 (Heidelberg, UB, Cpg 551) und Bs2 (Basel, UB, Cod. D II 30)[24] aufgrund ihres „ausgeprägt medizinischen Charakter[s]"[25] (gemeint sind die enthaltenen Hinweise auf den diätetischen Wert dieser Nahrungsmittel!) mehr oder weniger stillschweigend beiseitegelassen.[26] Mit dieser Entscheidung wurde ein für die Praxis der Nahrungsmitteldiätetik außerordentlich aufschlussreiches Textzeugnis grob verstümmelt und wichtige Detailinformationen zur Herstellung von Fruchtlatwergen unterdrückt: In dieser Gruppe finden sich nämlich nicht weniger

---

dem Exemplar der Herzog-August-Bibliothek in Wolfenbüttel. Eingeleitet von Hans Wegener. Mit einem Glossar und einer Bibliographie. Leipzig: Harrassowitz 1939 (Veröffentlichungen der Gesellschaft für Typenkunde des XV. Jahrhunderts. B III), 4. Teil: „Von Salssen, Senfft und Latwergen"; Platina: Von der Eerlichen zimlichen/ auch erlaubten Wolust des Leibs [...] jetz jüngst grüntlich auß dem latein verteütscht/ durch M. Stephanum Vigilium Pacimontanum. Augspurg: Hainrich Stayner 1542. Nachdruck Hildesheim u. a.: Olms 1980, 8. Buch: „Von allerlay geseltzwerck/ safft/ vnd eingemachte leckerey/ so mann zů gebratten/ vnd ander speyß auff setze(n) mag" (‚geseltzwerk' = Salsen); Marx Rumpolt: Ein new Kochbuch. Franckfort am Mayn: Rumpolt und Feyerabend 1581. Online: <http://diglib.hab.de/drucke/2-3-oec-2f/start.htm> [19.07.2014], die Kapitel „Von allerley Zugemůß" (fol. CXLIrff.) und „Von allerley Zugeho̊rung zum Braten/ eynzutuncken" (fol. CLIXvff.).

24 Alessandra Sorbello Staub: Die Basler Rezeptsammlung. Studien zu spätmittelalterlichen deutschen Kochbüchern. Erstausgabe mit Kommentar und Fachglossar der Handschriften Basel, ÖUB D II 30, Bl. 300ra–310va, und Heidelberg, UB cpg. 551, Bl. 186r–196v und 197r–204r. Würzburg: Königshausen & Neumann 2002. (Würzburger medizinhistorische Forschungen. 71). Um Verwirrungen vorzubeugen, sei darauf hingewiesen, dass die hier und in der Übersicht in Anhang 2 verwendeten Handschriftensiglen nicht mit den Siglen bei Sorbello Staub übereinstimmen: Sorbello Staub bezeichnet mit H1 und H2 die beiden Kochrezepttextsammlungen innerhalb von Cpg 551, hier stehen sie hingegen für zwei verschiedene Überlieferungszeugen. Die beiden Sammlungen werden bei mir im Folgenden durch I und II vor der jeweiligen Rezeptnummer differenziert.

25 Ebd., S. 64.

26 Da diese Entscheidung im Einleitungsteil zur Edition nicht klar ausgesprochen wird, fällt das Fehlen dieser Texte in der synoptischen Anordnung dreier Kochrezepttext-Sammlungen mit teilweise verstürzter Reihenfolge zunächst nicht auf. Dass dieses ‚Defizit' entdeckt werden konnte, verdankt sich dem glücklichen Umstand, dass das Faksimile auf der Webseite der UB Heidelberg digital zur Verfügung steht.

als vier repräsentative Rezepte für Fruchtlatwergen und eine Anleitung zur Weiterverarbeitung von Latwerge zu Salse, die für meine Studie gewissermaßen Schlüsselcharakter besitzen. Den Abschluss der Gruppe bildet eine als Mus-Rezept ‚getarnte' Anleitung zur Herstellung einer Apfel- oder Birnen-Latwerge, die mit Weichsellatwerge eingefärbt wird, was einen zusätzlichen Verwendungszweck von Latwerge zeigt. Dieses Rezept-Ensemble zählt zu den umfangreichsten zum Thema Latwerge in allen bisher bekannten Kochrezepttext-Überlieferungen und ist für die Beantwortung der eingangs gestellten Fragen nachgerade unverzichtbar. Daher sind diese sechs Texte (die Rezepte H2-I/9–14) diesem Beitrag als diplomatischer Abdruck beigegeben (siehe Anhang 1).

Analyse des Textcorpus

Zutaten

Die nachfolgende Tabelle listet die Belege auf und zeigt zugleich die statistische Verteilung nach den verwendeten Obstsorten:[27]

27 Zu den Siglen sei Folgendes erläutert: Die einzelnen Belege aus bereits ediert vorliegenden Sammlungen werden nach den dort zugeteilten Rezeptnummern zitiert. Diese Kochrezepttexte können bequem über das ‚Portal der Pflanzen des Mittelalters' (wie Anm. 18) eingesehen werden; sie tragen dort folgende IDs: Weichsellatwerge: K1-154: S63555, M5-II/8: S63307, M7-4 S62888, M10-42: S63362, Sb2-5: S63594, W4-159 S64399; Birnenlatwerge: Bs1-259 S62885, Bs2-6: S64984, Gr1-34: S199280, H2-II/5: S64945, K1-156: S63557, Sb2-6: S63595, Wo5-13: S64414; Quittenlatwerge: K1-155: S63556, M5-II/7: S63306, W4-158: S64398, Wo2-68: S64794; Weintraubenlatwerge: Bs2-7: S64985, Gr1-35: S199281, H2-II/6: S64946, M10-43: S63363, Sb2-8: S63597; Obst allgemein: W4-160: S64400; Hagebuttenlatwerge: Wo5-12: S64413. Bisher unedierte Belege sind durch ° vor der Sigle gekennzeichnet und nach den Texteinheiten in den Handschriften durchgezählt. Die im Anhang 1 erstmals abgedruckten Latwerge-Rezepte aus Cpg 551 wurden bereits in der Zählung von Sorbello Staub 2003 mit berücksichtigt, daher kann die Nummerierung von dort übernommen werden. Diese neu edierten Rezepttexte sind durch vorangestellten Asteriskus (*) als Neuzugänge ausgewiesen; dasselbe gilt für Rezept *Ka3-15, das im Beitrag von Trude Ehlert (in diesem Band, S. 299) erstmals ediert vorliegt. (Bei diesem Beleg handelt es sich eigentlich um keine Kochanleitung, sondern lediglich um eine Mengenaufstellung.) – Werden in einem Rezept weitere Früchte als Alternativvorschlag angeführt, wird es der Hauptsorte zugerechnet und bei den nachgereihten Früchten in eckigen Klammern nur genannt.

Weichseln/Amerellen (seltener Kirschen)	12	°B2-1, °B3-18 , °Er2-112, *H2-I/11, °Ha1-21, K1-154, M5-II/8, M7-4, M10-42, Sb2-5, W4-159, °Wo3-4
Birnen/Regelbirnen	12	°B2-3, Bs1-259, Bs2-6, °Er2-113, Gr1-34, [*H2-I/10], H2-II/5, K1-156, *Ka3-15, Sb2-6, [W4-160], °Wo1-3, °Wo3-5, Wo5-13
Quitten	8	°B3-17, *H2-I/10, °Ha1-23, K1-155, M5-II/7, W4-158, Wo2-68, °Wo3-147 (53r–v)[28]
Weintrauben	7	Bs2-7, °Er2-114, Gr1-35, *H2-I/12, H2-II/6, M10-43, Sb2-8
allgemein Obst oder Aufzählung von Alternativen (Pflaumen und Ringlotten, Äpfel, Pfirsiche, Schlehen)	2	[*H2-I/10], *H2-I/13, W4-160
Hagebutten	1	Wo5-12

Phasen des Zubereitungsvorgangs

Die Herstellung von Latwerge mag mit mittelalterlichem Kücheninventar kräfte- und zeitaufwändig gewesen sein, sonderlich kompliziert ist sie indes nicht. Ich überspringe daher im Folgenden die Arbeitsschritte der Vorbereitung der Grundzutat bis zum Passieren und wende mich gleich dem eigentlichen Einkochprozess bzw. dem zentralen Problem der Konsistenzangaben zu, das mit unserer eingangs gestellten Frage nach der authentischen Verzehrform eng zusammenhängt.

28 Wegen des uneinheitlichen ‚Layouts' (das u. a. auf mehrere beteiligte Hände zurückzuführen ist) gestaltet sich in dieser ersten Kochrezepttextsammlung in Codex Wo3 die Zählung der Rezepte schwierig. Daher ist diesem Beleg zur eindeutigen Identifizierung zusätzlich die Angabe der Foliozahl beigefügt.

Konsistenz

Die Frage nach der Konsistenz des Endproduktes beschäftigt mich seit geraumer Zeit im Zusammenhang mit praktischen Latwerge-Experimenten. Das Hauptcharakteristikum von Latwerge dürfte zweifellos deren Viskosität sein, jedoch scheinen die Angaben hierzu in den Rezepten z. T. verwirrend und widersprüchlich. Es empfiehlt sich also eine sorgfältige sprachliche Analyse der Texte und ein Vergleich der verschiedenen Zeugen untereinander. Die Mühe wird mit einer Fülle von bemerkenswert präzisen Detailinformationen belohnt.

Zu beachten gilt es dabei, dass Latwerge bei gleichbleibender Bezeichnung im Lauf des Zubereitungsvorgangs verschiedene Aggregatzustände durchläuft, welche hier mit den eigenen empirischen Erfahrungen aus den Koch-Experimenten abgeglichen sind:

Phase 1	Herstellung des Fruchtmarks aus zuvor weichgekochten (seltener aus rohen) Früchten	breiförmig, jedenfalls mehr oder weniger (dick)flüssig
Phase 2	der eigentliche Einkochprozess	durch Wasserentzug zunehmend dick- bis zähflüssig, Zielkonsistenz von der Dauer des Einkochprozesses bzw. dem verbleibenden Wasseranteil abhängig
Phase 3	Abkühlen zur Lagerung	Aggregatzustand nach dem vollständigen Erkalten zähflüssig, teigig bis hin zu schnittfest (dabei gummiartig-elastisch bis noch biegsam)

Welche Konsistenz Latwerge zu einem bestimmten Zeitpunkt haben soll, wird in mehr als der Hälfte der Zubereitungsanleitungen näher erläutert, jedoch scheint es keine spezielle küchensprachliche Terminologie für die Bezeichung der einzelnen Zustandsformen zu geben. Dieser Mangel an Fachausdrücken zur Benennung von Qualitätsnuancen der Konsistenz zwingt die Überlieferer zu Umschreibungen. Vielfach greifen sie zum Vergleich mit bekannten Größen, ein Verfahren, das auch heute noch oft gebräuchlich ist. Während jedoch beim spätmittelalterlichen/frühneuzeitlichen Adressat/innenkreis die Vertrautheit mit den herangezogenen Vergleichsgrößen vorausgesetzt werden durfte, ist es für uns, die wir die semantischen Facetten der betreffenden relativen Begiffe nicht in vollem

Umfang kennen, mitunter sehr schwierig, die treffenden Übersetzungsäquivalente zu finden, insbesondere dann, wenn diese Informationen aus der Zubereitungsanleitung nur indirekt erschlossen werden können. Verschärft wird das Problem im konkreten Fall dadurch, dass die Vergleichsgrößen ihrerseits variable Konsistenzen aufweisen können: So wird z. B. Latwerge selbst, die – wie soeben ausgeführt – die gesamte Bandbreite von dickflüssig bis schnittfest abdeckt, gerne als Bezugsgröße eingesetzt, wenn es etwa in B6 in einem Rezept mit der Bezeichnung „Galhartt von Fischenn" (Fischgallerte) heißt:

> misch es durch ein ander weder zu dyck ader zu din das es sich gissenn laß.
> als Lattwergenn thu es uff ein Schussell[29]

Im Folgenden soll die sprachliche Beschreibung von Latwerge als Ergebnis des Zubereitungsprozesses näher beleuchtet werden, um aufzuzeigen, welche Schlüsse daraus auf die Zielkonsistenz zu ziehen sind:

Die vorbereitete Pulpe solle so lange gekocht werden, bis sie ‚dick' oder ‚trocken' sei, lautet die am häufigsten vertretene Angabe. Der Hinweis, man solle sie einkochen, bis sie ‚dick genug' (also ‚gerade recht') sei, scheint dreimal auf (*H2-I/10, *H2-I/11, *H2-I/12). Diese Angabe wäre freilich allenfalls für Fachleute mit entsprechender küchenpraktischer Erfahrung hilfreich, daher ergänzen andere Quellen, dieser Punkt sei erreicht, sobald ‚sich die Masse am (Holz-/Metall-?)Löffel aufziehen lässt' (was übrigens den Sachverhalt recht treffend beschreibt; W4-158, °Wo3-I/147) bzw. ‚bis sich die Masse nicht mehr rühren lässt' (was sich allerdings im Laborversuch als ‚zu lange gekocht' erwies, weil sich die Masse nicht mehr glattstreichen ließ; M10-42, Sb2-5, °Wo3-4), in einem Fall schließlich ‚bis sich die Masse vom Löffel schält' (was die klebrige Substanz erfahrungsgemäß allerdings nicht tut). In zwei Rezepten wird der Vergleich mit einem Weizenmus (°B3-17, M5-II/7) und einmal – wiederum wenig hilfreich für Nicht-Fachkundige – mit Latwerge selbst bemüht (M5-II/8). In 20 Fällen fehlen – wie oben bereits gesagt – jegliche Angaben über den richtigen Zeitpunkt zum Beenden des Kochprozesses.

Alle soeben aufgezählten Charakterisierungen in den Kochrezepttexten beziehen sich auf jene siedend heiße breiförmig-viskose Substanz, wie sie am Ende des eigentlichen Einkochprozesses (Phase 2) dem Topf

29 Gollub 1935, S. 119 (B6-5), wobei die Interpunktion am Original zu überprüfen wäre.

entnommen wird. In der Abkühlphase differenzieren sich dann zwei Zustandsformen aus, abhängig vom Grad des Feuchtigkeitsentzugs:[30]

> vnd sewds als lang pÿß dick genugk seÿn zu latwergen / Wiltu sie aber hert macheñ zu kucheñ so laß noch lenger siedeñ (*H2-I/12)

Die Masse kann beim Auskühlen entweder zähflüssig bleiben oder zu schnittfester Konsistenz erstarren. Im ersten Fall wird sie in einem glasierten Topf aufbewahrt. Für diese Lagerform sind in den Quellentexten feine terminologische Unterschiede auszumachen: Solange die Masse noch im weitesten Sinn breiförmig bleibt, kann sie als ‚Salse oder Latwerge' (synonym gebraucht) bezeichnet werden; aber nur Salsen (wie im nachstehenden Abschnitt zu den Servieranleitungen ausgeführt wird) können bei der Finalisierung optional noch eingedickt oder ‚gestreckt' werden, wenn man dem folgenden expliziten Hinweis glauben darf:

> Also magstu von and(er)n sach(e)n salssen vnd lattwering mach(e)n dan(n) zu d(er) lattwerig nym kain prot (°B2-1)

So viel zur begrifflichen Abgrenzung von Latwerge und Salse als (zäh)flüssigen Substanzen.[31] Ist Schnittfestigkeit das angepeilte Resultat, muss ein weiterer Bearbeitungsschritt erfolgen, der durch das Auftreten bestimmter Lexeme wie ‚Brett', ‚Teller'[32], (an der Luft bzw. mehrere Ta-

30 Bei manchen Früchten wie Quitten und (unreifen) Äpfeln kommt der natürliche Pektingehalt der Herstellung von schnittfester Latwerge gewiss entgegen; vgl. Wilson 1999 (wie Anm. 9), S. 82f. Praktische Versuche mit pektinärmeren Früchten wie Weichseln haben gezeigt, dass der Wasserentzug durch eine verlängerte Kochphase (freilich auf Kosten des hitzeempfindlichen Vitamin C) und die mehrtägige Nachtrocknungsphase einen nicht minder bedeutenden Anteil am Gelingen haben; vgl. ebd., S. 45.

31 Diesen Hinweis darf man freilich nicht verabsolutieren, solange er singulär bleibt, denn es finden sich auch Rezepte für Latwerge – sogar für die zur Lagerung bestimmten Formen –, die sehr wohl mit Brot oder Lebkuchen eingedickt werden, vgl. etwa K1-154 („Ein wiesel Salße Ader latwerge") oder das Rezept für „Weichsel oder Amerellen Salsen" in der *Koch vn(d) Kellermeisterey von allen Speisen vnd Getrencken viel guter heimlicher Kůnste auch wie man Latwergen Salsen Confect Conserven vnd Einbeytzungen machen von mancherley Frůchten Blumen Kreutern vnd Wurtzelen [...]*. Franckfurt am Mayn: Catharina Rebart 1571, fol. 26v.

32 Besonders genau schildert eine Prager Überlieferung des *Pelzbuchs* Gottfrieds von Franken eine Rahmenkonstruktion zum Einfüllen der heißen Latwerge: „Darnach mach ein holcz pret, das an den orten spangen hab als ein truhen, vnd gewz die weichseln darauff." Prag, Landes- und Universitätsbibliothek, Cod. XVI E 32, fol. 19r–v, zitiert nach Eis 1944 (wie Anm. 12) S. 157.

ge) ‚trocknen'[33] sowie anschließend ‚in Stücke schneiden' und ‚in eine Schachtel/einen irdenen Behälter schlichten' evident ist. Die Masse wird also zum Auskühlen auf eine flache Unterlage gestrichen oder gedrückt, das erstarrte Produkt als „Kuchin odir plecze"[34] bezeichnet, im eingangs zitierten Rezept aus dem *Bůch von gůter spîse* auch als „fladen", während der Oberbegriff dafür unverändert ‚Latwerge' bleibt:

> vnd gúß eß dan(n) vff ain brett so hást du ain gůt latwery (°B3-17)

Bei kühler und trockener Lagerung ist diese Form der Latwerge lange haltbar: Die Rezepte sprechen von 1–4 Jahren (die empirische Überprüfung dieser Angabe ist noch im Gange).

Servieranleitung

Damit kehre ich zurück zur eingangs in Zusammenhang mit dem „fladen von wisseln" aus dem *Bůch von gůter spîse* gestellten Frage, in welcher Form Latwerge im Spätmittelalter tatsächlich serviert bzw. verzehrt wurde. Die Analyse sämtlicher Latwerge-Rezepte förderte auch zu dieser Frage wertvolle Hinweise zutage, und zwar sind es wiederum die Rezepte aus Cpg 551, die sich dazu mit außergewöhnlicher Klarheit äußern: Es stellt sich heraus, dass das Endergebnis der Zubereitungsanleitung keineswegs mit der Servierform übereinstimmen muss! Bei Bedarf, heißt es z. B. in *H2-I/11, *H2-I/12 und *H2-I/13, werde die Latwerge – egal, welcher Sorte und Konservierungsform – in etwas warmem Wein aufgelöst, eventuell mit Gewürzen verfeinert und, wie *H2-I/9 ergänzt, als ‚gesunde' Salse zu gebratenem Fleisch serviert. Anderen Quellen zufolge kann die Sauce zusätzlich mit Brot oder Lebkuchen zur gewünschten Sämigkeit eingedickt werden[35], wobei die Zugabe von Gewürzen keinesfalls ‚nach Belieben' erfolgt, wie es in neuzeitlichen Koch-

---

33 Siehe etwa W4-158, °Wo3-I/147 sowie das eingangs zitierte Rezept für „einen fladen von wisseln" M11-85; 6 Tage dauert das Trocknen laut folgenden 5 Kochanleitungen für Traubenlatwerge, die auch sonst fast wortgleich sind, also wohl auf eine gemeinsame Quelle zurückgehen dürften: Bs2-7, °Er2-114, H2-II/6, M10-43, Sb2-8.

34 Besonders detailliert wird das Trocknen und die Aufbewahrung dieser „Kuchin odir plecze" in der Admonter Handschrift des *Pelzbuchs* Gottfrieds von Franken (Admont, Stiftsbibliothek, Cod. 504, fol. 71rb) geschildert: Die (in Stücke geschnittenen) Platten sollen mit Honig bestrichen „eyn placz vf den andirn in eyme toppe [Topf] odir in eyner tyne [Korb]" aufgeschichtet werden (fol. 68ra); zit. nach Eis 1944 (wie Anm. 12), S. 133 und 127.

35 Vgl. etwa das oben zitierte Beispiel aus °B2-1.

rezepten oft formuliert wird. Vielmehr dient das Nachwürzen der sorgfältigen Abstimmung der im Ensemble gereichten Speisen untereinander. Da die Wahl der Gewürze also von der jeweiligen Menüzusammenstellung abhängt, können unsere Quellentexte dafür nur sehr allgemeine Empfehlungen abgeben. Es ist folglich dem Koch anheimgestellt, beim Temperieren der Speisen die höchste Kunst seines Handwerks unter Beweis zu stellen – und das setzt fundierte Kenntnisse auf dem Gebiet der Säftelehre voraus.

Auswertung der Ergebnisse

Aus all diesen Detailinformationen geht hervor, dass Latwerge für die mittelalterliche Küche prinzipiell noch keine fertige Speise, sondern gleichsam ein Halbfertigprodukt darstellt. Dieses steht dank seiner langen Lagerfähigkeit auch außerhalb der Ernteperiode zur Verfügung und ist dann jederzeit bequem zur Hand, um eine Speisenzusammenstellung perfekt zu ergänzen – die moderne Nahrungsmittelindustrie verwendet dafür die Bezeichnung ‚Convenience Food'. Durch die Anreicherung mit Gewürzen als heilwirksamen Substanzen wird die Konserve in der Weiterverarbeitung zu ‚Functional Food' aufgewertet.

In keinem einzigen Textbeleg aus dem untersuchten Quellenmaterial zwischen 1350 und 1500 ist jedoch der Verzehr von Latwerge in fester Form (also zu Würfeln geschnitten oder zu Plätzchen geformt) geschildert, wie dies für die Barockküche und dann bis in die jüngere Neuzeit vermutet wird. Somit findet die im *Bůch von gůter spîse* suggerierte Darreichungsform als ‚Konfekt', wie sie indirekt als Serviervorschlag in Trude Ehlerts populäres *Kochbuch des Mittelalters* Eingang gefunden hat,[36] zumindest in den Quellen des 14. und 15. Jhs. keine Bestätigung. Angesichts dieser deutlichen Quellenlage verwundert es, dass C. Anne Wilson bei den Recherchen für ihre historische Abhandlung über ‚marmalade' u. a. in französischen und englischen Quellen des hier untersuchten Zeitraums keinerlei Hinweisen auf die flüssige Verzehrform

36 Vgl. Das Kochbuch des Mittelalters. Rezepte aus alter Zeit. Eingeleitet, erläutert und ausprobiert von Trude Ehlert. Düsseldorf: Albatros 2000 [1. Aufl. Patmos 1991], S. 200.

begegnet sein sollte, obwohl sie ausdrücklich auch die diätetische Funktion erwähnt.[37]

Es drängt sich freilich die berechtigte Frage auf, wann denn nun der Wandel von Latwerge als diätetischem Lebensmittel resp. Functional Food zu Konfekt im neuzeitlichen Sinn von ‚Naschwerk' erfolgt ist. Den Arabern wird die Erfindung des Bonbons auf der Basis von Früchten und Süßungsmitteln (Zucker!) bereits im 12. Jh. zugeschrieben,[38] aber wann ist das ‚fruchtige Kaubonbon' auf seinem Siegeszug über Frankreich bei uns und in unseren Quellen angekommen? Diese Frage kann hier leider nicht endgültig beantwortet werden, denn selbst die Ausweitung meiner Materialbasis weit über mein handschriftliches Quellencorpus hinaus auf die frühen gedruckten Kochbücher und die in der Frühen Neuzeit boomenden populärwissenschaftlichen pharmazeutischen Schriften für breitere Leserschichten hat dazu bislang keinen Nachweis für einen derartigen Entwicklungsschritt erbringen können – im Gegenteil: Die Frühe Neuzeit gibt sich diesbezüglich traditionell.

Stellvertretend seien hier einschlägige Bemerkungen aus dem *Artzney Buch* des Augsburger Arztes Christoph Wirsung aus dem Jahr 1568 zitiert:[39] In Buch 8 beschreibt er Zubereitungen, die nicht Arzneien im engeren Sinn sind, sondern zur Unterstützung der Gesundheit dienen und auch in der Küche zubereitet wurden, also sog. Nahrungsergänzungsmittel.[40] Unter den Zubereitungsanleitungen aller Arten von Fruchtlatwerge, wie wir sie bereits aus den Kochrezepttextsammlungen kennen, finden sich folgende Verzehranweisungen:

> [Johanßtreüblen ...] Also mag man auch die seltz od(er) latwerg in wein ertreibe(n)/ vn(d) neben andre(n) speisen als ein salsen brauche(n).[41]

An anderer Stelle heißt es generalisierend, alle Latwergen können in Malvasier, Claret oder Hippokras aufgelöst auch als Salse serviert werden –

37 Vgl. Wilson 1999 (wie Anm. 9), S. 33, 37, 39f. (Quittenlatwerge als ‚medicinal marmalade'), 145ff. (Rezept-Anhang mit historischen Zubereitungsanleitungen in engl. Übersetzung).

38 Vgl. Plouvier 1992 (wie Anm. 9), S. 255.

39 Christoph Wirsung: Artzney Buch. Heidelberg: Johann Mayer 1568.

40 Vgl. ebd., Einleitung zu Buch 8, S. 661.

41 Ebd., S. 631A. Das hier synonym zu Latwerge verwendete schwäb. *seltz* bedeutet ‚Latwerge, eingekochter sirupartiger Fruchtsaft'; vgl. DWB online s. v. ‚Gesälz': <http://www.woerterbuchnetz.de/DWB?lemma=gesaelz> [19.07.2014].

sie seien wohltuend für die Verdauung etc.[42] Einzig bei den medizinischen Latwergen findet sich ein Hinweis auf eine in Veränderung begriffene Darbietungsform eines Arzneimittels gegen depressive Verstimmung – was jedoch nicht automatisch auch für den kulinarischen Bereich gelten muss:

> [Electuarium] Laetificans Almansoris
>
> Benante frolich machende Latwerge wirdt zu unsern zeiten/ mehr inn Confect vnd Zeltlen weiß/ dann als ein Latwerg gebraucht/ [...][43]

Angesichts dieses Negativ-Befundes scheint es fraglich, welcher Wert der Begriffserklärung von Sabine Bunsmann-Hopf in ihrem fachkundlichen Wörterbuch ‚Zur Sprache in Kochbüchern des späten Mittelalters und der frühen Neuzeit' zukommt. Sie führt unter dem Lemma ‚latwerge' zwei Belege zum Nachweis der Existenz von Latwerge als „zu einer schnittfesten Masse eingedicktes Fruchtmus, das in kleinen Stücken als Konfekt gereicht wird"[44] an. Der eine Beleg stammt aus dem gedruckten *New Kochbuch* von Marx Rumpolt aus dem Jahr 1581[45]: Dort wird in einer Speisenliste für den dritten Gang eines fasttäglichen Frühmahls als Nr. 26 „Maryllen Lattwergen geschnitten" (fol. 28v) angeführt; das dazugehörige Rezept, das den Beweischarakter eventuell verstärken könnte, ist im Kochbuch leider nicht enthalten.

Der zweite Beleg aus dem *Vollständigen Nürnbergischen Kochbuch* (1691) ist gar noch einmal 100 Jahre jünger und die Stellenangabe zu ‚Quittenlatwerge bzw. -brot'[46] offenbar falsch, sodass das Rezept innerhalb einer schier unüberschaubaren Gruppe von Latwerge-Rezepten nicht identifiziert werden kann. Stattdessen habe ich in ebendiesem Kochbuch ein Rezept für Weichsellatwerge gefunden, das hinsichtlich Zubereitung und Verzehrempfehlung noch völlig in der Tradition der handschriftlichen Überlieferungen bis 1500 steht. Am Ende der Kochanleitung heißt es nämlich:

---

42 Vgl. ebd., S. 635A.

43 Ebd., S. 644B (Kap. 10, §24); für die Herstellung dieser Latwerge beschreibt Wirsung auf S. 111 C–D eine flüssige Variante mit Honig und eine feste mit Zucker.

44 Sabine Bunsmann-Hopf: Zur Sprache in Kochbüchern des späten Mittelalters und der frühen Neuzeit – ein fachsprachliches Wörterbuch. Würzburg: Königshausen & Neumann. (Würzburger medizinhistorische Forschungen. 80), S. 117, s. v. ‚latwerge'.

45 Rumpolt 1581 (wie Anm. 23).

46 Wie Anm. 44.

Diese Salsen oder Latwergen/ wann sie recht gemacht wird/ kan man Jahr und Tag in einem Tiegel aufbehalten/ und zu unterschiedlichen Sachen gebrauchen: Will man davon eine Salsen machen/ und selbige zum Gebratens aufsetzen/ wird ein wenig Wein daran gegossen/ damit angezwieret/ und so dinn gemachet als es beliebt. Man kan auch von dieser Latwergen oder Salßen eine gute Brůh ůber ein Wildpret/ oder blau gesottenen Karpffen/ wie schon mit mehrern bey den Fischen beschrieben ist/ machen; ingleichen auch/ statt einer Fůll/ zu Heffen=Kůchlein oder andern Kråpfflein/ nach gefallen/ gebrauchen.[47]

Dieses Haltbarprodukt in Form einer zähen Latwerge wird demnach selbst im ausgehenden 17. Jh. wie gewohnt als Soße serviert, zugleich ist in diesem Rezept der allmähliche Übergang zur Marmelade/Konfitüre[48] der Neuzeit angedeutet, wobei es bis zum simplen Brotaufstrich noch eine Weile dauern sollte.[49]

Ausblick

Es ist nicht auszuschließen, dass Latwerge im 16. und 17. Jahrhundert neben ihrer Hauptrolle als fruchtige, gesunde Sauce allmählich eine zu-

---

47 Vollständiges Nürnbergisches Kochbuch. Neudruck der Ausgabe Nürnberg, Endter 1691. Mit einem Nachwort von Ingeborg Spriewald. 2. Aufl. [Leipzig:] Edition Leipzig 1986 (Bibliothek alter kulinarischer Werke), S. 364 (7. Teil, Kap. „Mancherley Salsen", Rezept Nr. 10: „Noch eine Weixel= oder Kirschen= Salsen").

48 Zum Begriff ‚Marmelade' vgl. die historische Abhandlung von Wilson 1999 (wie Anm. 9); zu ‚Konfitüre', Entlehnform der frz. Abstraktbildung ‚confiture' zu frz. ‚confire', wie ‚confect' von mlat. *confectum* hergeleitet (vgl. auch Anm. 50), bedeutet ursprünglich schlicht ‚Eingemachtes', wobei Zucker als Konservierungsmittel eine wichtige Rolle spielte; vgl. Friedrich Kluge: Etymologisches Wörterbuch der deutschen Sprache. 23., erw. Aufl. bearb. von Elmar Seebold. Berlin [u. a.]: de Gruyter 1995, S. 469.

49 Am Beginn der Frühen Neuzeit und weit darüber hinaus wurden Marmeladen und Konfitüren als exklusive Genussmittel zum Dessert gereicht, bezeugt etwa für den schottischen Königshof unter Mary Stuart (1542–1587); und als der englische Adel in den 1840er Jahren den Nachmittagstee einführte, reichte man dazu Biskuitschnitten mit Konfitüren, die mit kostbarem Dessertbesteck zu sich genommen wurden; vgl. Ursula Peters: Zierliche Eleganz für süße Köstlichkeiten. Konfitürenbesteck von P. Bruckmann & Söhne, Heilbronn, erworben vor 1907 bei den Juwelieren Gebrüder Eichert, Koblenz, und europäisch vereinigte Küchenkünste. In: Kulturgut. Aus der Forschung des Germanischen Nationalmuseums, H. 39, 2013, S. 11–15. bes. 13f., online: <http://www.gnm.de/fileadmin/redakteure/Kulturgut/2013/Kulturgut_IV_2013_H39.pdf> [19.07.214].

sätzliche Rolle als ‚Konfekt' im neuzeitlichen Sinn gewinnt.[50] Die schlagenden Beweise in den schriftlichen Quellen müssen aber erst gefunden werden. Hier zeigt sich also deutlich ein noch verstärkt zu bearbeitendes Forschungsfeld und gleichzeitig ein anderes Problem: Für das Wörterbuch von Bunsmann-Hopf wurden ausschließlich gedruckte Quellen ab dem Ausgang des 15. Jh. ausgewertet. Es berücksichtigt daher ältere handschriftlich überlieferte Kochrezepttexte bestenfalls am Rande und ist folglich allein von der Quellenbasis her zur Erschließung dieser älteren Kochrezepttexte nur bedingt geeignet!

Ein fachsprachliches Wörterbuch der historischen Küchen- und Speisekultur, das die gesamte Überlieferung zusammenschaut, stellt somit ein dringendes Desiderat dar – seine Erarbeitung kann aber erst in Angriff genommen werden, sobald die Mehrheit der Quellentexte (nicht nur der Kochrezepttexte im engeren Sinn, sondern auch von Texten aus der volkssprachigen und lateinischen Literatur der angrenzenden Artes) editorisch in zuverlässiger und homogener Transliterationsqualität erschlossen ist, damit eine systematische Auswertung des Textmaterials möglich wird. Eine solche ideale Forschungsumgebung wäre zeitgemäß als digitales Archiv zu konzipieren, auf das alle an diesem Themenkreis

50 Auch dieser Begriff stammt aus der Apothekersprache und hat wie der Begriff Latwerge ebenfalls einen Bedeutungswandel durchgemacht, was zu Fehlinterpretationen historischer Fachtexte führen kann: ‚confect' (mlat. *confectum*) bedeutet ursprünglich ‚zubereitete Arznei, Medikament' und bezeichnet speziell „alle Arten von eingezuckerten oder eingekochten Früchten oder Latwergen (mit Sirup oder Mus verrührte Pulver), wie sie zu Heilzwecken verwendet werden"; vgl. Etymologisches Wörterbuch des Deutschen. Hrsg. von Wolfgang Pfeifer. 8. Aufl. München: Deutscher Taschenbuch Verlag 2005, S. 703a, s. v. Konfekt. Welche Arten von Arzneiformen der Überbegriff darüber hinaus umfasst, ist z. B. am Titel folgender pharmazeutischer Schrift der Frühen Neuzeit ersichtlich: Otto Brunfels: Von allerhandt Apoteckischen Confectionen, Lattwergen, Oel, Pillulen, Tränckens, Trociscen, Zucker scheiblein, Salben unnd Pflastern etc. ein Bericht. Franckfurdt am Mayn: Hermann Gülfferich 1552; online: <urn:nbn:de:hbz:061:2-10955> [19.07.2014]. Für den kulinarischen Einsatzbereich unterscheidet Rumpolt 1581 (wie Anm. 23), fol. CLXXIXr–CLXXXv: 1. „allerley Zucker Confect auß der Apotecken" (das sind verschiedenste mit Zucker überzogene Samen, die zur Dekoration über Süßspeisen gestreut oder separat im letzten Gang gereicht werden), 2. in dickem Zuckersirup eingelegte ganze oder zerteilte Früchte und 3. mit Zucker dick eingekochtes Fruchtmark, also Latwerge. – Die Bedeutungsverengung in der Neuzeit vom heilkräftigen Arzneimittel und gesundheitsfördernden Wellnessprodukt zum reinen Genussmittel dürfte wohl parallel zum Bedeutungswandel des Begriffs Latwerge verlaufen sein.

interessierten Forscher/innen Zugriff haben und in welches sie sich mit ihren Spezialkompetenzen einbringen können.[51]

Anhang 1

Ergänzung zur Edition der 1. Kochrezepttextsammlung in Cpg 551 von Sorbello Staub[52]

H2-I/9

187r Ein gut salsen̄ von latwergen
Nym latwergen̄ von weÿchseln̄ von spyling slehen̄ pflau-
men̄ Ader weinper latwergen̄ welche du wilt Vn*d* thue
halb Ader ein dritteil zucker Rosit darvnt*er* das ist
die pest vnd gesunts salse so sie sein mag zu de*m* gepra-
ten̄ vnd kulet vast

H2-I/10

Latwergen̄ vo*n* kuten̄ Regelpirn ad*er* hardopf*e*l
Nÿm kuten̄ In eÿnen̄ hafen̄ vnd thue holtzlein dafur
das keyne herauß vall Vnd ker den hafen̄ vmb
vnd setz In auff ein andern̄ hafen̄ der dem̄ gleich seÿ

---

51 Ein solches Archiv könnte mit GATE-*k* einer Realisierung näher rücken, einem Projektplan der Grazer Germanistischen Mediävistik unter der Leitung von Wernfried Hofmeister und Andrea Hofmeister-Winter. Das Akronym steht für ‚Grazer Archiv transmedialer Editionen', das *k* für ein erstes Modul ‚Kochrezepttexte'; angedacht ist die mehrschichtig-dynamische Edition aller Überlieferungen als Faksimile, deskriptive Basistransliteration und typographisch angemessen standardisierte Lesetextversion, die durch Verknüpfung mit anderen für die Erschließung des Themenbereichs bedeutenden Texten sowie durch sukzessive Anreicherung mit Forschungsergebnissen und plurimedialen Dokumentationen nach und nach zu einer Enzyklopädie der historischen Speisekultur ausgebaut werden könnte.

52 Editionsprinzipien: zeilen- und buchstabengetreuer Abdruck. Abbreviaturen sind nur in jenen Fällen aufgelöst (markiert durch Kursivierung), wo tatsächlich eine Kürzung vorliegt; alle übrigen (redundanten) Nasalkürzungsstriche und r-Kürzungen sind durch waagrechten Strich bzw. s dargestellt. Groß- und Kleinschreibung: im Zweifel wird Kleinschreibung der Vorzug gegeben. Abgedruckt sind hier nur die Rezepte, die für diesen Beitrag von Relevanz sind, es fehlt damit weiterhin die Edition der Rezepte 1–4 und 15 des 1. Kochrezepttext-Corpus in Cpg 551.

an dem̄ brort vnd sÿdings wassers voll seÿ / das der
selb dunst die kueten̄ waÿch mach So nym sie dann̄
also warm̄ vnd thue sie In ein engs sib vnd streich sie du*r*ch
das die kern̄ vnd hewt heraussen̄ bleib*e*n vnd nym dann̄
den selben̄ Taig vnd wig In vnd ydem̄ pfunt taigs soltu
ein halbs seÿdel honigs Ader ein halb pfunt Zuckerß ge-
ben̄ ob du wilt Vnd Rur das durch ein ander vn*d* loß
den̄ funff ader sechß tag steen̄ vnd durch ein and*er* zergen̄
vnd waychen̄ Vnd wenn̄ dus sieden̄ wilt So thue sie In
ein kessell auff ein drÿfuß auff kolen̄ vnd Rur sie mit
eine*m* praitem̄ scheyt das nicht Anprÿnne vnd wen̄ es
dick genug gesewdt So thue ein halb lot pfeffers da*r* an̄
vnd alßo warm̄ In kessel Nÿm alle wegen̄ zu eine*m* ~~℔~~
taigs ein qui*n*ten̄ muschat ein qui*n*ten̄ Negelein eÿ*n* qui*n*t*e*n
zÿmÿ*n* vnd ɉ lot oder ein qui*n*ten̄ Ingwerß noch dem̄ vnd
du sie gern̄ rosch hast vnd wurck sie damit auß Vnd
mach kuchen̄ darauß Tustu aber keÿn wurtz dar ein
vber all So ist sie gut fur die Stul vnd die mit zuck*er*
gemacht ist als oben̄ geschrib*e*n stat ist zu mal gut fur die
stul wenn̄ kein wurtz dorInne ist Vnd mit wurczen̄ ist sie
allwegen̄ gut vnd gesunt auff die kost zu essen̄ Wann̄
187v sie dewet wol Vnd die mit zucker dewet noch pass*er*
auff die kost vn*d* vor der kost verstopfft sie *etc.*

H2-I/11

Weychßel Latwergen̄ zu machen̄
Nym ein vierteÿl von eine*m* korw[53] weÿchßeln̄ vn*d* laß
die abplatzen̄ In ein schaff vnd most vnd zu druckt die
In einer schusseln̄ vnd thue das affter das In ein gros-
sen̄ durchschlag Ader In ein engs sib vnd streich das
dur^{s}ch das die kern̄ vnd groben̄ hewt her aussen̄ beleÿ-
ben̄ Vnd Nym dann̄ dasselb safft Vnd sewd das In
eÿne*m* kessell auff eine*m* drÿfuß vnd Rur das mit ein*er*
praÿten̄ schaufel vnd laß nit ab mit de*m* Ruren̄ das nicht
anbrÿnne Vnd wenn̄ sie schier genūgk sewdt So Nÿ*m* zwo
oder dreÿ moß honigs darvnter^{s} noch dem̄ vnd die weich-

---

53 Eindeutig zu entziffern ist nur der Wortanfang ko-, am Ende kann -lb oder (Doppelschleifen-)w gelesen werden und dazwischen undeutlich vielleicht -r-; laut Kontext dürfte ein Behältnis für Weichseln (ein Korb?) gemeint sein.

seln sein vnd sewd das aber vnd thue dan*n* ein lot od*er* ij pfeffers dar ein Noch dem̃ vnd du sie gerñ rosch hast vnd das bleÿbt zweÿ ader drew Jar gut Wenñ sie wol gesoteñ vnd dick ist vnd wen*n* ma*n* sie esseñ wil So waÿch sie In eÿneñ wein vnd thwir sie mit eine*m* loffell vn*d* thue sie In ein schusselein Vnd see zÿmÿn darauff od*er* trÿsenet so ist sie gut *etc.*

H2-I/12

Ein Latwerg von weinpern

Klawb die weinper ab In ein kessell setz sie auff einen drÿfuß vnd laß sie sÿdeñ vnd Rur sie das sie nicht an prÿnn vnd thue sie her auß vnd twing die per du*r*ch ein durchschlag ader enges sib das die kerñ vnd pelg herausseñ beleybeñ vnd thu das selb saff wider In kessell vn*d* Rur es stets das nicht Anbrynne mit eine*m* praÿten scheufelein vnd sewds als lang pÿß dick genugk seÿn zu latwergen / Wiltu sie aber hert macheñ zu kucheñ so laß noch lenger siedeñ Vnd so wirt sie dick vnd hert Vnd ist gut fur die stul vnd kulet Im sumer gar vast Wiltu aber wurtz dar an thuñ als an die weychßel latw*er*gen
188r Ad*er* wiltu kucheñ daraus macheñ als kuten latw*er*gen darnoch soltu sie wurtz*en* Wenñ aber keÿn wurtz do*r*Inne ist so du sie anrichtest So thu tzÿmÿn ader Trÿsenet darauff vnd tzwir sie vor mit weÿn ob sie zu dick ist ee du das Trÿsenet ader wurtz darauff thust Vn*d* añ wurtz hilff sie fur die stul vnd vertreibt deñ durst *etc.*

H2-I/13

Allerleÿ Latwergeñ zu mach*en*

Nÿm pfÿrsing Sawer[s] pflawmeñ das sind masch*en* / sleh*en* Ploe kriecheñ / Pflawmeñ / Spÿling / Ad*er* der suessen masch*en* welches du wildt Igklichs besunder zu mach*en* das soltu also durch schlah*en* durch ein sib Vnd das siedeñ mit honig ader zucker[s] Wiltu sie hert habeñ fur die stul so thu In ein pfu*n*t Taÿgs eÿ*n* halb seydel honigs ad*er* ein halb ~~lb~~ zuckerß Vnd kein wurtz vnd sewd sie das dick wirt zu kucheñ so ist sie gut fur die stul vnd kulet vast Vn*d* die mit zucker ist die aller[s]pest Vnd sund*er*lich die sawreñ masch*en* vnd schlehen̄ latwergen̄ ist die pest vnd hilfft fur die stul vnd durst gar wol ¶ Wiltu sie aber^{s} zu proten̄ mach*en* das dunn̄ bleyb so magstu honig dar an thun̄ noch dem̄ vnd das obs sueß ader sawer ist / das magstu auch wurtzen̄ nach dem̄ vnd dich gut dunckt vnd laß sie wol syeden̄ so bleÿbt sie dester lenger Vnd wenn̄ du sie an wildt richten̄ so twÿr sie mit eÿne*m* weÿn Thue zucker^{s} Roßet doran̄ ob du wildt vnd see Trÿsenet ader Zÿmÿ*n* dar^{s} auff noch dem̄ ob sie vor^{s} gewurtzt ader^{s} vngewurtzt ist dornoch soltu dich richten̄

H2-I/14

Regelpirn ader^{s} hardopffel mußlein

Nym des ersten̄ das obs vnd schel die schelffen̄ her ab vnd machs zu viertaÿlen̄ vnd thue die kern̄ vn*d* putzen̄ her auß gewß ein honig doran̄ vnd sewd es In eÿnem̄ hafen̄ Deck In genaw zw das der dunst da beÿ bleÿb
188v Vnd wenn̄ sie wol gedunst sind so streichs die durch ein sib Ader durch schlag vnd thue aber mer honigs doran̄ sewd sie wol das brawn̄ werd*en* thu ein wechßel latwergen̄ am̄ letzten̄ dar ein das schwartz werd Vnd twir sie mit Negelein muschat Zÿmÿ*n* pfeffer^{s} yngwer dornoch vn*d* du wildt. das rosch seÿ Vnd sie bleybt In eÿne*m* hafen̄ wol ein gantz Iar gut Wenn̄ es wol gesoten̄ ist / Die wurtz sol man̄ nicht dor ein thun̄ pÿß sie gantz abgesoten̄ ist Vn*d* wenn̄ du das muß essen̄ wilt so solt du das mit eine*m* guten̄ wein als Raÿnfal ad*er* ander *etc.* twern̄ Vnd ein geriben̄ Rucken̄ brot dar vntter thun̄ Vnd In einer pfannen̄ wermen̄ das ein wal thue Vnd durch ein ander siede Vnd tue es in ein schussel vnd tue gut Trisenet vnd zÿmÿn genug darauff vnd stoß mandelkern̄ darauff od*er* dor ein so ist es ein gut kostenlich muß an visch vnd an̄ fleÿsch tagen̄ *etc.*

Anhang 2

Übersicht über die derzeit bekannte Überlieferung der deutschsprachigen Kochrezepttexte zwischen 1350 und ca. 1500 (zugleich ein Verzeichnis der im Beitrag verwendeten Handschriftensiglen)[54]

Sigle	Quelle	Edition
A1	Augsburg, Universitätsbibl., Cod. III.1.2° 43 (XV/4) *Kochbuch Meister Eberhards*	Feyl 1963
B1	Berlin, Staatsbibliothek, mgf 244 (um 1445) *Rheinfränkisches Kochbuch*	Gloning 1998
°B2	Berlin, Staatsbibliothek, mgq 15 (XV)	
°B3	Berlin, Staatsbibliothek, mgq 1023 (XV)	
°B4	Berlin, Staatsbibliothek, mgq 1187 (XV)	
°B5	Berlin, Staatsbibliothek, mgo 477 (XV/2)	
B6	Berlin, Geh. Staatsarchiv Preuß. Kulturbesitz, XX. HA OBA 18384 (Ende XV) *Königsberger Kochbuch*	Gollub 1935
Br1	Bressanone, Bibliothek des Priesterseminars, Cod. I 5 (Nr. 125) (Mitte XV)	Adamson 1996
Bs1	Basel, Universitätsbibl., AN V 12 (1460) Meister Hans: *Von allerley kochen*	Ehlert 1996
Bs2	Basel, Universitätsbibl., Cod. D II 30 (XV/4)	Sorbello Staub 2002
°Db1	Debrecen, Tiszántuli Református Egyházkerület Nagykönyvtárschatt, R 605 (XV/3)	
Ds1	Dessau, Landesbücherei, Hs. Georg. 278.2° (XV/1–2)	Adamson 2000
°Er1	Erlangen, Universitätsbibl., Ms. 457 (nach 1443)	
°Er2	Erlangen, Universitätsbibl., B 37 (XV)	
Gr1	Graz, Universitätsbibl., Ms. 1609 (XV/4) *Grazer Kochbuch*	Zotter [o. J.] (online)
°H1	Heidelberg, Universitätsbibl., cpg 526 (XV/4)	
H2	Heidelberg, Universitätsbibl., cpg 551 (XV)	Sorbello Staub 2002
H3	Heidelberg, Universitätsbibl., cpg 583 (1482–1486)	Schulz 1998
°H4	Heidelberg, Universitätsbibl., cpg 676 (Mitte XV)	

54 Zur Erläuterung des Siglensystems vgl. oben Anm. 18 und 27.

°Ha1	Hamburg, SUB, Cod. germ. 1 (ca. 1463)	
°Hi1	Hildesheim, Dombibliothek, Hs. 750 (XV/3)	
K1	Köln, Hist. Archiv der Stadt, Best. 7004 (GB 4°) 27 (XV/3-4) *Küchenmeisterei*	Ehlert 2010
Ka1	Karlsruhe, Badische Landesbibl., Cod. Aug. 125 (Mitte XV) *Reichenauer Kochbuch*	Ehlert 1996
Ka2	Karlsruhe, Badische Landesbibl., Donaueschingen 793 (ca. 1445–1470) *Inntal-Kochbuch*	Danner 1970
Ka3	Generallandesarchiv 25, Nr. 247 (XV) *Günterstaler Notizbuch*	Ehlert 2014
Ko1	Konstanz, Stadtarchiv, A I 1 (XV/1–2) *Konstanzer Kochrezepte*	Ehlert 1993
M1	München, Bayerische Staatsbibliothek, Cgm 349 (XV/3–4)	Ehlert 1999
M2	München, Bayerische Staatsbibliothek, Cgm 384 (XV/3–4) *Alemannisches Büchlein von guter Speise*	Ehlert 1999
M3	München, Bayerische Staatsbibliothek, Cgm 415 (XV/1–2)	Friedl 2013 Guggi 2013
M4	München, Bayerische Staatsbibliothek, Cgm 467 (1477)	Ehlert 1999
M5	München, Bayerische Staatsbibliothek, Cgm 725 (XV/4)	Ehlert 1999
°M6	München, Bayerische Staatsbibliothek, Cgm 731 (XV/3)	
M7	München, Bayerische Staatsbibliothek, Cgm 811 (XV/2)	Ehlert 1999
°M8	München, Bayerische Staatsbibliothek, Cgm 4206 (Mitte XV)	
°M9	München, Bayerische Staatsbibliothek, Cgm 5919 (1500/1510)	
M10	München, Bayerische Staatsbibliothek, Clm 15632 (XV/3)	Ehlert 1999
M11	München, Universitätsbibl., 2° Cod. ms. 731 (ca. 1345–1354) *Bůch von gůter spîse* (im Hausbuch Michaels de Leone)	Adamson 2000
°M12	München, BSB, Clm 671 (1422–27)	

Mi1	Michaelbeuern, Stiftsbibliothek, Man. cart. 81 (Mitte XV) *Kochbuch Michaelbeuren*	Ehlert 2005
N1	Nürnberg, Germanisches Nationalmuseum, Hs. 20291 (1492–1494) *Alemannisches Büchlein von guter Speise* (Bruchstücke)	Birlinger 1865
N2	Nürnberg, Germanisches Nationalmuseum, Hs. 3227a (um 1389)	Ehlert/Leng 2003
°Pa1	Pannonhalma, Szent Benedek Rend Föapátsági Könyvtar, Cod. 118. J. 42 (um 1500)	
°Pr1	Prag, Universitní knihovna, XI.D.10 (1452–1455)	
°Sb1	Salzburg, Universitätsbibl., M I 89 (XIV/4–XV/1)	
Sb2	Salzburg, Universitätsbibl., M I 128 (XV/3–4)	Koll 2009 (online)
So1	Solothurn, Zentralbibliothek, Cod. S 490 (frühestens um 1487)	Ehlert 2010
St1	Stockholm, Kungliga Biblioteket, Cod. X 113 (XV/4) *Stockholmer Kochbuch*	Lindgren 1967
W1	Wien, Österr. Nationalbibl., Cod. 2897 (XV/1–2) *Kochbuch von St. Dorotheen zu Wien*	Aichholzer 1998
W2	Wien, Österr. Nationalbibl., Cod. 2898 (um 1470) *Epistula Anthimi de observatione ciborum*	Caparrini 2011
W3	Wien, Österr. Nationalbibl., Cod. 4995 (um 1439/1440) *Mondseer Kochbuch*	Aichholzer 1998
W4	Wien, Österr. Nationalbibl., Cod. 5486 (1451) *Innsbrucker Kochbuch*	Aichholzer 1998
°Wo1	Wolfenbüttel, HAB, Cod. 16.3. Aug. 4° (XVI)	
Wo2	Wolfenbüttel, HAB, Cod. 16.17. Aug. 4° (nach 1415)	Honold 2000
°Wo3	Wolfenbüttel, HAB, Cod. 78.1 Aug. 8° (XV)	
Wo4	Wolfenbüttel, HAB, Cod. 226 Extr. (1469?) *Kochbuch des Ulrich Schwarz*	Fouquet 2000
Wo5	Wolfenbüttel, HAB, Cod. 1213 Helmst. (XV/3–4) *Mittelniederdeutsches Kochbuch*	Wiswe 1956, Caparrini 2006
Wol1	Hausbuch von Schloss Wolfegg (Privatbesitz) (um 1480)	Bossert/Storck 1912

Anhang 3

Verzeichnis der gedruckten Editionen von deutschsprachigen Kochrezepttexten 1350–1500 (zugleich ein Schlüssel zu Anhang 2)

Adamson 1996 Adamson, Melitta Weiss: Die Kochrezepte in Codex J. 5 (no.125) der Bibliothek des Priesterseminars Brixen. Edition und Kommentar. In: Würzburger medizinhistorische Mitteilungen 14, 1996, S. 291–303.

Adamson 2000 Adamson, Melitta Weiss: Daz buoch von guoter spise (The Book of Good Food). A Study, Edition, and English Translation of the Oldest German Cookbook. Krems: Medium Aevum Quotidianum 2000 (Medium aevum quotidianum. Sonderband. 9).

Aichholzer 1998 Aichholzer, Doris: „Wildu machen ayn guet essen ...". Drei mittelhochdeutsche Kochbücher: Erstedition, Übersetzung, Kommentar. Bern [u. a.]: Lang 1998 (Wiener Arbeiten zur germanistischen Altertumskunde und Philologie. 35).

Birlinger 1865 Birlinger, A[nton]: Bruchstücke aus einem alemannischen Büchlein von guter Spise. 15. Jhd. In: Alemannisches Büchlein von guter Speise. München: Straub 1865 [Sonderdruck aus Sitzungsberichte der königl. bayer. Akademie der Wissenschaften zu München 1865, Bd. II, S. 171-206], S. 199-206. – <http://digital.slub-dresden.de/werkansicht/dlf/522/5/> [Stand: 09.07.2014]

Bossert/Storck 1912 Das mittelalterliche Hausbuch. Nach dem Originale im Besitz des Fürsten von Waldburg-Wolfegg-Waldsee. Im Auftrage des deutschen Vereins für Kunstwissenschaft hrsg. von Helmuth Th. Bossert und Willy F. Storck. Leipzig: Seemann 1912, S. XXVI. (Digitale Fassung: Thomas Gloning 2002: <http://www.uni-giessen.de/gloning/tx/mhdhb_26.htm>)

Caparrini 2006 Caparrini, Marialuisa: La letteratura culinaria in bassotedesco medio. Un'indagine linguistica e storico-culturale sulla base del ricettario di Wolfenbüttel (Cod. Guelf. Helmst. 1213). Göppingen: Kümmerle 2006 (Göppinger Arbeiten zur Germanistik. 732).

Caparrini 2011 Caparrini, Marialuisa: Die deutsche Bearbeitung der *Epistula Anthimi de observatione ciborum*. Edition und Kommentar. Göppingen: Kümmerle 2011 (Göppinger Arbeiten zur Germanistik. 760).

Danner 1970 Danner, Berthilde: Alte Kochrezepte aus dem bayrischen Inntal. In: Ostbairische Grenzmarken. Passauer Jahrbuch für Geschichte, Kunst und Volkskunde 12, 1970, S. 118–128.

Ehlert 1993 Ehlert, Trude: Die (Koch-)Rezepte der Konstanzer Handschrift A I 1. Edition und Kommentar. In: Von wyßheit würt der mensch geert. Festschrift für Manfred Lemmer. Hrsg. von Ingrid Kühn, Gotthard Lerchner. Bern [u. a.]: Lang 1993, S. 39–64.

Ehlert 1996 Ehlert, Trude [u. a.]: Das Reichenauer Kochbuch aus der Badischen Landesbibliothek. Edition und Kommentar. In: Mediaevistik 9, 1996, S. 135–188.

Ehlert 1996 Ehlert, Trude: Maister Hannsen, des von Wirtenberg Koch. Transkription, Übersetzung, Glossar und kulturhistorischer Kommentar. Frankfurt: Tupperware 1996.

Ehlert 1999 Münchner Kochbuchhandschriften aus dem 15. Jahrhundert. Cgm 349, 384, 467, 725, 811 und Clm 15632. Hrsg. von Trude Ehlert [u. a.]. Frankfurt am Main: Tupperware 1999.

Ehlert/Leng 2003 Ehlert, Trude, und Rainer Leng: Frühe Koch- und Pulverrezepte aus der Nürnberger Handschrift GNM 3227a (um 1389). In: Medizin in Geschichte, Philologie und Ethnologie. Festschrift für Gundolf Keil. Hrsg. von Dominik Groß und Monika Reininger. Würzburg: Königshausen & Neumann 2003, S. 289–320.

Ehlert 2005 Ehlert, Trude: Das Kochbuch aus der Stiftsbibliothek Michaelbeuern (Man. cart. 81). Edition und Kommentar. Hrsg. in Zusammenarbeit mit Florian Bambeck [u. a.]. In: Würzburger medizinhistorische Mitteilungen 24, 2005, S. 121–143.

Ehlert 2010 Ehlert, Trude: Küchenmeisterei. Edition, Übersetzung und Kommentar zweier Kochbuch-Handschriften des 15. Jahrhunderts. Solothurn S 490 und Köln, Historisches Archiv GB 4° 27. Mit einem reprographischen Nachdruck der Kölner Handschrift. Frankfurt am Main [u. a.]: Lang 2010 (Kultur, Wissenschaft, Literatur. Beiträge zur Mittelalterforschung. 21).

Ehlert 2014 Ehlert, Trude: Kochrezepte und Notizen aus dem *Günterstaler Notizenbuch*. Edition von fol. 11r–14v der Handschrift GLA 65 Nr. 247 aus dem Generallandesarchiv Karlsruhe [in diesem Band, S. 289–310].

Feyl 1963 Feyl, Anita: Das Kochbuch Meister Eberhards. Ein Beitrag zur altdeutschen Fachliteratur. Freiburg im Breisgau, Diss. 1963.

Fouquet 2000 Goldene Speisen in den Maien. Das Kochbuch des Augsburger Zunftbürgermeisters Ulrich Schwarz († 1478). Unter Mitarbeit von Oliver Becker [u. a.] hrsg. von Gerhard Fouquet. St. Katharinen: Scripta Mercaturae 2000 (Sachüberlieferung und Geschichte. Siegener Abhandlungen zur Entwicklung der materiellen Kultur. 30).

Friedl 2013 Friedl, Verena: *daz púch von den chósten*. Dynamische Edition des deutschen Jamboninus von Cremona noch Cgm 415. Mit einem Glossar und Zutatenregister. Graz, Masterarbeit 2013.

Gloning 1998 Gloning, Thomas: Rheinfränkisches Kochbuch (um 1445). Text, Übersetzung, Anmerkungen und Glossar. Kulturhistorische Würdigung von Trude Ehlert. Frankfurt: Tupperware 1998.

Gollub 1935 Gollub, Hermann: Aus der Küche der deutschen Ordensritter. In: Prussia 31, 1935, S. 118–124.

Guggi 2013 Guggi, Natascha: *ain weizz gemùess oder ain weizz chost mach also.* Dynamische Edition des Kochbuchs der Handschrift Cgm 415. Mit Glossar und Rezeptregister. Graz, Masterarbeit 2013.

Honold 2000 Honold, Marianne: Die Kochrezepte des Cod. Guelf. 16.17. Aug. 4°, Bl. 102r-118v. In: Würzburger medizinhistorische Mitteilungen 19, 2000, S. 177–208.

Koll 2009 Koll, Beatrix: <http://www.ubs.sbg.ac.at/sosa/lucull/lucull128.htm> [09.07.2014]

Lindgren 1967 Ein Stockholmer mittelniederdeutsches Arzneibuch aus der 2. Hälfte des 15. Jahrhunderts. Hrsg. von Agi Lindgren. Stockholm [u. a.]: 1967 (Acta Universitatis Stockholmiensis. Stockholmer Germanistische Forschungen. 5).

Schulz 1998 Schulz, Mirjam: Edition und Untersuchung der Kochrezeptsammlung des cpg 583. Würzburg, Magisterarbeit 1998.

Sorbello 2002 Sorbello Staub, Alessandra: Die Basler Rezeptsammlung. Studien zu spätmittelalterlichen deutschen Kochbüchern. Würzburg: Königshausen & Neumann 2002 (Würzburger medizinhistorische Forschungen. 71).

Wiswe 1956 Ein mittelniederdeutsches Kochbuch des 15. Jahrhunderts. Hrsg. von Hans Wiswe. In: Braunschweigisches Jahrbuch 37, 1956, S. 19–55.

Zotter [o. J.] Zotter, Hans: <http://sosa2.uni-graz.at/sosa/druckschriften/dergedeckteTisch/pdf/ms1609/ms._1609_transkription.pdf> [09.07.2014]

Culina Historica – Möglichkeiten und Grenzen zur Rekonstruktion einer historischen Geschmackswelt

Andreas Klumpp (Bamberg)

Abstract

The author's PhD thesis is intended to give new impulses for research in historical kitchen practices and recipe interpretation. Three medieval manuscripts – the *Bůch von gůter spise,* the *Fourme of Curye* and the *Mesnagier de Paris* – are investigated in detail on kitchen equipment used, ingredients, time indications, measures and weights and intended consistence and appearance of the dishes. Information extracted from text sources and data derived from archaeology and its related disciplines archaeozoology and archaeobotany are the foundation for the practical cooking experiments. The latter are executed in a modern kitchen, in the reconstructed kitchen of a medieval farm house at the outdoor museum Bad Windsheim, and on a specially constructed portable fireside. This research is done under observation of the principles of experimental archaeology, therefore a documentation sheet has been developed to collect written and photographic evidence of the experiments.

Das hier vorgestellte Dissertationsprojekt wird am Lehrstuhl für Mittelalterliche Geschichte der Otto-Friedrich-Universität Bamberg durchgeführt. Es soll neue Impulse in der Erforschung historischer Küchenpraxis und bei der Umsetzung mittelalterlicher Kochrezepte geben. Neben der Auswertung der Schriftquellen werden Kochversuche unter möglichst historischen Bedingungen durchgeführt. Die Grundlagen der Experimentellen Archäologie werden dabei angewandt, um eine lückenlose Dokumentation aller Schritte und Ergebnisse anzustreben. Dies dient der Nachvollziehbarkeit und soll es anderen Wissenschaftler/innen ermöglichen, die erzielten Resultate nicht nur theoretisch, sondern auch praktisch überprüfen zu können.

Als Grundlage meiner Untersuchung dienen drei Handschriften mit Ursprung im 14. Jahrhundert. Alle drei sind als Digitalisate im Internet verfügbar, was die Zugänglichkeit sehr erleichtert. Aus dem deutschen Sprachgebiet wurde das *Bůch von gůter spise* ausgewählt. England ist mit einem Exemplar der *Fourme of Curye* und Frankreich mit dem *Mesnagier de Paris* vertreten.

Das *Bůch von gůter spise* aus dem zweiten Band des *Hausbuchs des Michael de Leone* ist die früheste überlieferte deutschsprachige Kochrezepthandschrift. Michael de Leone war bischöflicher Protonotar in Würzburg und ließ eine umfangreiche Sammelhandschrift in zwei Bänden mit gemischtem Inhalt erstellen. Neben der Kochrezeptsammlung enthielt dieses Werk geistliche und weltliche Literatur, Gebete, Dokumenten- und Urkundenvorlagen, Gesundheitslehren und vieles mehr. Der erste Band des Hausbuches ist leider bis auf wenige Reste verloren, doch lässt sich der Inhalt anhand des Verzeichnisses im zweiten Band nahezu vollständig rekonstruieren. Das *Bůch von gůter spise* ist im zweiten Band überliefert und dürfte um 1350 entstanden sein. Es besteht aus zwei Teilen, die unterschiedlich aufgebaut sind und wohl auf zwei getrennte Vorlagen zurückgehen. Es enthält 103 Kochrezepte, wobei es sich bei zweien um Scherzrezepte ohne kulinarischen Wert handelt.[1]

Aus Großbritannien stammt die Gruppe der *Fourme of Cury*-Überlieferungen. Ihr ältester Vertreter ist wahrscheinlich das Manuskript aus der John Rylands Library der Universität Manchester. Nach den Ergebnissen der Paläographie dürfte es Ende des 14. Jahrhunderts entstanden sein, geht aber wohl auf eine ältere Vorlage zurück. Darauf deuten Gemeinsamkeiten, aber auch Unterschiede zu den übrigen Vertretern dieser Überlieferungskette. Die Einleitung nennt die Meisterköche König Richards II. als Urheber. Somit haben der oder die mittelalterlichen Kompilatoren die Entstehung des Buches selbst zeitlich zwischen 1366 und 1399, den Regierungsdaten des besagten Herrschers, angesetzt. Der Umfang beträgt 192 Rezepte, von denen dreieinhalb durch Seitenverlust verloren gegangen sind. Diese sind allerdings sehr gut durch die Parallelüberlieferung rekonstruierbar. Zwei Rezepte wurden im 18. Jahrhundert auf separat eingebundenen Blättern aus anderen Manuskripten der

---

1 München, Universitätsbibliothek, 2° Cod. ms. 731 (Cim. 4), online: <http://epub.ub.uni-muenchen.de/10638/>. Das Buch von guter Speise. Faksimile, Nachschrift von A. Kupfer, Nachwort, Glossar. Mit einem Beitrag von Trude Ehlert: Das buoch von guoter spise. Hrsg. von Tupperware. Donauwörth/ Frankfurt a. M. 1994. – Horst Brunner [Hrsg.]: Das Hausbuch des Michael de Leone (Würzburger Liederhandschrift) der Universitätsbibliothek München (2° Cod. ms. 731). Göppingen: Kümmerle 1983 (Litterae. 100). – Anna Martellotti [Hrsg.]: Il libro di buone vivande – la cucina tedesca dell'etá cortese. Das buoch von guoter spise. Fasano: Schena 1991.

Gruppe nachgetragen. Diese waren ursprünglich nicht in der behandelten Quelle vorhanden.[2]

Der *Mesnagier de Paris* kommt aus Frankreich und ist ein Sammelband mit zahlreichen moralischen, weltlichen und geistlichen Texten, einem Gartenhandbuch, einem Jagdbuch und einem umfangreichen Rezeptteil sowie Texten zu weiteren Themen. Drei Überlieferungsträger liegen vor, einer in der Bibliothèque Royal de Belgique und zwei aus der Bibliothèque National de France. Zur Bearbeitung wurde das digitalisierte Exemplar *fonds français 12477* der BNF verwendet, das knapp vor Ende des 14. Jahrhunderts oder schon in den Anfangsjahren des 15. Jahrhunderts entstanden ist. Alle drei Vertreter stammen aus dem Haushalt der Herzöge von Burgund und deren direktem Umfeld und sind bis auf wenige inhaltliche und einige sprachliche Unterschiede textgleich. Die ursprüngliche Vorlage wurde von einem älteren wohlhabenden Pariser Bürger mit guten politischen Beziehungen als Ratgeber für eine sehr junge Frau zusammengestellt. Die ausgewählten Texte sollten die Adressatin auf das Eheleben vorbereiten und sie zur Führung eines eigenen Haushaltes befähigen. Die moralischen Texte zeigen beispielhaft, wie man sich im 14. Jahrhundert eine wohlerzogene, gesittete und gläubige Hausfrau vorstellte. Der Rezeptteil enthält Beispiele für festliche Menüfolgen, Anmerkungen zum Einkauf von Lebensmitteln, Küchentipps und die Kochrezepte. Geschätzt dürfte es sich um etwa 380 Küchentipps und Kochrezepte handeln.[3]

Insgesamt steht damit also für die Untersuchung ein Korpus von ca. 584 ungefähr zeitgleichen Kochrezepten und Küchentipps aus drei Län-

---

2 Manchester, Ryland University Library, English MS 7, online: <http://enriqueta.man.ac.uk/luna/servlet/view/search?q==%22Fourme%20of%20Curye%22>. Constance B. Hieatt / Sharon Butler: Curye on Inglysh. English culinary manuscripts of the fourteenth century (including the Forme of Cury). London: Oxford University Press 1985 (Early English Text Society: Supplementary series. 8). Constance B. Hieatt: Further Notes on the Forme of Curye et al.: Additions and Corrections. In: Bulletin of the John Rylands Library Manchester 70, 1988, H. 1, S. 45–52.

3 Bibliothèque National de France Paris, fonds français 12477, online: <http://gallica.bnf.fr/ark:/12148/btv1b9060818d/f129.image.r=mesnagier.langDE>. Baron Jérôme Pichon: Le Ménagier de Paris. Traité de morale et d'économie domestique, composé en 1393 par un bourgeois parisien. 2 Bde. Paris: Société des Bibliophiles François 1846, online: <http://gallica.bnf.fr/ark:/12148/bpt6k83110x>. Le Menagier de Paris. Ed. by Georgina E. Brereton and Janet E. Ferrier. Oxford: Clarendon 1981. Le Mesnagier de Paris. Texte éd. par Georgina E. Brereton et Janet M. Ferrier. Trad. et notes par Karin Ueltschi. Paris: Librairie Générale Française 1994 (Le Livre de Poche. 4540. Lettres gothiques).

dern zur Verfügung. Diese werden transkribiert, übersetzt und genauestens auf Nennungen und Hinweise von Gerätschaften, Zutaten, Mengen-, Maß- und Gewichtsangaben, Zeitangaben, Angaben zur Feuerungstechnik und zu Konsistenz und Aussehen des angestrebten Ergebnisses untersucht. Zur Identifizierung der benötigten Sachgüter, aber auch der Zutaten werden aktuelle Ergebnisse der Bauforschung und Archäologie sowie ihrer Nachbarwissenschaften Archäozoologie und Archäobotanik herangezogen. Die naturwissenschaftliche Analyse liefert hierbei aber auch Erkenntnisse zur Zubereitung und Verwendung von Zutaten. Die in der Archäozoologie gängige Schlachtspurenanalyse kann zur Identifizierung von Schlachttechniken und Fleischzuschnitten eingesetzt werden.[4] Mit Proben aus Latrinen kann mit Hilfe der Parasitologie über Entwicklungsstufen von Parasiten, die den Menschen als Wirt benutzten, ermittelt werden, welche Düngetechniken auf den Feldern praktiziert wurden und in welchem Garzustand Fleisch, Fisch, Obst und Gemüse üblicherweise verzehrt wurden.[5]

Auf den Daten der Textauswertung und der Untersuchung der Sachkultur aufbauend werden die Kochversuche konzipiert. Hierzu sollen pro Handschrift maximal zehn als möglichst repräsentativ angesehene Rezepte herausgegriffen und unter möglichst historischen Bedingungen experimentell umgesetzt werden. Dabei kommen die Grundlagen der Experimentellen Archäologie zur Anwendung.[6]

Um die Nachvollziehbarkeit und Reproduzierbarkeit der Versuche zu gewährleisten, wurde ein mehrseitiges Versuchsprotokoll entwickelt, in dem alle Details des Ablaufs und der Interpretationsalternativen der Rezepte festgehalten werden. Zudem werden möglichst viele Stufen der Durchführung fotografisch dokumentiert. Die Arbeiten werden dabei am konventionellen Elektroherd, im Fränkischen Freilandmuseum Bad Windsheim in der rekonstruierten Küche eines Bauernhauses aus dem 14. Jahrhundert und im Freiland auf einer von Bildquellen inspirierten und auf die Anforderungen des Projektes angepassten tragbaren Feuer-

4 Vgl. Kerstin Pasda: Tierknochen als Spiegel sozialer Verhältnisse im 8.–15. Jahrhundert in Bayern. Erlangen: Praehistorika 2004 (Praehistorika. Monographien. 1).

5 Vgl. Bernd Herrmann: Parasitologische Untersuchungen mittelalterlicher Kloaken. In: Ders. [Hrsg.]: Mensch und Umwelt im Mittelalter. 2. Aufl. Stuttgart: Deutsche Verlags-Anstalt 1986, S. 160–169.

6 Experimentelle Archäologie in Deutschland, Bilanz 1991, Archäologische Mitteilungen aus Nordwestdeutschland, Beiheft 6, 1991. Matthias Kucera: Das Experiment in der Archäologie. In: Experimentelle Archäologie in Europa, Bilanz 2004, Heft 3, 2005, S. 7–14.

stelle durchgeführt. Wo dies zum Erzielen einer bestimmten Konsistenz oder eines Kochergebnisses nötig scheint, werden Repliken mittelalterlicher Küchengeräte eingesetzt. Als Zutaten sollen nur solche verwendet werden, die den historischen möglichst nahe kommen. Dazu werden Anbauversuche mit Saatgut aus dem Institut für Pflanzengenetik und Kulturpflanzenforschung in Gatersleben/Deutschland durchgeführt. Auch bei den tierischen Ingredienzien wird versucht, möglichst passende Alternativen ausfindig zu machen, so zum Beispiel bei Rezepten mit Schweinefleisch durch Verwendung spanischer Eichelmastschweine.

Die ersten Vorversuche haben bereits 2011 im Fränkischen Freilandmuseum Bad Windsheim begonnen und dienten zur Ausarbeitung des Versuchsprotokolls und zum Einüben des Dokumentationsablaufs sowie zum Vertiefen der Erfahrungen bei der Arbeit am offenen Feuer. Der Versuchsanbau von alten Gemüsesorten hat 2012 begonnen. Als erstes Teilergebnis kann hier festgehalten werden, dass sich Geschmack und Optik durchaus stark von heutigen handelsüblichen Entsprechungen unterscheiden können. Als Beispiel soll das Küttiger Rüebli genannt werden. Es handelt sich hierbei um eine aus der Schweiz stammende weiße Möhrensorte des 19. Jahrhunderts, die starke Ähnlichkeiten mit Karotten aus frühen Kräuterbüchern und mittelalterlichen Abbildungen aufweist. Im Gegensatz zu modernen orangefarbenen Möhren sind sie deutlich weniger süß, haben einen harzigen Beigeschmack und schmecken stärker nach Karotte. Im Großen und Ganzen lässt sich der Geschmack gut mit einheimischen wilden Möhren vergleichen, die jedoch um einiges kleiner und von der Struktur her etwas holziger sind. Als Resultat erster Verkostungen in rohem und gekochtem Zustand kann ein grundlegend anderer Einfluss auf Geschmack, Konsistenz und Aussehen von Gerichten mit Küttiger Rüebli als Zutat angenommen werden im Vergleich zur Verwendung heutiger Handelsware.

Besonders in Mandelmilchgerichten ist die Farbe der Ausgangszutaten von entscheidendem Einfluss auf das Erscheinungsbild des Endproduktes. So können z. B. farbige Karotten das gesamte Gericht verfärben und somit eine völlig andere Optik hervorrufen. Wenn in der Originalquelle Farbeffekte oder Farbstoffe enthalten sind, lässt sich aufgrund dieser Fehlfarbe der ursprünglich beabsichtigte Farbeffekt nicht mehr ermitteln.

Nach den Ergebnissen der Archäobotanik gab es bis in das 19. Jahrhundert eine große Bandbreite verschiedenfarbiger Möhrensorten. Von weiß über beige, gelb und rot bis hin zu dunkelviolett reichte das Spektrum. Die heute verbreitetste Form der Karotte und ihre orange Farbe sind hingegen ein Züchtungsprodukt des 17. Jahrhunderts.[7] Es ist vorstellbar, dass ein geschickter, fantasiebegabter Koch diese Farbenvielfalt gezielt für optische Effekte in den Speisen verwendet haben könnte. Hierzu konnten jedoch bisher keine Belege ausfindig gemacht werden. In den letzten Jahren ist zu beobachten, dass nicht zuletzt in Folge der Bio-Bewegung immer mehr andersfarbige Karotten ihren Weg in die Läden finden. Hierbei handelt es sich jedoch leider nur äußerst selten um ‚alte' Sorten, sondern meist um Neuzüchtungen.

Ähnlich dürfte es sich mit dem Geschmackseinfluss tierischer Produkte verhalten. So soll in den Versuchen zum Beispiel bei Rezepten mit Schwein das Fleisch des noch vergleichsweise recht ursprünglichen Iberico Schweines verwendet werden. Diese Rasse gleicht in ihrem Äußeren noch stark den mittelalterlichen Landschweinen und wird in Spanien traditionell unter anderem für die Herstellung von Serrano-Schinken gezüchtet. Der Geschmack und die Konsistenz der höchsten Qualitätsstufen dürften vermutlich nahe an mittelalterliche Schweine herankommen, die unter ähnlichen Bedingungen gehalten wurden. Durch die regelmäßige Mast in der Waldweide und das fast ausschließliche Zufüttern von Eicheln und Bucheckern entwickelt sich der typische, beim Schinken sehr geschätzte Geschmack. Die vermehrte Bewegung beim Weidegang dürfte dabei maßgeblichen Einfluss auf Fettmarmorierung und Festigkeit des Fleisches haben.

Das Dissertationsprojekt soll hauptsächlich auf neue Wege bei der Untersuchung mittelalterlicher Kochrezepthandschriften und ihrer praktischen Umsetzung aufmerksam machen. Es soll versucht werden zu zeigen, wo Schwierigkeiten und Chancen auf dem Weg zur Rekonstruktion historischer Küchenpraktiken und Speisen liegen und welche Lösungsansätze vorstellbar sind. Die Verwendung von Zutaten, die den historischen möglichst nahe kommen, die Durchführung unter annähernd historischen Bedingungen und vor allem das Dokumentationsverfahren spielen hierbei eine entscheidende Rolle.

---

7 Vgl. Udelgard Körber-Grohne: Nutzpflanzen in Deutschland von der Vorgeschichte bis heute. Hamburg: Nikol [o. J.] [Lizenzausgabe der Ausgabe Stuttgart: Theiss 1995], S. 223–231, zum Farbspektrum besonders S. 225–227.

Literatur

a) Handschriften

Bibliothèque National de France Paris, fonds français 12477, online: <http://gallica.bnf.fr/ark:/12148/btv1b9060818d/f129.image.r=mesnagier.langDE>.

Ryland University Library Manchester, English MS 7, online: <http://enriqueta.man.ac.uk/luna/servlet/view/search?q==%22Fourme%20of%20Curye%22>

Universitätsbibliothek München. 2° Cod. ms. 731 (Cim. 4), online: <http://epub.ub.uni-muenchen.de/10638/>.

b) Sekundärliteratur

Brunner, Horst [Hrsg.]: Das Hausbuch des Michael de Leone (Würzburger Liederhandschrift) der Universitätsbibliothek München (2° Cod. ms. 731). Göppingen: Kümmerle 1983. (Litterae. 100).

Das Buch von guter Speise. Faksimile, Nachschrift von A. Kupfer, Nachwort, Glossar. Mit einem Beitrag von Trude Ehlert: Das buoch von guoter spise. Hrsg. von Tupperware. Donauwörth/ Frankfurt a.M. 1994.

Experimentelle Archäologie in Deutschland, Bilanz 1991, Archäologische Mitteilungen aus Nordwestdeutschland, Beiheft 6, 1991.

Herrmann, Bernd: Parasitologische Untersuchungen mittelalterlicher Kloaken. In: Ders. [Hrsg.]: Mensch und Umwelt im Mittelalter. 2. Aufl. Stuttgart: Deutsche Verlags-Anstalt 1986, S. 160–169.

Hieatt, Constance B. / Butler, Sharon: Curye on Inglysh. English culinary manuscripts of the fourteenth century (including the Forme of Cury). London: Oxford University Press 1985. (Early English Text Society: Supplementary series 8).

Hieatt, Constance B.: Further Notes on the Forme of Curye et al.: Additions and Corrections. In: Bulletin of the John Rylands Library Manchester 70, 1988, Heft 1, S. 45–52.

Körber-Grohne, Udelgard: Nutzpflanzen in Deutschland von der Vorgeschichte bis heute. Hamburg: Nikol [o. J.] [Lizenzausgabe der Ausgabe Stuttgart: Theiss 1995], S. 223–231.

Kucera, Matthias: Das Experiment in der Archäologie. In: Experimentelle Archäologie in Europa, Bilanz 2004, Heft 3, 2005, S. 7–14.

Martellotti, Anna [Hrsg.]: Il libro di buone vivande – la cucina tedesca dell'etá cortese. Das buoch von guoter spise. Fasano: Schena 1991.

Le Menagier de Paris. Ed. by Georgina E. Brereton and Janet E. Ferrier. Oxford: Clarendon 1981.

Le Mesnagier de Paris. Texte éd. par Georgina E. Brereton et Janet E. Ferrier. Trad. et notes par Karin Ueltschi. Paris: Librairie Générale Française 1994 (Le Livre de Poche. 4540. Lettres gothiques).

Pasda, Kerstin: Tierknochen als Spiegel sozialer Verhältnisse im 8.–15. Jahrhundert in Bayern. Erlangen: Praehistorikaverlag 2004 (Praehistorika. Monographien. 1).

Pichon, Baron Jérôme: Le Ménagier de Paris. Traité de morale et d'économie domestique, composé en 1393 par un bourgeois parisien. 2 Bde. Paris: Société des Bibliophiles François 1846, online: <http://gallica.bnf.fr/ark:/12148/bpt6k83110x>.

Bilder nach Rezept? Kunstgeschichte und Kochbuchforschung[1]

Inke Beckmann (Göttingen/Stuttgart)

Abstract

This article „Pictures by Recipe? Art History and Cookbook Research" analyzes the significance of food in 17th-century Dutch Golden Age using fowl, oysters, and lemons as examples. The paper deals with recipes in Dutch and Flemish historical cookbooks and dietary regulations as sources for contextualizing these foodstuffs in a broader sense since it is seldom evident on paintings how they were actually prepared. Some tableaux that indicate the preparation of foods are compared to corresponding recipes and it is debated to what extent these pictures may be a source for food habits and cookery. Additionally, the symbolical meaning of a particular comestible good – such as the aphrodisiac oyster – is discussed. Finally, the historical context for orangery culture leads to the assumption that the same people who cared for garden culture consumed paintings which show inter alia exotic fruits such as lemons.

Die Leitfrage *Bilder nach Rezept?* habe ich gewählt, da meist aus den Darstellungen einzelner Lebensmittel – in meiner Untersuchung handelt es sich um Zitronen, Austern und Geflügel in Gemälden der Niederlande des 17. Jahrhunderts – nicht ersichtlich wird, wie sie zubereitet worden sind. Allerdings ist anzunehmen, dass zeitgenössische schriftlich überlieferte Kochrezepttexte uns darüber Aufschluss geben können, daher möchte ich in diesem Beitrag einige Anknüpfungspunkte zwischen der Kochbuchforschung und der Kunstgeschichte aufzeigen.

Da in der kunstgeschichtlichen Forschung die Frage, inwieweit in der niederländischen Malerei des Goldenen Zeitalters die dargestellten Gegenstände und Motive ein Abbild der Wirklichkeit geben bzw. sich in ihrer reinen Abbildlichkeit erschöpfen[2] oder eine tiefere sinnbildliche Be-

---

1 Der Artikel ist die ausgearbeitete Fassung eines Vortrags auf der Fachtagung „Der Koch ist der bessere Arzt. Zum Verhältnis von Diätetik und Kulinarik im Mittelalter und in der Frühen Neuzeit." Graz, 20.–22.6.2013. Er fasst darüber hinaus einige Aspekte meiner Dissertationsschrift zusammen: Inke Beckmann: Geflügel, Austern und Zitronen. Lebensmittel in Kunst und Kultur der Niederlande des 17. Jahrhunderts. Darmstadt: Wissenschaftliche Buchgesellschaft 2014.

2 Hauptvertreterin derjenigen Forscher/innen, die meinen, dass niederländische (insbesondere Genre-)Malerei des 17. Jahrhunderts eine Abbildung der Realität darstellt, ist Svetlana Alpers: Kunst als Beschreibung. Holländische Malerei des

deutung besitzen,[3] bis heute nicht vollends geklärt ist,[4] könnte dieser Aufsatz auch die Überschrift *Analyse, aber nach welchem Rezept?* tragen. In der Kunstgeschichte spielt die Ikonographie, mithin die Analyse von Bildmustern und die Ermittlung der Darstellungstradition eine große Rolle – insofern kann die Leitfrage *Bilder nach Rezept?* auch darauf zielen, welche Bildkonventionen für die Darstellung der einzelnen Nahrungsmittel vorherrschten. Teilweise haben sich typische Darstellungsformen etabliert: So ist z. B. in zahlreichen Stillleben – aber auch in der Genremalerei – eine Zitrone dargestellt, deren Schale geringelt oft über einen Teller- oder Tischrand herabhängt; vielfach findet sie sich dabei in der vordersten Bildebene platziert und dient in diesem Fall dazu, illusionistisch den Bildraum mit dem Betrachterraum zu verbinden.[5] Die abgeschälte Zitrone mit glasigem Fruchtfleisch, die abwechselnd die wattigweiße Innenseite und die narbig schimmernde Außenseite zeigt, ist ein „schlichtes, aber kompliziert zu malendes Standardmotiv,"[6] das die Leis-

---

17. Jahrhunderts. Hrsg. von Hans Udo Davitt und Wolfgang Kemp. Köln: DuMont 1985 (engl. Originalausgabe 1983).

3 Hauptvertreter der Ikonologen, die zur Ausdeutung einzelner Motive in der Malerei vor allem die zeitgenössische Emblematik bemüh(t)en, ist Eddy de Jongh. Grundlegend etwa: Eddy de Jongh: Zinne- en minnebeelden in de schilderkunst van de zeventiende eeuw. Amsterdam: Nederlands Stichting Openbaar Kunstbezit 1967 und Tot lering en vermaak. Betekenissen van Hollandse genrevoorstellingen uit de zeventiende eeuw. [Katalog zur gleichnamigen Ausstellung: Amsterdam, Rijksmuseum (16.09.–05.12.1976).] Amsterdam: Rijksmuseum 1976.

4 Eine kritische Zusammenfassung der Forschung zur Sinnbildlichkeit und Realität der Genremalerei bietet z. B. Peter Hecht, der betont, dass beide Standpunkte keinen Gegensatz darstellen müssen. Peter Hecht: The debate on symbol and meaning in Dutch seventeenth century art. An appeal to common sense. In: Simiolus: Netherlands Quarterly for the History of Art 8, 1975/76, S. 173–187, bes. S. 185 und ders.: Das Vergnügliche erkennt man leicht, aber nicht die Bedeutung. In: Der Zauber des Alltäglichen. Holländische Malerei von Brouwer bis Vermeer. [Katalog zur gleichnamigen Ausstellung: Rotterdam, Museum Boijmans van Beuningen (23.10.2004–09.01.2005.) Frankfurt a. M., Städelsches Kunstinstitut und Städtische Galerie (10.02.– 01.05.2005)]. Hrsg. von Jeroen Giltaij und Peter Hecht. Ostfildern-Ruit: Hatje Cantz 2005, S. 20–29.

5 Vgl. hierzu grundsätzlich Claudia Fritzsche: Der Betrachter im Stillleben. Raumerfahrung und Erzählstrukturen in der niederländischen Stilllebenmalerei des 17. Jahrhunderts. Weimar: VDG 2010, z. B. S. 48.

6 Hans-Joachim Raupp/Rudolf E. Ekkart/Ulrich Großmann (Hrsg.): Stilleben und Tierstücke. Niederländische Malerei des 17. Jahrhunderts der SØR Rusche-Sammlung. Bd. 5. Münster: LIT-Verlag 2004, S. 4f. Vgl. auch: Wouter Kloek: The magic of Still Life. In: Still-life paintings from the Netherlands 1550–1720 [Aus-

tungsfähigkeit des Künstlers dokumentiert und zum Vergleich mit den Konkurrenten auffordern sollte, wie die Forschung heute überwiegend annimmt (Abb. 1 und 2).[7]

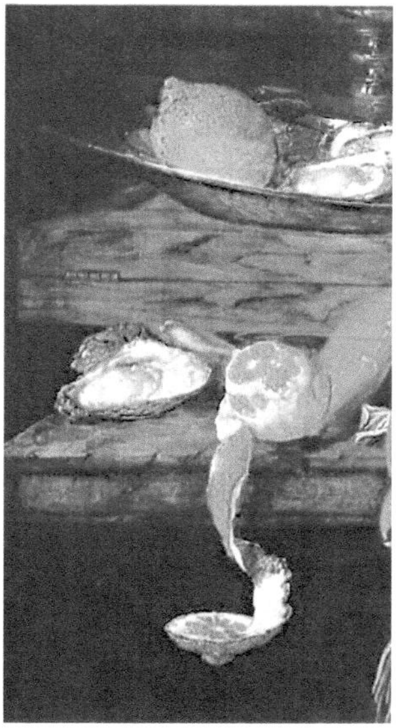

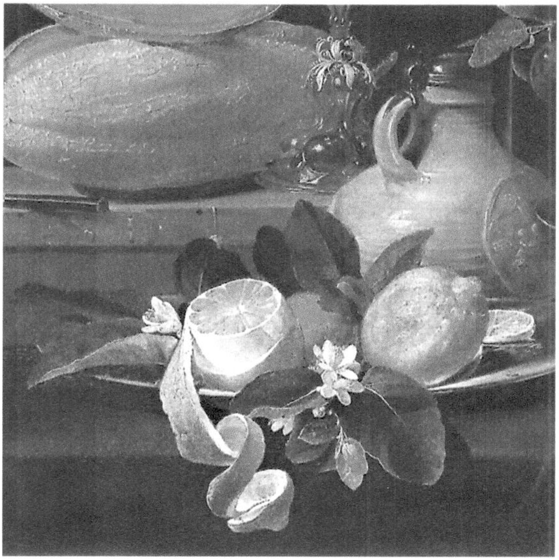

Abb. 1 (links): Detail aus: ‚Abraham van Beyeren, Stillleben mit einer Maus', monogr. u. dat. mittig auf der Wand in grau: ‚.AVB f./i667.', Leinwand, 141,5 x 122 cm, Los Angeles, County Museum for Art

Abb. 2 (rechts): Detail aus: Jan van den Hecke d. Ä., ‚Stillleben mit Buckelpokal', 1652, Leinwand, 87,5 x 88,3 cm, Hamburg, Kunsthalle

Das *Kleine Prunkstillleben mit Römer, Austern und Tazza* (Abb. 3 und Farbabb. 1 im Anhang), das 1634 von Willem Claeszoon Heda (um 1594–1670/1682) geschaffen wurde, einem der bis heute bekanntesten Haarle-

---

stellungskatalog zu: Het Nederlandse Stilleven 1550–1720: Amsterdam, Rijksmuseum (19.06.–19.09.1999); Cleveland, Museum of Art (31.10.1999–09.01.2000)]. Hrsg. von Alan Chong und Wouter Kloek, Amsterdam: Rijksmuseum u. a. 1999, S. 39–50, hier S. 42.

7 Vgl. ebd. sowie Frans Hals und Haarlems Meister der Goldenen Zeit [Ausstellungskatalog zu: De Gouden Eeuw Begint in Haarlem, Kunsthalle der Hypo-Kulturstiftung, München (13.02.–07.06.2009); Haarlem, Frans Hals Museum (11.10.2008–01.02.2009)]. Bearb. von Pieter Biesboer. München: Hirmer 2008, S. 32.

mer Maler der landläufig ‚monochromen banketjes'[8] genannten Stillleben, soll als Beispiel für dieses Motiv eingehender besprochen werden.

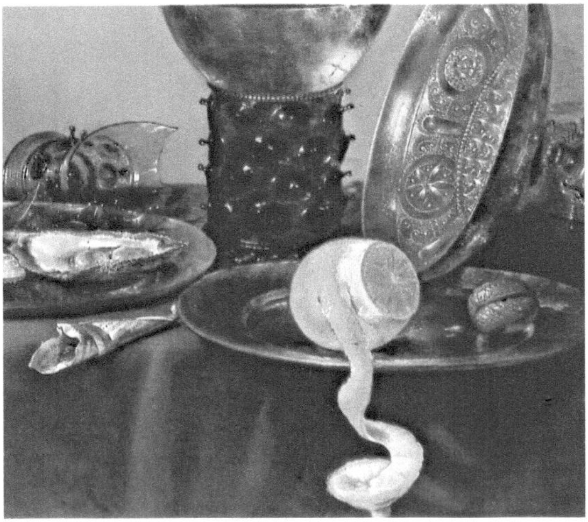

Abb. 3: *Detail aus: Willem Claeszoon Heda, ‚Kleines Prunkstillleben mit Römer, Austern und Tazza', 1634, Öl auf Holz, 43 x 57 cm, Rotterdam, Museum Boijmans van Beuningen*

Das tonige Stillleben zeigt im Querformat einen Tisch, der mit einem braunen Tischtuch bedeckt ist, das rechts verrutscht ist und den Blick auf die massive hölzerne Tischplatte freigibt, auf der Walnussschalen liegen. Auf einem Zinnteller am linken Tischrand sind zwei geöffnete Austern nebst Scherben eines zerbrochenen Glases zu sehen, dessen Fuß sich hinter dem Teller befindet. Vor dem Austernteller liegt, in einem Stück bedrucktem Papier tütenartig eingeschlagen, etwas Pfeffer. Mittig überragt ein mit Weißwein gefülltes hohes Römerglas, in dem sich ein Fensterkreuz spiegelt, das Arrangement. Davor befindet sich ein weiterer, die

8 Der von Vroom eingeführte Begriff des ‚monochromen banketje' ist eigentlich nicht korrekt, da auch in den in der Farbpalette reduzierten Stillleben Farbtöne wie Rot oder Blau eingesetzt sind. Nicolaas Rudolph Alexander Vroom: De schilders van het monochrome banketje. Amsterdam: Kosmos 1945, z. B. S. 16. Verschiedene Autoren haben den Begriff ‚tonig' favorisiert, der sich aber nicht vollends durchgesetzt hat. Vgl. etwa Martina Brunner-Bulst: Pieter Claesz. Der Hauptmeister des Haarlemer Stillebens im 17. Jahrhundert. Kritischer Œuvrekatalog. Lingen: Luca 2004, S. 158.

Tischkante überragender Teller, auf dem eine Walnuss, ein Zitronenkern und eine Zitrone, deren Schale über den Tellerrand hängt, zu sehen sind. Auf den Teller ist von rechts eine prunkvolle Tazza gestürzt. Dahinter ist ein schlichtes mit Rotwein gefülltes Glas platziert.

Essensreste und geleerte Gefäße enthalten einerseits einen Hinweis auf Vergänglichkeit, andererseits deuten sie auf zukünftige Mahlzeiten hin,[9] da Reste üblicherweise beim nächsten Mahl wieder aufgetischt wurden.[10] Das Motiv der Zitrone wird auch als Vanitassymbol gedeutet.[11] Noch deutlicher tritt diese sinnbildliche Bedeutung des Bildes durch das umgestürzte Prunkgefäß zutage, wodurch ein Umkippen der Genusssituation angedeutet werden kann und damit ein Hinweis auf die Vergänglichkeit der dargebotenen Dinge impliziert ist.[12]

In der zeitgenössischen Emblematik, nämlich bei Roemer Visscher (1547–1629), findet sich zur weiteren Kontextualisierung der Motive ein Emblem, dessen Pictura derartige Prunkgefäße – zwei Pokale und eine Tazza mit Deckel – zeigt (Abb. 4). Das Motto *Ad Tragoedias, non ad Vitam* weist bereits darauf hin, dass es sich nicht um alltägliche Gegenstände handelt. In der Subscriptio werden die Gefäße darüber hinaus als Grund für die Untugenden Ehrgeiz, Zwietracht und Habgier angeführt.[13] Somit

---

9 Vgl. z. B. Zirka Zaremba Filipczak: A new studio practice of Claesz and Heda. Composing with real objects. In: Shop talk. Studies in honor of Seymour Slive presented on his seventy-fifth birthday. Cambridge/Mass.: Harvard University Art Museums 1995, S. 71–73, hier 73.

10 Vgl. z. B. Paul Zumthor: Daily Life in Rembrandt's Holland. London: Weidenfeld and Nicholson 1962, S. 63–73.

11 Dazu grundsätzlich Peter Wegmann: Sublimste Vanitas in jeder Zitrone. Zu Pieter Claesz' *monochrome banketjes* – Ephemere Präsenz der Dinge im Wechsel des Lichts. In: Spiegel geheimer Wünsche. Stillleben aus fünf Jahrhunderten. [Katalog zur gleichnamigen Ausstellung: Hamburg, Kunsthalle (06.06.–05.10.2008)] Hrsg. von Martina Sitt und Hubertus Gaßner, München: Hirmer 2008, S. 15–23. „Die exotischen und daher besonders teuren Produkte wie [...] Zitrone, Pfeffer und Wein, aber auch die anderen Lebensmittel, etwa die Austern sind jetzt bereit zum Genuss. *Alles* nähert sich unweigerlich dem Zeitpunkt des Verderbens, Vertrocknens und Schalwerdens." Ebd., S. 15.

12 Vgl. z. B. ebd.

13 Emblem LIII: „Ad Tragoedias, non ad Vitam". In: Sinnepoppen van Roemer Visscher. Naar de uitgave van 1614 bij Willem Iansz. te Amsterdam, met 184 illustraties naar de oorspronkelijke gravures [van Claes Jansz. Visscher] en van een inleiding en verklarende noten voorzien door L. Brummel. 's-Gravenhage: Nijhoff 1949, S. 53. In der Subscriptio heißt es: „Groote silvere vergulden Schalen, Koppen, Beckens, Lampetten, dienen niet tot de dagelijcxse nootdruft; dan

ließe sich die Aussage des Bildes als Aufforderung zum Maßhalten bzw. zur Mäßigung, der Kardinaltugend der *temperantia*, lesen.[14]

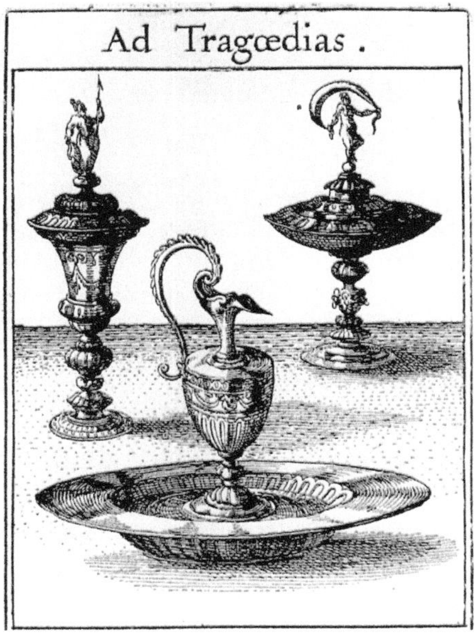

Abb. 4: *Emblem LIII, „Ad Tragoedias, non ad Vitam"*

Zerbrochene Gläser sind ein noch eindeutigerer Hinweis auf die Vergänglichkeit alles Irdischen,[15] der „Nichtigkeit des Sinnengenusses"[16], die sich der Betrachter bewusst machen sollte.

Die häufig als ‚ontbijtje', also Frühstück, betitelten tonigen Stillleben zeigen abgesehen von prunkvollen Gefäßen, die nicht von der breiten Masse besessen wurden, meist kein typisches Frühstück. Das bestand in den Niederlanden im 17. Jahrhundert vor allem aus Roggenbrot, Butter

veel meer tot twist, tweedracht, en achterdencken op maechden en dienaers; ende somtijdts voor den listighen dief. [...]"

14 Vgl. auch: Wegmann 2008 (wie Anm. 11), S. 15, der dies auf Bilder Claesz.' bezieht. Jedoch war Heda mutmaßlich Schüler des Claesz., sicher jedoch einer seiner größten Konkurrenten, der ähnliche Motive wählte. Vgl. ebd., S. 18.

15 Vgl. auch ebd., S. 15.

16 Claus Grimm: Stillleben. Die niederländischen und deutschen Meister. Stuttgart u. a.: Belser ([1]1988) 2010, S. 127.

oder Käse und vielleicht Hering.[17] Dennoch kann das Bild als Quelle für Ernährungsgewohnheiten dienen: Wein, Austern und Zitronen wurden zusammen verzehrt. Die Zitrone diente dazu, den Wein zu säuern und die Auster zu würzen.[18]

Mir geht es über die Darstellungskonventionen hinaus darum, wie Lebensmittel verwendet wurden und wie nah die Inszenierung von Nahrungsmitteln in Gemälden der realen Ernährungssituation der Bildkonsumenten war. Zur Kontextualisierung der einzelnen Lebensmittel, der Art, wie sie zubereitet wurden und wie sie in Bildern präsentiert werden, eröffnen sowohl Kochbücher als auch weitere Quellen wie diätetische Schriften, Tischzuchten, Vorschneidebücher und speziellere Abhandlungen wie Hesperidenliteratur und zoologische Schriften Anhaltspunkte. Im Folgenden will ich mich auf Kochbücher und diätetische Schriften konzentrieren.

Allerdings dürfte die Präsentation der Lebensmittel zum Teil vom realen Umgang damit abweichen. Die Zitronen etwa sind meist frisch dargestellt, obwohl viele der importierten Früchte in Salzwasser[19] haltbar

---

17 Peter G. Rose: The Sensible Cook. Dutch Foodways in the Old and the New World. Syracuse: Syracuse University Press 1998, S. 8; Hoorn des overvloeds: zeven eeuwen eten & drinken in de kunst [Katalog zur gleichnamigen Ausstellung: Enschede, Rijksmuseum Twenthe]. Bearb. von Ton Geerts, Ronald Buitenhuis und Anne Scheepmaker. Zwolle: Waanders 2002, S. 37.

18 Sam Segal weist darauf hin, dass das richtige Maß der Säuerung entscheidend sei. Vgl. A fruitful past. A survey of the fruit still lifes of the northern and southern Netherlands from Brueghel till van Gogh [Katalog zur gleichnamigen Ausstellung: Amsterdam, Gallerie P. de Boer (22.04.–31.05.1983), Braunschweig, Herzog Anton Ulrich-Museum (15.06.–31.07.1983)]. Bearb. v. Sam Segal. Mijdrecht: Verweij 1983, S. 31.

19 Dafür gibt es verschiedene Hinweise, v. a. in Kochrezepten. So findet sich z. B. in Carolus Battus: Eenen seer schoonen, ende excellenten Cocboeck, inhoudende alderleye wel gheëxperimenteerde cokagien van ghebraedt, ghesoden, pasteyen, taerten, toerten, vlaeyen, saussen, sopen ende diergelijcke. Oock diversche confeytueren ende drancken, etc. Dordrecht: Jan Canin 1593, fol. 27 ein Rezept für *Kandierte Früchte aller Art, auch aus Zitronen, die in Salzlake gelegen haben (Om van alle frutagien succaet te maken, ooc van lamoenen die in de pekel gelegen hebben).* Jan Commelin betont in Anlehnung an Giovanni Baptista Ferraris Zitrusbuch, dass man sie gut in Salzlake aufbewahren könne. Vgl. Jan Commelin: Nederlantze hesperides, dat is, oeffening en gebruik van de limoen- en oranje-boomen, gestelt na den aardt, en climaat der Nederlanden. Amsterdam: Doornik 1676, S. 9. Vgl. auch: Giovanni Baptista Ferrari: Hesperides Sive De Malorvm Avreorvm Cvltvra Et Vsv Libri Quatuor. Rom: Hermann Scheus 1646, Lib. 3, Kap. 5. Damit ist nicht ausgeschlossen, dass sie auch (ohne Wasser) eingesalzen wurden, wie folgende

gemacht und in Fässern transportiert wurden.[20] Es ist anzunehmen, dass einerseits die Konsistenz einer frischen Zitrone (in der Realität) nicht immer vorlag, andererseits ist es unwahrscheinlich, dass frische oder eingelegte Zitronen in dieser Weise aufgeschnitten serviert wurden, so dass die Art der Darstellung wohl eher ästhetischen Konventionen verpflichtet ist.

Die Verwendung so genannter Salzzitronen belegt Petrus Nijlands Kochbuch *De Verstaendige Kock... (Der kluge Koch...)* von 1668,[21] in dem mehrere Rezepte mit dieser Zutat enthalten sind.[22] Über die Konsistenz

---

Quelle andeutet: [Übers. d. Verf.] „Mit den eingesalzenen oder gepökelten..., marinierten Zitronatzitronen, eigentlich Zitronen, wird in Genua Handel getrieben." („Met de ingezouten, of gepekelde..., gemarineerde, citroenen, eigenlijk limoenen, wordt in Genua... handel gedreven.") Ned. Handelsmag. 304 a zit. nach Art. ‚Limoen' in: Matthias de Vries: Woordenboek der Nederlandsche taal. Bd. 8,2: Licht – Lyrisme. Bewerkt door J. Heinsius. 's-Gravenhage und Leiden: SDU Uitgeverij und Nijhoff 1924, Sp. 2413–2416, hier 2416. Das Wort ‚Lamoenen' war für Lemoen bzw. Limoenen ebenfalls vor allem in der gesprochenen Sprache gebräuchlich und bezeichnet die Zitrone. Es war neben ‚Citroen' durchaus gebräuchlich. Vgl. Art. ‚Citroen' in: Matthias de Vries: Woordenboek der nederlandsche taal. Bd. 3,2: C – Ehem. Bewerkt door J. A. N. Knuttel. 's-Gravenhage und Leiden: SDU Uitgeverij und Nijhoff 1916, Sp. 2048–2050. [WNT auch online beim Instituut voor Nederlandse lexicologie: http://www.inl.nl/onderzoek-a-onderwijs/lexicologie-a-lexicografie/historische-woordenboeken.]
In einer Quelle aus dem 16. Jahrhundert wird „Brühe aus Zitronen" („Tsop van lemonen") genannt. Tsop kann als Brühe oder Lauge übersetzt werden, was wiederum darauf schließen lassen könnte, dass es sich um in Salzwasser eingelegte Zitronen gehandelt hat. Vgl. Tregement der ghesontheyt: ghemaect by den vermaerden medecijnmeester der Stadt Melanen Magninus, Antwerpen 1554, 60 d, beides zit. n. Art. ‚Limoen' in: WNT, Bd. 8,2, Sp. 2416.

20 Nicolaas Wilhelmus Posthumus: Nederlandsche Prijsgeschiedenis, Bd. 1: Goederenprijzen op de beurs van Amsterdam 1585–1914: Wisselkoersen te Amsterdam 1609–1914. Leiden: Brill 1943, S. 104 und Tabelle im Anhang.

21 Petrus Nijland: De Verstaendige Kock, of sorghvuldige Huyshoudster: Beschruyvende hoe men op de beste/ en bequaemste manier alderhande Spijsen sal koken/ stoben/ braden/ backen/ en bereyden; met de Saussen daer toe dienende: seer dienstigh/ en proijtelijck in alle huyshoudingen. Oock om veelderleye flagh van TAERTEN en PASTEYEN teo te stellen. Vermeerdst met de HOLLANDSE SLACHT-TYDT. hier is noch achter by geboeght/ de Verstandige Confituurmaker, onderwijsende/ hoe men van veelderhande Vruchten/ Wostelen/ Bloemen/ en Bladen/ & goede/ en nutte Confituren sal konnen toemaken/ en bewaren, Amsterdam ([1]1667) [2]1668.

22 Z. B.: „Nachdem das Huhn in der Schmorpfanne halb gar gekocht ist, gibt man Reis mit Muskat und etwas Pfeffer [dazu], und sobald es gar ist, gibt man Schei-

der Früchte konnte ich aus den Quellen nichts Näheres erfahren, daher habe ich die Qualität der Salzzitronen experimentell zu ermitteln versucht. Dazu habe ich die Früchte einige Wochen lang in einem verschlossenen Gefäß mit Wasser, das den Salzgehalt von Meerwasser besitzt, gelagert. Das Ergebnis war eine äußerlich kaum veränderte Frucht, die allerdings eine schwammige Konsistenz und einen veränderten, leicht salzigen und eher bitteren als sauren Geschmack aufwies. Es handelt sich also bei der Darstellung dieser Früchte nicht um eine realistische Wiedergabe, wie sie niederländischen Gemälden des Goldenen Zeitalters so gern unterstellt wird.[23]

Im folgenden Rezept wird hingegen ausdrücklich nach *dünnen Scheibchen von frischen Zitronen*[24] verlangt. Auch diese waren erhältlich[25] – leider konnte ich bei der Rekonstruktion der Preise nicht eruieren, ob diese teurer waren als die Salzzitronen, doch darf davon ausgegangen werden. Darüber hinaus zeigt das Rezept, dass Geflügel häufig (auch mit Austern) gefüllt wurde. Der Text lautet in deutscher Übertragung:

---

ben von salzigen Zitronen und Butter hinzu." [Übers. d. Verf.] Im Original heißt es: „Naer 't hoen in de stoof-panne half gaer gekoockt is/ doet men daer Rijs by met Foelie/ en wat Peper/ en bykans gaer zijnde/ doet men daer schijven van soute Lamoenen en boter by." oder: „Um ein Huhn mit Sauerampfer zu schmoren [...] dann [gibt man] eine in Scheiben geschnittene gesalzene Zitrone [...]" [Übers. d. Verf.] – im Original: „Om een Hoen met Suringh te stoven/ [...] dan een gezouten Lamoen aen Schijven gesneden [...]". Nijland ²1668, S. 64.

23 Dabei denke ich insbesondere an Svetlana Alpers (vgl. Anm. 2).

24 Nijlandt ²1668 (wie Anm. 21), S. 67.

25 Frische Zitronen wurden im transalpinen Handel auch auf dem Landweg transportiert. Johannes Pommeranz: „Schöne Zitron und Appelsina". Die Anfänge des transalpinen Zitrushandels und seine Bildquellen. In: Die Frucht der Verheißung. Zitrusfrüchte in Kunst und Kultur [Katalog zur gleichnamigen Ausstellung: Nürnberg, Germanisches Nationalmuseum (19.05.–11.09.2011)]. Hrsg. von G. Ulrich Großmann. Nürnberg: Germanisches Nationalmuseum 2011, S. 307–335, bes. 317ff. Des Weiteren wurden sie in Kisten auf Schiffen transportiert. Teilweise wurden sie in Rechnungsbüchern ausdrücklich als „frisch" bezeichnet. Vgl. hierzu Christiane Reves: Vom Pomeranzengängler zum Großhändler? Netzwerke und Migrationsverhalten der Brentano-Familien im 17. und 18. Jahrhundert. Paderborn [u. a.]: Schöningh 2012 (Studien zur historischen Migrationsforschung. 23), S. 251, und Antonella Bicci: Frutti mediterranei e grano el Baltico nel secolo degli Olandesi. In: La Storia di Genovesi. Atti del Convegno di studi sui ceti dirigenti nelle instituzioni della Repubblica di Genova 7, 1987, S. 153–187, hier 163.

Einen Kapphahn oder ein Huhn mit Austern zu füllen und zu braten.

Man nehme einen guten, von innen gesäuberten Kapphahn, dann Austern und etwas zerstoßenen Zwieback, Pfeffer, Muskatblüte, Nusspulver[26] und dünne Scheibchen von drei frischen Zitronen, menge das zusammen, fülle ihn damit. Wenn er gebraten ist, braucht man als Sauce nichts als das Bratfett aus der Pfanne zu nehmen und gut abzubinden.[27]

Die Zubereitungsweise der Lebensmittel wird in Bildern selten thematisiert. Zumeist werden die verzehrfertigen Lebensmittel wie etwa gegartes Geflügel noch im Ganzen präsentiert, also nicht vorgeschnitten; entsprechendes Tranchierbesteck für Geflügel oder Obst fehlt auf Bildern fast ausnahmslos und Bürgerliche werden an der Tafel höchst sittsam dargestellt (vgl. Farbabb. 2 im Anhang). Die Sitte, das Fleisch am Tisch fachgerecht zu tranchieren, geht auf die Antike zurück. Dort gab es bereits die Profession des Scissors, des Vorschneiders, der die Speisen in handliche Stücke zerteilte.[28] Im Mittelalter gehörte das Vorschneiden zur Ausbildung eines Pagen, Mundschenks oder Tranchiermeisters, auch Trancheur genannt. Auch in den Niederlanden im 17. Jahrhundert spielte diese Fertigkeit in bürgerlichen Kreisen in Nachahmung des Adels eine Rolle.[29] Genau wie vormals bei Hof stellte etwa bei den zweimal jährlich stattfindenden Banketten der Schützengilden die Zuerkennung dieses Amtes eine besondere Ehre dar – dies nicht zuletzt deshalb, weil das Zerlegen des Fleisches ursprünglich demjenigen gebührte, der die Beute erlegt hatte, und weil überhaupt die Jagd lange allein dem Adel zustand.

Im Vorschneidebuch *De cierlyke voorsnydinge aller tafel-gerechten*, das 1664 bei Hieronymus Sweerts in Amsterdam erschien, wird in der Vorrede betont, dass das zeremonielle Vorschneiden bei Festlichkeiten wie

---

26 Damit ist vermutlich Muskatnuss gemeint.

27 [Übers. der Verf.] Im Original: „Om een Capoen of Hoen met oesters te vullen en te braden. Neemt en goeden Capoen van binnen gesuybert zijnde/ dan Oesters en wat sijn gestoten Beschuyt/ Peper/ Foelie/ Noten-poeyer/ en een dun schijfken of drie versche Limoenen/ dat t'samen gemenght/ daer mede gevult/ ghebraden zijnde/ gebruyckt men tot saus/ niet als het braet-vet uyt de pan/ en wordt goet gebonden." Nijland ^{2}1668, S. 67.

28 Auch die sog. Carptores und Structores schnitten und legten Fleisch und anderes vor. Vgl. Gudrun Gerlach: Zu Tisch bei den alten Römern. Eine Kulturgeschichte des Essens und Trinkens. Darmstadt: Wissenschaftliche Buchgesellschaft 2001, S. 72.

29 Vgl. Jozef Schildermans, Hilde Sels, Marleen Willebrands: Lieve schat, wat vind je lekker? Het Koocboec van Antonius Magirus (1612) en de Italiaanse keuken van de renaissance. Löwen: Davidsfonds 2007, S. 91.

Hochzeiten stattfinde.[30] Doch auch am Familientisch musste das Fleisch für den Verzehr mit Besteck zerteilt werden, was aber auf Porträts wie diesem normalerweise nicht gezeigt wird. Außerdem kann man nicht erkennen, ob das Geflügel, das im *Familienbild* von 1627 (Farbabb. 2 im Anhang) präsentiert wird, gefüllt ist oder nicht. Doch ist im Falle von gebratenem Geflügel – und um solches scheint es sich hier zu handeln, wie u. a. die Färbung des Fleisches verrät – davon auszugehen, denn es wurde normalerweise am Spieß über einem Feuer zubereitet und gefüllt und/oder beträufelt, damit es nicht so stark austrocknet. Auch ist zu erkennen, dass Kopf und Krallen noch am Tier belassen sind. Man hat diese üblicherweise mitgegart und erst hinterher entfernt, was z. B. auf dem folgenden Gemälde dargestellt ist (Abb. 5).

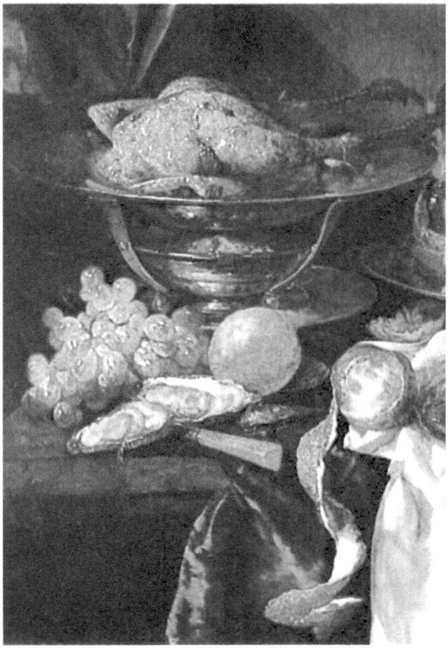

Abb. 5: Detail aus: ‚Abraham van Beyeren, Prunkstillleben', 1655 , Öl auf Leinwand, 111 x 98,5 cm, Karlsruhe, Staatliche Kunsthalle

30 De cierlyke voorsnydinge aller tafel-gerechten. Amsterdam: Hieronymus Sweerts 1664, S. 4.

Dass Geflügel fast ausnahmslos im Ganzen dargestellt wurde, hat zweifellos zum einen ästhetische Gründe, zum anderen sollte wohl der zeitgenössische Betrachter die Fleischsorte erkennen können.

Beispiele, in denen es auch um den Akt der Zubereitung, des Anrichtens oder die zum Verzehr nötigen Vorbereitungen geht, sind im Gegensatz zu den bisher angesprochenen Stillleben und Porträts zumeist Genrebilder, stellen also anonyme Figuren dar.[31] Wie das Bild *Ein lachender Mann presst eine Zitrone über einem gebratenen Hähnchen aus* (Abb. 6) zeigt, war es üblich, über gebratenes Geflügel Saft von Zitrusfrüchten zu träufeln. Dies belegen einerseits die Angaben in Kochbüchern, andererseits kann dieses Bild als Quelle dafür gelten. So wird im Löwener *Koocboec oft Familieren Keukenboec*[32] von Antonius Magirus von 1612 empfohlen, einen Kapphahn am Spieß mit Saft von Orangen oder Zitronen und etwas Salz zu servieren:

> Einen Kapphahn am Spieß auf verschiedene Weisen zu braten.
>
> Je jünger der Kapphahn ist, desto besser und geeigneter ist er zum Braten, wie eigentlich wohl bekannt ist, aber auch wenn er schon etwas älter ist, kann man ihn noch zubereiten. Man sollte ihn dann etwas länger als den jungen im Frost im Freien abhängen lassen, wofür der Winter die günstigste (Jahres-)Zeit ist. Man muss den Kapphahn dann rupfen und die Eingeweide herausnehmen. Man kann ihn füllen oder es lassen, er ist auf beide Weisen gut. Dann soll man ihn in warmem Wasser waschen und *ihn danach lardieren oder nicht, denn, der eine isst ihn gern so und der andere so. Wenn man ihn füllt, spickt man ihn gemeinhin nicht. Stecke ihn an einen Spieß, lass ihn zu Beginn über kleinem Feuer braten und gib ihm mehr Feuer, wenn er beginnt gar zu werden. Ist er nicht lardiert, muss man ihn mehr beträufeln oder man lässt brennenden Speck darauf tropfen. Man serviert ihn mit Saft von Orangen oder Zitronen darüber und etwas Salz.*[33]

---

31 Definition nach Albert Blankert: What is Dutch seventeenth century genre painting? A definition and its limitation. In: Holländische Genremalerei im 17. Jahrhundert. Symposium Berlin 1984. Hrsg. von Henning Bock und Thomas W. Gaehtgens. Berlin: Mann 1987 (Jahrbuch Preussischer Kulturbesitz. Sonderband 4), S. 9–32, hier 16.

32 Antonius M. Magirus: Koocboec oft Familieren Keukenboec. Bequaem voor alle jouffrouwen, die hun van keuckenhandel oft backen van toertkens ende taertkens willen verstaen. Löwen: Joannes Christophorus Flavius 1612.

33 [Übers. der Verf. mit Hervorhebung durch Kursivdruck.] Im Original: „Om eenen capuyn aen den spit te braden op diverse manieren. Hoe dat den capuyn jongher is, hoe dat beter ende bequamer is om te braden, gelyck een ieghelycken seer wel bekent is, maer niettemin al waer hy wat oudt, men salder noch wech met weten. Men sallen wat langher laten hanghen als den jonghen, ende dat principalyck in

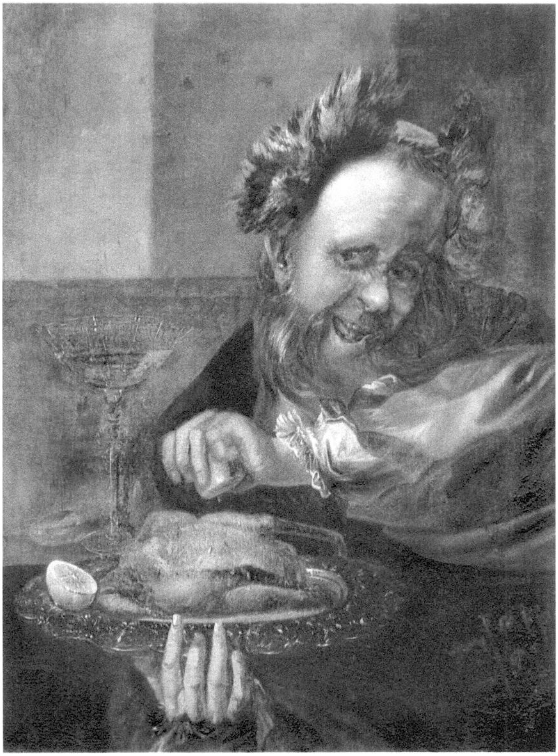

Abb. 6: *Daniel Boone (tätig 1645–1698), ‚Ein lachender Mann presst eine Zitrone über einem gebratenen Hähnchen aus', Öl auf Leinwand, 74,8 x 63,6 cm*

Seit Galenus im 2. Jh. n. Chr. die Hippokratische Säftelehre zu seiner Komplexionslehre ausgebaut hatte, wurde jedem Menschen von medizinischer Seite her ein bestimmtes Temperament zugeschrieben, das mit seiner individuellen Säftemischung (Blut, Schleim, gelbe und schwarze

den voorst ende in de lochte, want den winter hunnen bequaemsten tyt is. Men sal dan eenen capuyn plucken, ende nemen hem syn ingewant uut, men sal hen vullen oft niet, want is op beyde de manieren goet, dan sal men hem schouwen in warm water, *ende daernaer mach men hem larderen oft niet, want d'een eetse geren sus ende d'ander soo, gemynelycken als mense vult, dan en lardeert mense niet. Steeckt hem dan aen spit, laet hem braden aen een lansaem vier voor 't beginsel, ende als sal beginnen te door braden, geeft hem 't vier wat stercker; is hy niet gelardeert soo moet men te meer droopen, oft men laetter brandende speck op droopen, men dient hem met wat sap van oranjen oft limoenen daerover, ende wat souts."* Magirus 1612, S. 55f.

Galle) in ursächlichem Zusammenhang gesehen wurde. Die vier Grundtypen sind der Sanguiniker (warm/feucht), der Choleriker (warm/trocken), der Melancholiker (kalt/trocken) und der Phlegmatiker (kalt/feucht).[34] Interessant ist, dass gemäß dem biologischen Determinismus des Galenischen Weltbildes die meisten Niederländer mit ihren hellen Haaren und ihrer hellen Haut eine Veranlagung zur übermäßigen Produktion des Körpersaftes Phlegma hatten.[35] Um sich als ausgeglichener, gutmütiger, körperbewusster Mensch auszuzeichnen, galt es, seine Körpersäfte in Balance zu bringen.[36] Das konnte durch eine dem Temperament entsprechende (entgegengesetzt wirkende) Ernährung erreicht werden:[37] So wurde z. B. dem Phlegmatiker empfohlen, sich heiß und trocken zu ernähren.

Wie auf Geflügel wirkten Gewürze und Säure auch auf Austern mäßigend ein: Der Arzt Johan van Beverwijck (1594–1647) aus Dordrecht empfiehlt, sie folgendermaßen zu verspeisen:

> Denn gut sind sie erst mit Wein (der viel Schleim wegnimmt), gut gewaschen und dann mit Butter, Pfeffer, Salz und etwas Wein oder Zitronensaft [...].[38]

Es ist ob des gemeinsamen Verzehrs nicht verwunderlich, dass diese Lebensmittel zumeist zusammen – und wie im soeben angeführten Beispiel Zitronen auch in ihrer Anwendung als Gewürz – dargestellt werden.

---

34 Vgl. z. B. Erich Schöner: Das Viererschema in der antiken Humoralpathologie. Wiesbaden: Steiner 1964 (Sudhoffs Archiv für Geschichte der Medizin und der Naturwissenschaften. Beiheft 4), S. 32.

35 Vgl. Ulrich Ufer: Welthandelszentrum Amsterdam. Globale Dynamik und modernes Leben im 17. Jahrhundert. Köln, Weimar: Böhlau 2008, S. 271.

36 Vgl. ebd., S. 272.

37 Vgl. z. B. Kenneth Bendiner: Food in painting. From the Renaissance to the present. London: Reaktion Books 2004, S. 10.

38 [Übers. d. Verf.] Im Original: „Dan best zijnse eerst met wijn (die veel slijm wech neemt) wel gewaschen, en dan met boter, peper, zout, en wat wijn ofte citroensap [...]." Johann van Beverwijck: Schat der gesontheyt. Dordrecht: Matthias Havius 1636, S. 167.

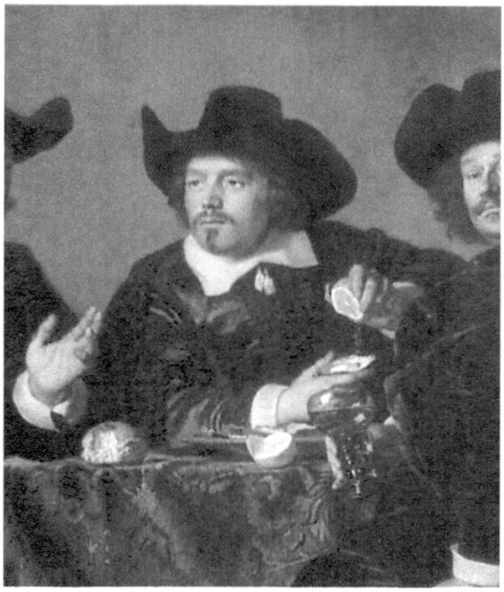 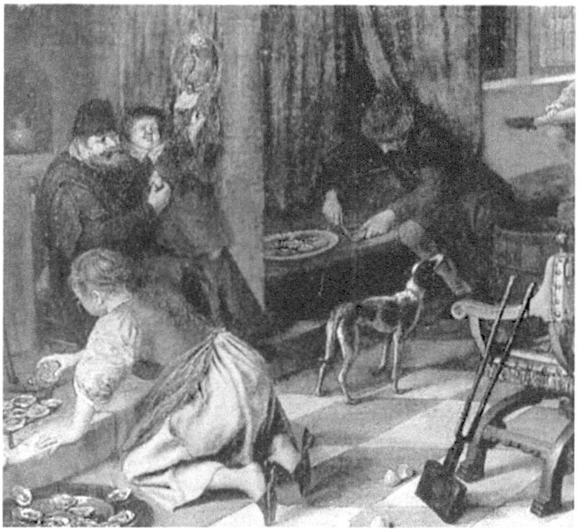

Abb. 7 (links): Detail aus: Bartholomäus van der Helst, ‚Die Vorstände der Hakenbüchsenschützengilde', sign. u. dat. 1655, Öl auf Leinwand, 171 x 283 cm, Amsterdam, Historisches Museum
Abb. 8 (rechts): Detail aus: Jan Steen, ‚Das menschliche Leben', um 1665, Öl auf Leinwand, 68,2 x 82 cm, Den Haag, Mauritshuis

So ist als Detail in einem so genannten *Schützenbild* (Abb. 7)[39] ausnahmsweise[40] deutlich zu sehen, wie ein Regimentshauptmann der Amsterdamer Hakenbüchsenschützen Saft aus einer halbierten Zitrone auf eine Auster gibt.

---

39 Dazu grundsätzlich: Alois Riegl: Das holländische Gruppenporträt. Wien: Österreichische Staatsdruckerei ([1]1902) 1931.

40 Auch auf anderen Schützenbildern ist zuweilen zu sehen, wie mit Lebensmitteln hantiert wird, was auf Familienporträts so gut wie nie vorkommt – höchstens dass jemand Nahrung in der Hand hält. Auf folgendem Gemälde schneidet einer der Männer Geflügel, allerdings nicht im Sinne einer Zeremonie: Nicolaesz. Elias gen. Pickenoy, *Mahlzeit der Schützen aus der Kompanie von Hauptmann Jacob Backer und Leutnant Jacob Rogh*, 1632/34, Öl auf Leinwand, 198 x 531 cm, Amsterdam, Amsterdams Historisch Museum, Abb. in: Goldenes Zeitalter. Holländische Gruppenporträts aus dem Amsterdams Historisch Museum [Katalog zur gleichnamigen Ausstellung: Wien, Kunsthistorisches Museum (09.09.–21.11. 2010); München, Bayerische Staatsgemäldesammlungen, Alte Pinakothek (03.12. 2010–27.02.2011)]. Hrsg. von Sabine Haag. München: Hirmer 2010, S. 47, Kat. Nr. 3.

In einem Genrebild von Jan Steen, *Das menschliche Leben* (Abb. 8), das zahlreiche kleinere Figurengruppen in sich vereint,[41] die verschiedene Handlungen ausführen, gießt ein vor einem offenen Kamin kniendes Mädchen aus einer Glasflasche eine Flüssigkeit – vermutlich Zitronensaft, vielleicht auch Verjus – auf die auf einem Rost liegenden aus dem Kamin geholten Austern. Rechts von ihr sitzt ein Mann, der Muscheln, wohl zur Vorbereitung auf das Braten, öffnet.

Austern wurden häufig – und dafür kann dieses neben weiteren Bildern[42] als Quelle dienen – gegart und nicht unbedingt roh verzehrt. Beverwijck empfiehlt diese Art des Verzehrs als die vorzüglichste:

> Am besten sind sie mit Butter, Pfeffer, Salz und Wein oder als Zwischengang oder in ihrer eigenen Schale auf dem Rost geschmort. Die in einer Kruste, welche wir Austernpastete nennen, gebacken werden, gefallen nicht so gut: auch nicht die gesalzenen, die einige Zeit in Salzlake eingelegt wurden.[43]

In einem weiteren Gemälde Steens werden im Zentrum eines mondän ausstaffierten Interieurs einem lachenden Mann, der an einem Tisch sitzt, von einer alten Frau Austern geöffnet und von einer jungen Frau ein Glas Wein angeboten (vgl. Farbabb. 3 im Anhang).

Der Titel *Wie gewonnen so zerronnen* (Abb. 9), ein im 17. Jahrhundert in den Niederlanden beliebtes Sprichwort,[44] geht auf die Inschrift *Soo gewonne, soo verteert* am Kamin zurück, der die Szene rechts im Bildhintergrund hinterfängt. Wieder werden Austern und Zitrone vorgeführt, doch hat die Zitrone ihren direkten Bezug zur Verzehrweise im Sinne der Temperierung von Wein und Austern wie in den zuvor besproche-

41 Dazu gehören u. a. spielende Kinder und ein ‚ungleiches Paar': Ein alter Mann bietet einer jungen Frau eine Auster an – ein Symbol für den Geschlechtsakt. Vgl. etwa: Christopher Brown: Holländische Genremalerei im 17. Jahrhundert. München: Hirmer 1984, S. 40f.

42 Z. B. Jan Steen, *Interieur mit einer einen Papagei fütternden Frau/ „Der Papageienkäfig"*, ca. 1660–70, sign.: JSteen, Öl auf Leinwand auf Holz, 50 x 40 cm, Amsterdam, Rijksmuseum, Abb. in: Nelleke Noordervliet: Nederland in de Gouden Eeuw. Zwolle: Waanders 2003, S. 152.

43 [Übers. d. Verf.] im Original: „Dan best sijnse met boter, peper, zout, en wijn, ofte tusschen twee schotels, of in haer eyghen schelp op den rooster gestooft. Die in een korst, 't welck wy Oester-pastey noemen, gebacken werden, en vallen zoo goet niet: noch oock de gesulte, die eenigen tijdt in pekel bewaert zijn." Beverwijck 1636 (wie Anm. 38), S. 134. Austern wurden schon in der Antike in Amphoren mit Salzwasser transportiert und so haltbar gemacht. Vgl. Gerlach 2001 (wie Anm. 28), S. 100.

44 Vgl. z. B. Robert Keyszelitz: Zur Deutung von Jan Steens „Soo gewonnen, soo verteert". In: Zeitschrift für Kunstgeschichte 22, 1959, H. 1, S. 40–45, hier 40.

nen Beispielen verloren: Sie liegt (wie in zahlreichen Stillleben) mit kunstvoll abgeschälter und drapierter Schale im Vordergrund des Bildes auf einem Stuhl und wird von einem Hund beschnüffelt – ein Sinnbild für den Geruch?[45] Austernschalen sind achtlos auf dem Boden verstreut.

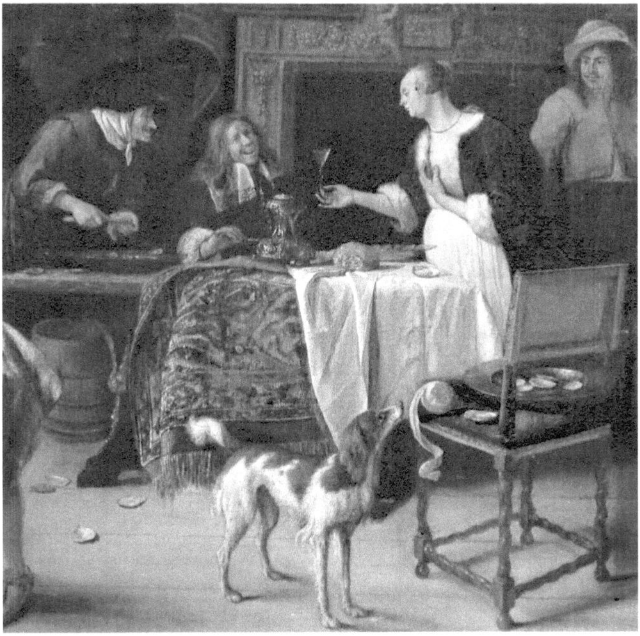

Abb. 9: *Detail aus: Jan Steen, ‚Wie gewonnen so zerronnen', sign. u. dat. 1661, Öl auf Leinwand, 79 x 104 cm, Rotterdam, Museum Boijmans van Beuningen*

Der Inhalt des Genregemäldes kann auf Grund von Reminiszenzen an bekannte Motive wie das der Kupplerin,[46] die hier als altes, Austern

45 So etwa Hans Kauffmann: Die Fünfsinne in der niederländischen Malerei des 17. Jahrhunderts. In: Kunstgeschichtliche Studien. Dagobert Frey zum 23. April 1943. Hrsg. von Hans Tintelnot. Breslau: Gauverlag-NS-Schlesien 1943, S. 133–157, hier 135f., und Keyszelitz 1959 (wie Anm. 44), S. 45.

46 Als Stereotyp der bösen Frau – wie Sluijter es ausdrückt –, die es sich zur Aufgabe gemacht hat, die Jugend zu verderben. Eric Jan Sluijter: Rembrandt and the female nude. Amsterdam: Amsterdam University Press 2006 (Amsterdam studies in the Dutch Golden Age), S. 337.

öffnendes Fischweib vorgeführt wird, und des Anbietens von Wein[47] durch die junge Frau an den Herrn als amouröse Szene gelesen werden. Austern gelten seit der Antike als Aphrodisiakum[48] und waren trotz ihres vergleichsweise geringen Preises ob guter Verfügbarkeit in Küstennähe auch in den Niederlanden im 17. Jahrhundert eher Luxusspeise. So wird das Vorführen eines Lebensmittels über die tatsächliche Ernährungsgewohnheit hinaus als Kennzeichen für gewisse Verhaltensweisen zum Symbol für Unmäßigkeit bzw. Unkeuschheit.[49] So lassen sich also ikonographische und kulturhistorische Fragestellungen methodisch miteinander verknüpfen, um zu schlüssigen Deutungen für einzelne Bilder zu gelangen, zumal diese in unterschiedlichen Bildern und Bildgattungen durchaus verschieden ausfallen können.

Die preiswerten und leicht verfügbaren Austern waren also mehr oder weniger fester Bestandteil von Festmählern und werden in zahlreichen Gemälden, die feierliche oder intime Mahlszenen abbilden, als (ein) Hauptbestandteil des Banketts dargestellt. Einerseits ist dies sicherlich als ernährungsgeschichtliches Faktum zu deuten, andererseits schwingt fast immer die Bedeutung der Auster als aphrodisierende Speise mit und bezeichnet damit als ein Bestandteil des Bildes die Atmosphäre, die erzeugt werden soll. Sinnbildlichkeit und Realität sind im Hinblick auf einzelne Nahrungsmittel also in gewisser Weise vereint.

Zitronen waren im Gegensatz zu Austern etwas teurer und mussten aus dem Mittelmeerraum importiert werden. Die Orangeriekultur hat im westlichen Europa erst im 18. Jahrhundert flächendeckend Einzug gehal-

---

47 Zu dem Motiv etwa: Ada Polak: Glass in Dutch painting. In: The Connoisseur. An illustrated magazine for collectors 193, 1976 (= Nr. 776), S. 116–125, hier 123f.

48 So ist es von verschiedenen antiken Autoren überliefert, z. B. Plinius, Naturalis Historia, Kap. IX, S. 169; auch Cicero, Horaz und Seneca äußerten sich in dieser Weise, wie De Girolami Cheney konstatiert. Vgl. Liana De Girolami Cheney: The Oyster in Dutch Genre Paintings: Moral or Erotic Symbolism. In: Artibus et Historiae 15, 1987, S. 135–158, hier 135f., und Manfred Klinkhardt: Auster. Edle Muschel für Feinschmecker. Biologie und Lebensweise, Fischerei und Geschichte der Austernkultur, Erzeugung der Austernsaat, Kulturverfahren zur Austernaufzucht, Veredelung und Reinigung der Austern, wichtige Produktionsländer für Austern, Produkte, Qualitätsstandards und Verzehr. Hamburg: Fachpresse Verlag 2007, S. 19. Vgl. auch Gerlach 2001 (wie Anm. 28), S. 100.

49 Vgl. De Girolami Cheney 1987 (wie Anm. 48), S. 147.

ten. Allerdings baute man lange vorrangig Pomeranzen[50] an, die vor allem wegen ihrer Bitterkeit nicht für den direkten Verkauf bzw. Verzehr produziert, sondern zu Arznei und Konfekt weiterverarbeitet wurden.[51] Corinna König sieht in einem *Stillleben* (Abb. 10 und 2) des Flamen Jan van den Hecke d. Ä. (1620–1684), das im Zentrum *frische* Zitronen mit Blüten daran zeigt, einen Beleg dafür, dass sie aus einer niederländischen Orangerie stammten.[52]

Tatsächlich ist dies theoretisch möglich, da die ersten Orangerien und botanischen Gärten bereits in den ersten vierzig Jahren des 17. Jahrhunderts entstanden,[53] doch wurden darin offenbar häufiger andere Früchte als Zitronen angebaut. Völlig ausgeschlossen ist der Anbau dennoch nicht, da die damalige Technik der niederländischen Orangerien im europäischen Vergleich etwa von Erik Geytenbeek als sehr fortschrittlich bewertet wird und sich im Laufe des Jahrhunderts weiterentwickelte.[54] Den Verweis auf den heimischen Anbau von Zitrusfrüchten konnten Zeitgenossen Mitte des Jahrhunderts u. U. in Heckes Gemälde sehen. Er wählte wie in den eingangs besprochenen Beispielen das Motiv der Zitrone mit geringelter Schale. Das unterstreicht einmal mehr, dass dieses Motiv mit Hinweis auf die landeseigenen Orangerien oder auf den Import von Zitrusfrüchten aus fremden Ländern – letzten Endes gleichbedeutend mit einem gewissen Reichtum und mit Exotik – von den 1620er

---

50 Weiterführendes zu den angebauten Sorten etc. bei Ben Groen: Die Vielfältigkeit der Pomeranzen (Citrus Aurantium) in den Orangerien der Niederlande. Zusammenfassung. In: Orangerien in Europa. Von fürstlichem Vermögen und gärtnerischer Kunst. Hrsg. vom Nationalkomitee der Bundesrepublik Deutschland. München: Edition Lipp 2007 (Hefte des deutschen Nationalkomitees/ ICOMOS. 43), S. 97–98, hier 97.

51 Vgl. Guido Jüttner: Zitrus in Medizin und Pharmazie. In: Oranien – Orangen – Oranienbaum. [Ergebnisband des von der Kulturstiftung Dessau Wörlitz durchgeführten Internationalen Symposions Oranien – Orangen – Oranienbaum, 18.–20.06.1997.] Hrsg. vom Vorstand der Kulturstiftung Dessau-Wörlitz. München u. a.: Deutscher Kunstverlag 1999 (Kataloge und Schriften der Kulturstiftung Dessau-Wörlitz. 9), S. 82–91, hier 86.

52 Vgl. Corinna König: Enzyklopädie der Begehrlichkeiten. In: Spiegel geheimer Wünsche. Stillleben aus fünf Jahrhunderten [Katalog zur gleichnamigen Ausstellung: Hamburg, Kunsthalle (06.06.–05.10.2008)] Hrsg. von Martina Sitt und Hubertus Gaßner. München: Hirmer 2008, S. 103–185, hier 182 (Z Zitrone).

53 Vgl. Erik Geytenbeek: Oranjerieën in Nederland. Alphen aan den Rijn: Canaletto 1991, S. 149, 232, 235.

54 Vgl. ebd., S. 10f. und bes. 19f.

Jahren an[55] über Jahrzehnte (bei Steen in den 1660er Jahren verwendet, vgl. Abb. 9) beliebt war.

Erste Ratgeber für die Betreiber von Orangerien und botanischen Gärten erschienen wenige Jahre später: Innerhalb des Pflanzenbuches *Waare Oeffening der Planten*[56] von Abraham Munting (1626–1683) aus dem Jahr 1672 ist ein Abschnitt zur Aufzucht und Pflege von Orangen- und Zitronenbäumchen enthalten. Und 1676 erschien mit den *Nederlantze Hesperides*[57] von Johannes Commelin (1629–1692) bereits gut dreißig Jahre vor den im deutschen Raum sicherlich bekannteren *Nürnbergische[n] Hesperides*[58] von Johann Christoph Volkamer (1644–1720) ein ausführliches Werk zu Zitrusfrüchten. Es enthielt, fußend auf älterer italienischer Hesperidenliteratur wie Giovanni Baptista Ferraris *Hesperides*,[59] die Schilderung des Mythos der Hesperiden sowie praktische Anweisungen für die Zucht von Zitrusfrüchten in der Volkssprache und konnte daher ein breiteres Publikum erreichen.

Es handelte sich bei der Gärtnerei dennoch vor allem um einen elitären Zeitvertreib, dem nicht nur Mediziner und Pharmazeuten, sondern auch reiche Kaufleute nachgingen.[60] Die gleiche Klientel also, die sich im 17. Jahrhundert großformatige Gemälde und Auftragskunst – dazu gehören vor allem Porträts – leisten konnte, genoss auch exotische Lebensmittel und umgab sich mit Einrichtungsgegenständen, die diese abbilden.

---

55 Es gehört seit spätestens um 1623 zum festen Repertoire etwa Pieter Claesz'. Vgl. Brunner-Bulst 2004 (wie Anm. 8), S. 150.

56 Abraham Munting: Waare Oeffening Der Planten, Waar In De rechte Aart, Natuire, en verborgene eigenschappen der Boomen, Heesteren, Kruiden, ende Bloemen, Door een veeljaarige onderzoekinge, zelfs gevonden. Amsterdam: Rieuwertsz 1672.

57 Commelin 1676 (wie Anm. 19).

58 Johann Christoph Volkamer: Nürnbergische Hesperides oder gründliche Beschreibung der edlen Citronat, Citronen- und Pomeranzen-Früchte, wie solche in selbiger und benachbarten Gegend, recht mögen eingesetzt, gewartet, erhalten und fortgebracht werden [...]. Nürnberg: Endter 1708.

59 Ferrari 1646 (wie Anm. 19).

60 Vgl. Claudia Gröschel: Dekoration und Herrschaftszeichen. Orangeriepflanzen als Motiv in der höfischen Kunst. In: Orangerien in Europa. Von fürstlichem Vermögen und gärtnerischer Kunst. Hrsg. vom Nationalkomitee der Bundesrepublik Deutschland. München: Edition Lipp 2007 (Hefte des deutschen Nationalkomitees/ICOMOS. 43), S. 7–12, hier 7, und Geytenbeek 1991 (wie Anm. 53), S. 9.

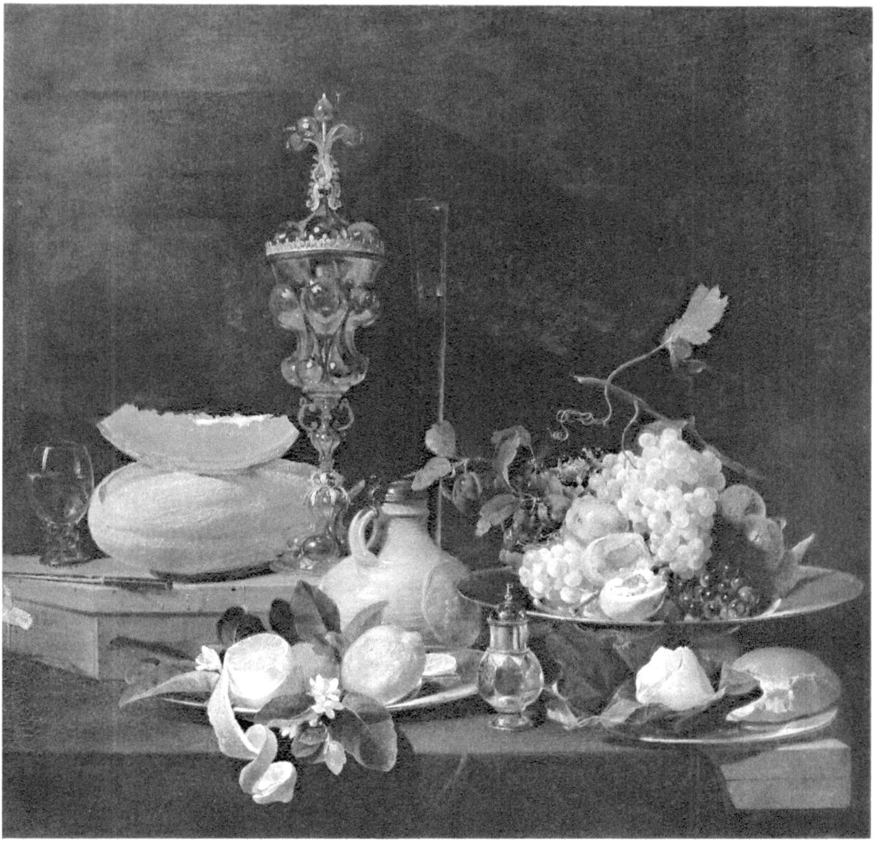

Abb. 10: Jan van den Hecke d. Ä., ‚Stillleben mit Buckelpokal', 1652, Öl auf Leinwand, 87,5 x 88,3 cm, Hamburg, Kunsthalle

Abbildungsnachweis

a) Schwarzweiß-Abbildungen

Abb. 1: A prosperous past. The sumptuous still life in the Netherlands 1600–1700. [Katalog zur gleichnamigen Ausstellung: Delft, Stedelijk Museum het Prinsenhof, Cambrigde (Mass.) Fogg Art Museum, Fort Worth, Kimbell Art Museum.] Hrsg. von William B. Jordan, Bearb. v. Sam Segal, Den Haag [2]1989, S. 175 [Detail].

Abb. 2: Spiegel geheimer Wünsche. Stillleben aus fünf Jahrhunderten. [Katalog zur gleichnamigen Ausstellung: Hamburg, Kunsthalle (06.06.–05.10.2008).] Hrsg. von Martina Sitt und Hubertus Gaßner. München: Hirmer 2008, S. 183 [Detail].

Abb. 3: Erika Gemar-Koeltzsch: Holländische Stillebenmaler im 17. Jahrhundert. Lingen: Luca 1995, S. 149 [Detail].

Abb. 4: Still-life in the age of Rembrandt. [Katolog zur gleichnamigen Ausstellung: Auckland, City Art Gallery 1982.] Auckland 1982, S. 83.

Abb. 5: Dietmar Lüdke, Gerd Reising und Katrin Simons-Kockel: 150 Gemälde vom Mittelalter bis zur Gegenwart. Karlsruhe: Staatliche Kunsthalle 1988, S. 115 [Detail].

Abb. 6: Aukt. Kat. Sotheby's, Amsterdam, 08. Mai 2000, Losnr. 212.

Abb. 7: Norbert Middelkoop, Gusta Reichwein, Judith van Gent (Hrsg.): De Oude Meesters van de stad Amsterdam: schilderijen tot 1800. Amsterdam, Historisch Museum. Bussum: Thoth 2008, S. 112 [Detail].

Abb. 8: Christopher Brown: Holländische Genremalerei im 17. Jahrhundert. München: Hirmer 1984, S. 8 [Detail].

Abb. 9: Vergnügliches Leben – verborgene Lust. Holländische Gesellschaftsszenen von Frans Hals bis Jan Steen. [Katalog zur gleichnamigen Ausstellung: Hamburg, Hamburger Kunsthalle, (30.01.2004–16.05.2004).] Hrsg. von Pieter Biesboer und Martina Sitt. Zwolle: Waanders Uitgeverji 2004, S. 209 [Detail].

Abb. 10: Spiegel geheimer Wünsche. Stillleben aus fünf Jahrhunderten. [Katalog zur gleichnamigen Ausstellung: Hamburg, Kunsthalle (06.06.–05.10.2008).] Hrsg. von Martina Sitt und Hubertus Gaßner. München: Hirmer 2008, S. 183.

b) Farbabbildungen im Anhang

Abb. 1: Erika Gemar-Koeltzsch: Holländische Stillebenmaler im 17. Jahrhundert. Lingen: Luca 1995, S. 149.

Abb. 2: Niels Koers: Museum Catharijneconvent: Een keuze uit de mooiste werken. Gent: Ludion 2000, S. 57.

Abb. 3: Vergnügliches Leben – verborgene Lust. Holländische Gesellschaftsszenen von Frans Hals bis Jan Steen. [Katalog zur gleichnamigen Ausstellung: Hamburg, Hamburger Kunsthalle, (30.01.2004–16.05.2004).] Hrsg. von Pieter Biesboer und Martina Sitt. Zwolle: Waanders Uitgeverji 2004, S. 209.

Anhang: Farbabbildungen

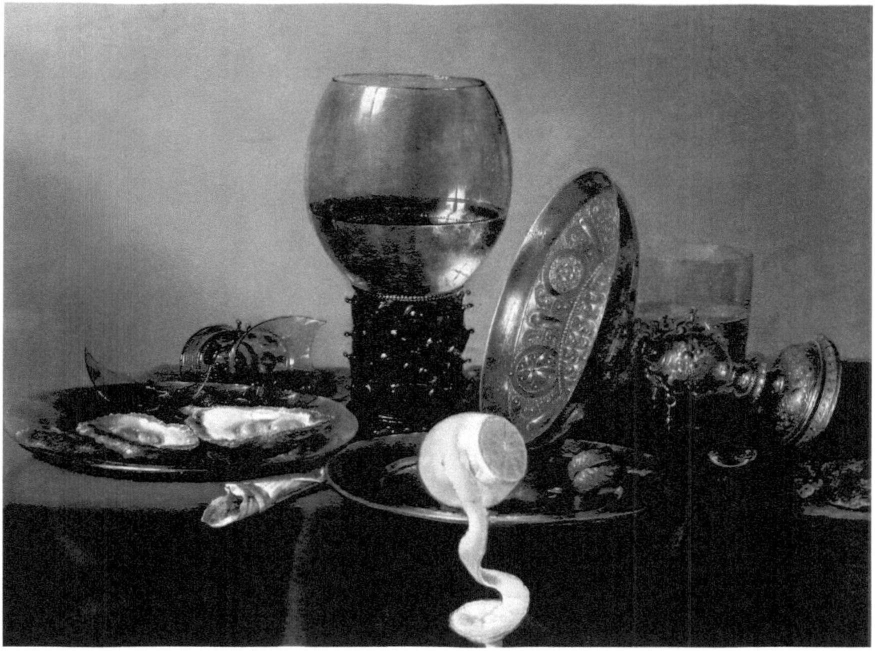

Farbabb. 1: Willem Claeszoon Heda, ‚Kleines Prunkstillleben mit Römer, Austern und Tazza', 1634, Öl auf Holz, 43 x 57 cm, Rotterdam, Museum Boijmans van Beuningen

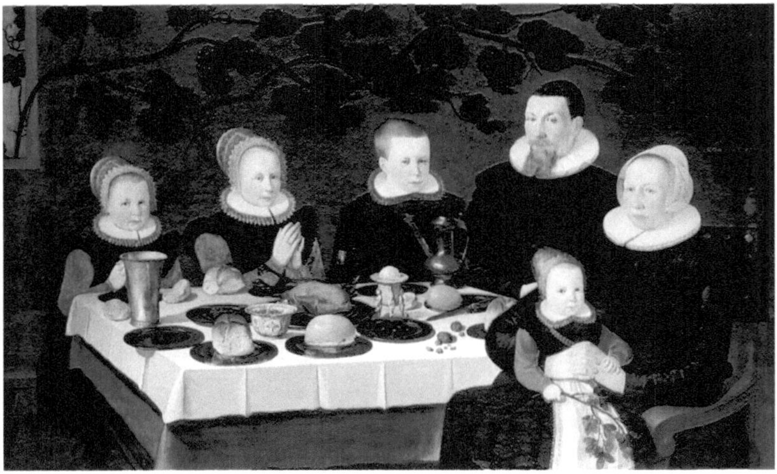

Farbabb. 2: Nordniederländisch, ‚Familie im Gebet vor der Mahlzeit', dat.: Anno 1627, Öl auf Holz, 103 x 192 cm, Rijksmuseum Amsterdam

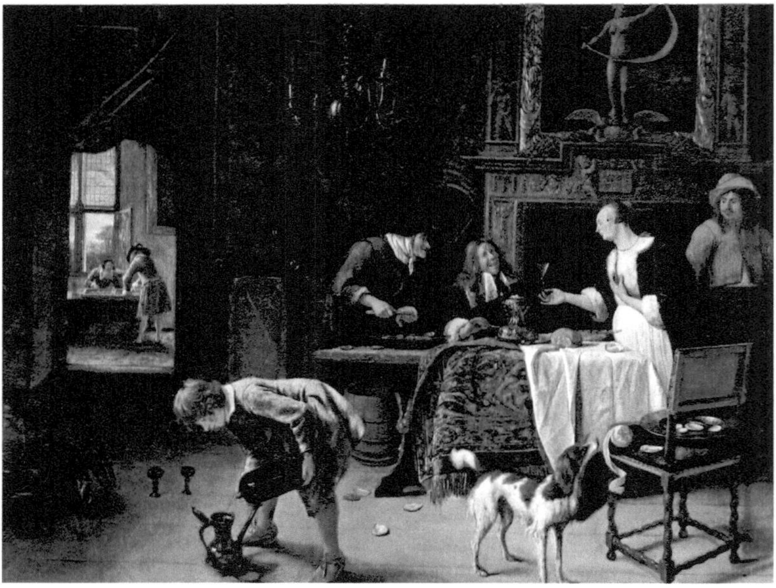

Farbabb. 3: Jan Steen, ‚Wie gewonnen so zerronnen', sign. u. dat. 1661, Öl auf Leinwand, 79 x 104 cm, Rotterdam, Museum Boijmans van Beuningen

Philologische Grundlagensicherung

Kochrezepte und Notizen aus dem *Günterstaler Notizenbuch*. Edition von fol. 11r–14v der Handschrift GLA 65 Nr. 247 aus dem Generallandesarchiv Karlsruhe

Trude Ehlert (Giebelstadt)

Abstract

This paper contains the edition of 12 culinary recipes and 15 notes on alms giving from a 15th-century manuscript of the Generallandesarchiv Karlsruhe (GLA 65 Nr. 247), which had been written in the Cistercian nunnery of Günterstal. The recipes were first mentioned and partially edited by Franz Josef Mone in 1851 but later forgotten. As the commentary shows, the culinary recipes in the manuscript appear not to be related to any of the four late medieval cookbook traditions from southern Germany. The notes on alms giving were presumably intended as a memory aid for the convent where the manuscript was written. Since the recipes and notes on alms giving are listed in no discernable order, it seems likely that the recipes were not copied from another source but reflect actual kitchen practice.

Einleitung

Kurz vor der Tagung in Graz, nämlich am 15. Juni 2013, machte mich Frau Dr. Maren Siegmann vom Museum in der ‚Alten Schule' in Efringen-Kirchen auf einen Aufsatz von F. J. Mone in der Zeitschrift für Geschichte des Oberrheins aus dem Jahre 1851[1] aufmerksam, in dem Mone u. a. einige Kochrezepte aus einer Handschrift des Generallandesarchivs in Karlsruhe veröffentlichte und der mir (und soweit ich sehe, auch allen anderen mit der Erforschung spätmittelalterlicher deutschsprachiger Kochrezepte befassten Kolleg/innen) bisher entgangen war. Der Hinweis auf die offenbar seit Mones Aufsatz in der Kochbuchforschung unbeachtet gebliebene Handschrift hatte mein Interesse geweckt, ich ließ mir Kopien der entsprechenden Blätter aus der Handschrift GLA 65 Nr. 247 kommen und erwähnte auf der Grazer Tagung

1 Franz Josef Mone: Haushaltung und Sitten im 15. und 16. Jahrhundert. In: Zeitschrift für Geschichte des Oberrheins 2, 1851, S. 184–193. Frau Dr. Siegmann danke ich dafür, dass sie mir zusammen mit ihrer Mail auch sogleich den Aufsatz zukommen ließ, was zweifellos meine Neugier anspornte und mir überdies die Arbeit erleichterte.

deren Existenz. So entstand das Projekt, die in dieser Handschrift enthaltenen Kochrezepte sowie einige mit ihnen verbundene Küchenkniffe und Notizen zur Verpflegung und zu Almosengaben im Rahmen des Tagungsbandes zu publizieren. Allen, die dazu beigetragen haben, das Projekt auf den Weg zu bringen, sage ich an dieser Stelle recht herzlichen Dank.[2]

Beschreibung der Handschrift

Bei der Handschrift GLA 65/247 handelt es sich um eine Gebrauchshandschrift des 15./16. Jahrhunderts. Sie misst 23 x 16,5 cm und enthält 56 Blätter sowie 18 Zusatzblätter.[3]

Das Beschreibmaterial ist Papier; in den modernen Halbleineneinband ist ein Pergamentvorsatzblatt eingebunden, darauf oben rechts vier durch Wasserschaden größtenteils unleserliche Zeilen von einer Hand des 15. Jahrhunderts sowie darunter von einer Hand des 19. Jahrhunderts *Notizenbuch der Priorinnen / und Abtissinnen von / Günthersthal / 15 & 16 Sec.*, der Stempel des *Bad. Generallandesarchivs Karlsruhe* sowie links unten eingeklebt ein lilafarbenes Papier mit der alten Signatur *Gr. General-Landesarchiv Handschriften No. 814.*

Inhalt der Handschrift: Bl. 1r: bis auf eine Schreibprobe am oberen Rand leer; 1v–48v, 54v Notizenbuch der Priorinnen und Äbtissinnen von Günterstal; Bl. 49r–54r leer; Bl. 54v zweizeilige Notiz einer Hand des 17. (?) Jhs. Im Einzelnen enthält die Handschrift „eine Almosenordnung, Rezepte, die Jahrgeschichten des Klosters von 1455 bis 1519 sowie den Günterstaler Bibliothekskatalog von 1457."[4]

---

2 Mein besonderer Dank gilt Andrea Hofmeister-Winter für die kritische Durchsicht meiner Rohtranskription und diverse hilfreiche Hinweise, die in die vorliegende Arbeit eingegangen sind, ohne dass ich sie im Einzelnen nachweise.

3 Vgl. Die Handschriften 65/1–1200 im Generallandesarchiv Karlsruhe. Beschrieben von Michael Klein. Wiesbaden: Harrassowitz 1987 (Die Handschriften der Staatsarchive in Baden-Württemberg. 2), S. 100. – Zusatzblätter: 7a–e leer; 14a–e leer; 14f von der recto-Seite betrachtet diagonal von links oben nach rechts unten abgerissen, enthält am Falz eine lateinische Notiz; 17a–b leer; 18a–d leer; loser Zettel (8 x 5 cm) vor Bl. 45 eingelegt. Bl. 49r ein Rezept (19. Jh.) eingeklebt.

4 Vgl. Die kleinen Provenienzen. Beschrieben von Armin Schlechter und Gerhard Stamm. Nach Vorarb. von Kurt Hannemann und Andreas Degkwitz. Wiesbaden: Harrassowitz 2000 (Die Handschriften der Badischen Landesbibliothek Karlsruhe. 13), Einleitung S. 70.

Klein konstatiert „zwei Haupthände"[5], was insofern zu modifizieren ist, als sich über die Handschrift verteilt wenigstens fünf Hände nachweisen lassen. Hier sollen uns jedoch nur die Blätter 11r bis 14v interessieren, und sie sind zweifellos von einer einzigen Hand in einer Kursive des 15. Jahrhunderts geschrieben, und zwar von derselben Hand, die auch die Notizen auf den Blättern 8r–10v verfasst hat. Eine moderne Blattzählung in arabischen Zahlen mit Bleistift ist auf den recto-Seiten eingefügt.

Die Blätter 11r bis 14v enthalten 12 Kochrezepte und Küchenkniffe (Nr. 1, 2, 3, 12, 13, 14, 15, 16, 17, 18, 22, 25) und 15 Notizen über den Verbrauch oder die Zuteilung von Speisen und Getränken bzw. deren Zutaten, über Mengenverhältnisse und über zu unterschiedlichen Anlässen übliche Speise-Gaben (Nr. 4, 5, 6, 7, 8, 9, 10, 11, 19, 20, 21, 23, 24, 26, 27).[6]

Bestimmung der Schreibsprache

Die Schreibsprache (auf den Blättern 11r bis 14v) lässt sich als alemannisch bestimmen.

Konsonantismus

Die zweite Lautverschiebung ist mit Ausnahme von /k/ zu /kch/ vollständig vollzogen.

Der stimmlose Reibelaut <ch> statt zu erwartendem /c/ als Auslautverhärtung von <g> findet sich in *schlach* (12r, Z. 7); diese Schreibung ist jedoch „im gesamten Md. und einem breiten Streifen des südlich anschließenden Obd." zu finden (Frühnhd. Gr. § L 56.3), kann also nicht als Indiz für eine spezifisch alemannische Herkunft der Handschrift gewertet werden.

Dagegen tritt intervokalisches <g> als Hiatzeichen, wie z. B. in *eiger* (fol. 11r, Z. 1 u. ö.), *meigen* (12r, Z. 17), „besonders gehäuft auf nalem. Gebiet" auf (Frühnhd. Gr. § L 48.4).

Nasalschwund vor *s* liegt vor in *eiß* für mhd. *eins* (fol. 12, Z. 8) (vgl. Mhd. Gr. § E 30.6 (/n/ vor /s/ und /f/ geschwunden); vgl. ferner Frühnhd. Gr. § L 62.4 (S. 141: „in druckstarken Stammorphemen vor allem vor *f, s, d, t*" – unter den Beispielen ist *ei(n)s* angeführt – und weiter: „Die größte Belegwahrscheinlichkeit findet sich in unter- bis mittelschichtigen Texten des Obd. des 14./15. Jhs.").

5 Vgl. Die Handschriften 65/1–1200, S. 100.

6 Vgl. dazu die Publikation der Almosenordnung dieser Handschrift durch Franz Josef Mone in der Zeitschrift für Geschichte des Oberrheins 1, 1850, S. 147f.

Typisch für das Obd. ist auch das Auftreten von intervokalischem <f> für /b/ (aus /b^h/), wie in *sufer* (12v, Z. 6) für mhd. *sûber* (vgl. Weinhold, §160).

Vokalismus

Kennzeichen des Alemannischen ist vor allem, dass die nhd. Diphthongierung nicht vollzogen ist (vgl. Mhd. Gr. § E 24.4 und § E 31). Beispiele für nicht diphthongierte mhd. /î/, /iu/ (hier handschriftlich wiedergegeben als <ü> oder <ú>), /û/:

/î/ *snid* (11r, Z. 9); *wiß* (11r, Z. 16); *wins* (11v, Z. 9)
/iu/ *getrüwest* (11r, Z. 8), *lúten* (14r, Z. 1)
/û/ *keßhuß* (11v, Z. 17), *krutz* (12v, Z. 5), *sufer* (12v, Z. 6)

Mhd. Diphthonge /ie/, /üe/, /ů/ sind nur partiell monophthongiert, was ebenfalls Indiz für obd. Provenienz ist (vgl. Mhd. Gr. § L 18).

Der mhd. Diphthong /ie/ erscheint in der Schreibung hier meist als <ie>, so dass angenommen werden darf, die Monophthongierung sei noch nicht vollzogen, was als Hinweis auf obd. Herkunft des Schreibers bzw. der Schreiberin gewertet werden kann: *sieden* (11r, Z. 4), *die* (11r, Z. 15 u. ö.), *schier* (14r, Z. 9). Allerdings wird das Personalpronomen der 3. Sg. Fem. meist *sÿ* geschrieben, was auf monophthongierte Aussprache hindeutet (11r, Z. 3; 12r, Z. 19; 12v, Z. 12). Das Personalpronomen der 3. Pl. erscheint ebenfalls monophthongiert in der Schreibung *si* (13r, Z. 7; 13r, Z. 8).

Monophthongiert erscheint /üe/ zu /ü:/ in *küli* (12r, Z. 23), während der Diphthong in den Schreibungen *brůgi* (12v, Z. 16; 13r, Z. 15), *brůgli* (14r, Z. 11) und *gemůz* (14r, Z. 17) erhalten ist; ähnlich darf wohl auch *brúgÿ* (12r, Z. 11) bewertet werden, während die zweimalige Schreibung *brigi* (12r, Z. 15; 14r, Z. 12) auf eine Tendenz zur Monophthongierung mit Umlautentrundung hinzudeuten scheint, wie sie im gesamten hd. Gebiet vorkommt (vgl. Mhd. Gr. § L 25; vgl. auch Frühnhd. Gr. § L 36). Ähnlich verhält es sich bei *rier* (11r, Z. 16), das neben *růr* (12r, Z. 8) verwendet wird.

Nicht vollzogen ist die Monophthongierung von /ů/: *gůten, kůchen* (fol. 11r, Z. 1).

Entrundung, die nach Ausweis der Frühnhd. Gr. „den größten Teil des hd. Sprachgebietes betrifft und in diesem Gebiet recht konsequent durchgeführt ist" (Frühnhd. Gr. § L 36.1, S. 76), zeigt sich in der vorliegenden Handschrift z. B. in *schitten* (11r, Z. 23) für mhd. *schütten*.

Rundung von /â/ zu /ô/ findet sich nahezu im gesamten hd. Sprachgebiet (Frühnhd. Gr. § L 22): *moß* (11v, Z. 10; fol. 13r, Z. 1–4; fol. 14v, Z. 7); *growen* (11v, Z. 13, für mhd. *grâwen*); *loß* (12r, Z. 14).

Schreibungen von <ö> statt /ä/ wie in *öpfel* (fol. 11r, Z. 2 u. ö.) oder von <ô> statt /e/ wie in *schôllen* (13r, Z. 7) treten im Frühneuhochdeutschen häufig im Schwäb./Alem. und im Ofrk. auf (Labialisierung oder Rundung, vgl. Frühnhd. Gr. § L 36.2, wo insbesondere die Schreibung *öpfel* als Beleg für das Alemannische gewertet wird).

Senkung, wie sie in *snetzen* (12r, Z. 21, zu mhd. *snitzen*) angenommen werden darf, findet sich zwar zunächst im Md., im Schwäb., aber „später dann auch im übrigen Obd." (Mhd. Gr. § L 33).

Die Form *mentag* (fol. 11v, Z. 11), bei der <e> an die Stelle von mhd. /â/ getreten ist, gibt Grimm als schwäbische bzw. schweizerische, in jedem Fall also alemannische Form an (DW 12, Sp. 2514).

Morphologie

Auf das Alem. verweisen auch Diminutive auf *-lî* statt *-lîn* (*pfennli*, fol. 11r, Z. 20; *stuckli* 11v, Z. 3; *sibli* 12r, Z. 20; *belleli* 12r, Z. 21), vgl. Mhd. Gr. § L 57.1; Weinhold, § 282. Analog dazu sind auch die Formen *peterli* (fol. 11r, Z. 14) aus *peterlîn* und *ferli* (14v, Z. 1) aus *ferlîn* zu sehen.

Semantik

Im Bereich der Semantik können folgende Wörter dem Obd. bzw. speziell Alem. zugeordnet werden:

anke, s.m. für Butter, Butterschmalz (z.B. 11r, Z. 6 u. ö.) (DW 1, Sp. 378);

hame (14v, Z. 2), s.f. *hamme*: Schinken (die DW 10, Sp. 309 genannten Beispiele stammen überwiegend aus obd. Texten);

haring (14v, Z. 5) s.m.: obd. Form für Hering (Krünitz, Bd. 20, S. 706; verwendet in der online-Version)

mattkúmich (12v, Z. 13; 13r, Z. 13): hd. für Wiesenkümmel (DW 11, Sp. 2590 mit Verweis auf Diefenbach 104a; N. gl. 77b); die Endung auf *-ch* ist laut DW (ebd.) „hauptsächlich dem Südwesten eigen". Der erste Wortbestandteil *matte* für Wiese verweist ebenfalls auf das Alem. (vgl. DW 12, Sp. 1761).

mutschel (13v, Z. 6; 14v, Z. 9) (Lexer I, Sp. 2260 erwähnt, dass in Freiburg eine geringere Mehlsorte *mutschelmel* heiße).

Editionsprinzipien

Die Edition richtet sich an Germanist/innen und kulturhistorisch Interessierte mit einem Mindestmaß an Frühneuhochdeutsch-Kenntnissen. Um einem breiten sprach-, literatur- und kulturhistorischen Interesse entgegenzukommen, wird so wenig wie möglich in den Text eingegriffen. Daher wird eine weitestgehend buchstaben- und zeilengetreue Wiedergabe des handschriftlichen Textes angestrebt. Ein Glossar mit Erläuterungen zu seltenen oder ungewöhnlichen Wörtern soll das Textverständnis erleichtern. Dem dient auch die Einführung einer Interpunktion nach modernen Regeln. Im Einzelnen entsprechen einander:

<handschriftliches Zeichen>	Wiedergabe im Druck	/Laut/
<i>, <ı>	i	/i/ in vokalischer Position /j/ in konsonantischer Position
<i-longa>	j	/i/ in vokalischer Position /j/ in konsonantischer Position
<ú>, <v́>	ú, v́	/ü/
<ů>, <v̊>	ů, v̊	/uo/
<y>, <ÿ>	y, ÿ	/i/, /i:/
<ʃ-longa>	wird in der Wiedergabe nicht von rundem s unterschieden, da den Zeichen keinę unterschiedliche Lautung zugeordnet werden kann[7]	/s/

7 Dennoch fällt auf, dass in diesem Abschnitt der Handschrift ʃ-longa sehr konsequent anlautend (auch silbenanlautend) sowie bei <ʃt> und <ʃch> geschrieben wird (<ʃt>: *vast* 11r, Z. 20; *ist* 11r, Z. 24 und passim; *nechst* 11v, Z. 18; *megest* 12v, Z. 3; *gumbest* 13r, Z. 5; *erst* 13v, Z. 5; *pfingst* 14r, Z. 1; <ʃch>: *bineschtz* 12v, Z. 2; *fleisch* 14r, Z. 14). Es steht also für mhd. <ʃ> und <s>, vermutete Aussprache /s/ (vgl. Frühnhd. Gr. § L 52). Nur einmal könnte man vermuten, ʃ-longa werde für

<ß>	ß	/s/
<cz>, <tz> es lässt sich nicht immer klar erkennen, ob die Affrikata /ts/ handschriftlich als <cz> oder als <tz> dargestellt ist	cz	/ts/
<ʒ> tritt nur in dem Kürzel *dʒ* für mhd. *daz* auf	z	/ß/ im Auslaut

Der Nasalstrich wird entsprechend den Zeichen, die er repräsentiert, aufgelöst; es entsprechen also z. B. <dan̄> und *dann*, <den̄> und *denn*, <vn̄> *vnd*, <pfannē> und *pfannen*.

Das stets abgekürzt geschriebene <It$_{|}$> wird ebenfalls stillschweigend aufgelöst zu *Item*. Ebenso wird das Kürzel <dʒ> (mhd. *daz*) entsprechend dem Brauch der Handschrift, mhd. <ʒ> in der Regel als <ß> wiederzugeben, ohne Einzelnachweis jeweils zu *daß* aufgelöst.[8]

Auch das selten auftretende Kürzel <^{s}> für /-er/ wird stillschweigend aufgelöst: <eig^{s}> zu *eiger*, <od^{s}> zu *oder*.

In römischen Zahlen geschriebene Bruchzahlen werden in arabischen Zahlen wiedergegeben.

---

mhd. <z> gesetzt in *gröst* (11v, Z. 17+18); jedoch liegt hier Kontraktion aus *grözist* vor, daher ist fraglich, welcher der Sibilanten bei der Kontraktion ausgefallen ist. Dagegen tritt die Schreibung <s> ausschließlich auslautend auf, und zwar nur in *als* (11r, Z. 12, 11v, Z. 4 [2x], 11v, Z. 18, 12v, Z. 5, 14r, Z. 8); *můßes* (11r, Z. 16); *kabus* (12r, Z. 1); *es* (12r, Z. 6: nur einmal; sonst immer *eß*); *strichs* (12r, Z. 12); *hungs* (12v, Z. 17); *jeglichs* (13r, Z. 13, 13v, Z. 14); *martis* (14r, Z. 13; aber Z. 15: *martiß*); *felicis* (14r, Z. 16).
Für mhd. auslautend <ʒ> wird (mit einer Ausnahme: *gemůz* 14r, Z. 17) durchgehend <ß> gesetzt, auch bei Kontraktion *manß* < *man eß* (12r, Z. 1).
<ß> erscheint jedoch auslautend auch für mhd. <s> in *huß* (11v, Z. 17; 13v, Z. 14), *můß* (11v, Z. 10; 12r, Z. 17; 13v, Z. 4; 14v, Z. 9), *suß* (14r, Z. 8) und sogar inlautend bei *můßes* (11r, Z. 16) sowie bei dem Genitiv *winß* (12r, Z. 3), bei dem ja <s> zu erwarten wäre. Diese Übernahme der Schreibung von <ß> für mhd. <s> erlaubt wohl den Schluss, dass es auslautend keinen Ausspracheunterschied gab.

8 Das Kürzel <dʒ> kann als eine erstarrte Form betrachtet werden, in der die alte Schreibweise *daz* konserviert ist.

Getrennt- und Zusammenschreibung folgt der Handschrift. Nur, wo dieses Vorgehen das Verständnis gefährdet, wird entsprechend der mhd. Lexik getrennt bzw. zusammengeschrieben.

Beispiel fol. 12r, Z. 18 | 19:
Handschrift: er | well
edierter Text: er- | well

Fehlschreibungen oder in der Handschrift durchgestrichene Buchstaben oder Wörter werden getilgt bzw. korrigiert und im Apparat wie folgt vermerkt:

Beispiel fol. 11r, Z. 11:
Handschrift: ~~w múch~~ *(oder: ~~můz~~?)* múnch
edierter Text: múnch
Apparat: Vor *múnch* ist *w múch* (oder *můz*?) gestrichen.

Konjekturen werden nur dann vorgenommen, wenn der handschriftliche Text eindeutig Fehler enthält; jede Konjektur wird im Apparat vermerkt,

Beispiel fol. 14v, Z. 2:
Handschrift: vmd
edierter Text: v*n*d
Apparat: *vnd*: Hs. *vmd*

Beispiel fol. 11v, Z. 12:
Handschrift: stamstag
edierter Text: *s*amstag
Apparat: *samstag*: Hs. *stamstag*

Die in der Handschrift vorhandene Nummerierung der einzelnen Einträge mit römischen Zahlen wird diplomatisch wiedergegeben. Zusätzlich werden die durch diese Nummerierung gekennzeichneten Einträge auf den Blättern 11r bis 14v mit arabischen Zahlen durchnummeriert, die an den Anfang gestellt und in spitze Klammern < > gesetzt werden.

Edition

fol. 11r

<1>[9]

Item daß xxvj: so du wilt ein gůten sůßen eiger kůchen[10] machen, so nim sůß öpfel vnd hak die wol vnd grett[11] sÿ wol vnd tůn dan ein schüßlen vol hung dor jn vnd loß jn den ouch dor jnn sieden[12]. vnd nim dann iiij eiger oder me vnd klopf sy wol vnd tůn die öpfel dor jn vnd wurczen, vnd solt heißen anken hon by dem fv́r jn einer pfannen vnd schútt eß dann dor jn. vnd wenn er ein wil gebecht, daß du getrüwest, daß er niemi[13] brech, so ker jn vmb, vnd dor noch alli mol ker jn vmb vnd snid jn nit, die wil er warm ist: er bricht dir.

<2>[14]

Item daß xxvij: so du wilt múnch[15] machen, so tůn den öpffeln als do obnen geschriben vnd loß sü kalt werden. vnd tůn denn wurczen vnd saffret Dor jn vnd snid peterli größlecht ouch dor jn. vnd nim eiger vnd sid die hert vnd hack daß gel kleiner[16] denn daß wiß vnd rier eß den jn die öpfel. Wenn deß můßes bi ij schúßlen vol ist, so eß gegrett[17] wirt, so bedarfft du ½[18] schußlen mit hung, Doch nit vol, vnd viiij eiger dor jn vnd xiij zů den kutten[19], vnd die soltu vast wol klopfen vnd ein klein pfennli v́ber daß fv́r

9 Mone Nr. 1; am linken Rand von jüngerer Hand mit dickem Rotstift ein Kreis.

10 *eiger kůchen* mit dickem Rotstift von jüngerer Hand unterstrichen.

11 Vgl. Glossar.

12 Vor *sieden* ist *sa* gestrichen.

13 *niemi*: Mone liest *nümi*.

14 Am linken Rand mit dickem Rotstift ein Kreis.

15 Vor *múnch* ist *w múch* (oder *můz*?) gestrichen. *múnch* von jüngerer Hand mit dickem Rotstift unterstrichen; von jüngerer Hand mit Rotstift *můss* über der Zeile eingetragen.

16 Vor *kleiner* ist *Klainer* gestrichen.

17 *gegrett*: vgl. Glossar

18 ½: das Zeichen in der Hs. sieht aus wie eine arabische 4 mit lang nach unten gezogenem Schaft; es steht für die römische Bruchzahl ½. Für den Hinweis danke ich Prof. Dr. Kurt Andermann vom Generallandesarchiv Karlsruhe.

19 Über *kutten* steht sehr hoch ein kleines Zeichen: lies *kútten*?

haben vnd den mit heiß anken recht wol netzen vnd wider dor vß tůn vnd den ein eß leffel vol eiger dor jn schitten[20] vnd behenglich[21] zering vmb schwencken[22]. so eß den gebecht, so ist eß ein múch[23] kut.

fol. 11v

<3>[24]

Item daß xxviij: so du wilt j fladen machen, so nim 4 ~~lb~~ ziger gar bloß, Item 16 eiger ½ ~~lb~~ vngelúttretten[25] anken vnd jn den boden 3 eiger vnd j stuckli anken als groß als ein eÿ.

<4>

Item daß xxix: anno domini 1464 do brucht man also Item zú dem kek[26] 190 eiger

<5>

Item daß xxx: den swestren vf dem graben 3 schußlen gemuͤz. Item den swestren jn der augustiner gassen 2°.

<6>

Item daß xxxj: am sontag dem brůter j moß wins.

<7>

Item daß xxxij: am mentag můß ze kochen 2° schußlen gerste[27]. Item am zinstag[28] vnd am samstag[29] 2° mit weissen[30]. Item am mittwochen vnd fritag 3 mit[31] growen erpsen. Item

---

20 *schitten*: *schittun* oder *schittnn*?
21 *behenglich*: vgl. Glossar
22 Vor *schwencken* ist *sw* gestrichen.
23 *múch*: Verschreibung für *múnch*? Vgl. Z. 11.
24 Mone Nr. 2
25 *vngelúttretten*: Hs. *vngelú~~ter~~tretten*
26 *kek*: vgl. Glossar
27 *gerste* ist unterhalb der Zeile geschrieben, mit Verweiszeichen der darüberliegenden Zeile zugeordnet.
28 Vgl. Glossar
29 *samstag*: Hs. *stamstag*
30 *weissen*: vgl. Glossar
31 Vor *mit* ist *mit groß* gestrichen.

<8>

Item daß xxxiij: 6 schúsßlen vol wisser[32] erpsen 3 groß mit linsi.

<9>

Item daß xxxiiij: daß gröst gewicht jm keßhuß[33] tůt 26 ℔; Item daß nechst dor noch als gro̊st tůt 13 ℔.

fol. 12r

<10>

Item daß xxxv: 26 kabus köpff ist 1 fierling vnd git manß vmb 7 oder ₰[34].

<11>

Item[35] daß xxxvj: 2° fiertel winß ist j so̊m[36] / 8 fiertel ein o̊mi.

<12>[37]

Item[38] daß xxxvij: wiltu ein gebachen hůn[39] machen, sú*d*[40] eß vnd zerleg es jn 6 teil vnd nim vj[41] eiger vnd schlach su jn ein kerlin dor jn sol ein schußel vol mel sin, vnd růr eß eiß[42] noch dem andren dor jn, doch daß eß nit zedick werd[43] von dem mel. vnd tůn den die fiertel dor jn vnd dan so bach sú. Item zů der brúgÿ so nim lepkůchen ein stuk vnd rib den *vnd*[44]

---

32 Vor *wisser* ist *mit* gestrichen.

33 *keßhuß* vgl. Glossar

34 In der Hs. ein dem *deleatur*-Zeichen ähnliches Zeichen; es dürfte für Pfennig stehen. Für den Hinweis danke ich Prof. Dr. Kurt Andermann vom Generallandesarchiv in Karlsruhe. Vor diesem Zeichen ist eine Lücke gelassen, wohl zum Nachtragen einer Zahl.

35 Nach *Item* ist 2° *fre* gestrichen.

36 *so̊m*: vgl. Glossar

37 Mone Nr. 3; am linken Rand von jüngerer Hand mit dickem Rotstift ein Kreis.

38 Neben den Zeilen 1 und 2 dieses Rezepts ist dreizeilig nachgetragen: *j mol* | *abge-* | *schriben*

39 *gebachen hůn* mit dickem Rotstift von jüngerer Hand unterstrichen.

40 *súd*: Hs. *sú*

41 *vj* steht über gestrichenem *v 6*; mit dem *j* könnte aber auch das am Rande wiederholte Auslassungszeichen gemeint sein.

42 *eiß*: dialektal für *eins*, vgl. Bestimmung der Schreibsprache

43 Vor *werd* ist ein unleserliches Zeichen durchgestrichen.

44 *vnd*: Hs. *vnd vnd*

tů den win dor vnder vnd strichs durch ein pffeffer tůch, vnd tůn gesottenen win ouch so vil dor vnder vnd gůti wurtzen vnd tůn eß jn hafen vnd loß ein gůten wal dor v́ber gan. vnd schitt denn dÿe brigi v́ber daß ge-[45] bachen hůn.

<13>[46]

Item daß xxxviij: so du wilt ein meigen můß[47] machen, so nim gůti milch bi drin schúßlen vol vnd erwell die vnd schlach 6 eiger dor jn vnd sich sÿ den durch ein sibli. vnd daß dickest, daß jm sibli blipt, daß tůn jn ein größlech kar vnd snetz[48] bald ein groß bellili vngelútretten anken dor[49] jn, die wil eß warm ist, vnd rier eß an der küli also lang, vncz eß gestet vnd sich lot teilen.

fol. 12v

<14>[50]

Item daß xxxviiij: so du wilt ein *j*ung[51] gumpestli machen von jungem bineschtz oder von jungem mangolt, also daß du 2er kerli vol megest gemachen, do 4 oder ij gůter schúßlen vol jn gangen, so nim ein karbi[52] vol krutz, als der *geuglerinn*[53] korb ist, vnd reinge daß sufer vnd tů vor waßer v́ber, daß eß heiß si, so du daß krut dor jn tůst. vnd loß eß ein wenig sieden, daß die wúrtzeli weich werden vnd heb eß den ab vnd loß den brunnen dor v́ber lauffen vnd loß eß *ertrieffen*[54]. vnd ball eß dann vß[55] vnd loß eß kalten vnd zerleg eß denn, vnd wenn du ein leggÿ krut geleist, so salcz sÿ denn vnd bespreng sy ein wenig mit salcz vnd denn mit gestossenem

45 Vor *ge* ist *huon* gestrichen.
46 Mone Nr. 4; am linken Rand von jüngerer Hand mit dickem Rotstift ein Kreis.
47 *meigen můß* von jüngerer Hand mit Rotstift unterstrichen.
48 *snetz*: vgl. Glossar
49 *dor: do r* Hs.
50 Mone Nr. 5
51 *jung*: Hs. *gung*; wohl als Antizipation zu erklären.
52 *karb*: vgl. Glossar
53 *geuglerinn*: vgl. Glossar; nach dem *r* in der Hs. sechs Abstriche: *geuglernun*?
54 *ertrieffen*: *er trieffen* Hs.
55 *ball eß ... vß*: vgl. Glossar

mattkúmich[56] vnd mit gestossenem senff vnd loß eß ston.

Item zů der brůͤgi[57] so nim 1 ½ schúsßel vol hungs vnd 2er mit gůtem win vnd ein gůt schúßlen vol essich vnd rier eß vnder ein ander vnd tůn wurtzen vnd saffret ouch dor jn vnd loß eß also mit einander recht wol erwallen. vnd so eß kalt wirt, so schitt eß v́ber daß krut vnd 2er pfennwert mandel kernen tůn ouch vnder daß krutt.

fol. 13r

<15>

Item daß xl: zů einer biren lattwerchen nim jj[58] moß, daß sint viij pfunt, ein moß bonen ist 2 ½ pfunt, Item j moß hung wol gemessen, Item ij lot wurtzen ½ moß rosen.

<16>[59]

Item daß xlj: so du wilt ein roten gumbest machen, so nim die růben vnd sid sú jn einem kessel, vntz daß si sich lo̊nd[60] scho̊llen die hut ab, vnd so schell si denn, Vnd loß sú kalt werden vnd nim den hung vnd schum jn vnd tůn den essich dor jn den dritteil vnd loß eß vnder ein nander sieden vnd kalt werden. vnd leg die růben ein leki vnd saltz sy dan ein wenig, vnd nim den senff samen vnd stoß jn ein wenig vnd mattkúmich ouch also, vnd seg jeglichs ein wenig dor v́ber, vntz daß daß bútchli[61] fol wirt, vnd schútt den die brůͤgi dor vber vnd beswer eß den ettwer mit vnd bedek eß wol *etc*[62]. nim halb hung vnd halb essig.

---

56 *mattkúmich*: vgl. Glossar

57 Vor *brůͤgi* ist *brich* gestrichen.

58 Über *jj* steht je einmal *a* (vergleichbar fol. 12v, Z. 17 und Z. 21: *2a*, lies: *2er*); ungewöhnlich ist hier die Doppelung des Superskripts.

59 Mone Nr. 6

60 *lo̊nd*: Mone schreibt *lo̊ͣnd*

61 *bútchli*: vgl. Glossar

62 *etc*: Hs. *2c ſ*

<17>

Item daß xlij: jm lxxxvij jor Item wenn jr kek[63] wend machen, so nemen iij ℔ fisch, clxxx eiger vnd xv ℔ fleisch.

fol. 13v

<18>

Item daß xliij: zů *x*[64] fladen sol man l[65] ℔ ziger nemen oder me ein wenig. Item zů dem bodemen xx eiger v stuckli anken. Item cc hunder eiger jn daß můß vnd v ℔ anken, der erst vß gestossen ist, j schúßlen vol milren[66] jn fladen vnd j wenig saltz vnnd mutschellen[67]. jn dem jor, do man zolt m cccc lxxxvij[68] j a[69], do woren vnser nit me den xvij froͧwen, do bruchten wir vij fladen den froͧwen vnd dem gesint Vnd den herren vnd zwein pfrúndnern vnd wil man uth verschenken so mach. Item man sol allen gedingten gesind jeglichm ein stuk[70] fladen gen vnd j schußel mit keckt vnd ij eiger. Item jnn ein jeglichs huß jm dorf ein schúßlen[71] mit heckt, won wenn man nit keckt git, der fronet[72] nit j dem vogt j stuk fladen vnd

63 *kek*: vgl. Glossar

64 Das *x* ist über *zů* nachgetragen.

65 *l*: üblicherweise wird die römische Zahl eins mit *j* wiedergegeben; ob es sich hier um das römische Zahlzeichen *l* für 50 handeln könnte, scheint fraglich, da nicht zu erwarten ist, dass man 50 Pfund Frischkäse für 10 Fladen benötigen würde.

66 *milren*: Bedeutung?

67 *mutschellen*: vgl. Glossar

68 Links am Rand ist in moderner Schrift mit blauem Stift 1487 nachgetragen; die Jahreszahl vgl. fol. 13r, Z. 18. Die Zeilen 7 und 8 sind von *jn dem jor* ... bis ... *xvij froͧwen* in feiner Tinte rot unterstrichen – alt? Neben den Zeilen 17–20 am linken Rand ein von jüngerer Hand senkrechter Strich mit dickem Rotstift.

69 *j a*: Bedeutung?

70 *stuk*: die fast geschlossene Form des *u* ähnlich in *stuk* fol. 12r, Z. 11 und 14v, Z. 4.

71 *jeglichs huß jm dorf ein schúßlen* mit dickem Rotstift von jüngerer Hand unterstrichen.

72 *fronet*: vgl. Glossar; *der fronet nit* von jüngerer Hand mit dickem Rotstift unterstrichen.

keckt vnd iij eiger den *millrn*[73] jeglichem iij eiger fladen vnd kek.

<19>

Item daß xliiij: die do vmb den *lon*[74] gend, den git man iij leib brot jn ein suppen, Vnd dem vogt zwei wissi vnd iiij rukin[75] leib vnd xij eiger jn zwen eiger ků̊chen.

fol. 14r

<20>

Item daß xlv: die do lúten jn der pfingst wuchen, denen git man j suppen vnd iiij eiger dor vf.

<21>

Item daß xlvj: die die schiben tragen, denen git man j leib brot vnd iij wissi brot, dor vff vnd ein suppe*n*[76] vnd x eiger truff[77] ½ keß.

<22>[78]

Item daß xlvij: wen du wilt ein hirtzen kopff[79] oder ein rech kopf zů̊ einem vor essen[80] machen, so setz eß zů̊ als suß wilpreht, halb win vnd halb wasser. vnd wenn eß schier gesotten ist, so tů̊n ½ lot negili dorjn oder j *quinsit*[81] dor noch der kopf *groß*[82] oder klein ist, so wirt daß brů̊gli gar wol gesmackt. vnd[83] schitt sú mit der brigi jn die blatten, so ist eß ein herren essen.

---

73 *millrn*: oder *millen*? Entrundet zu mhd. *mül*: nhd. Mühle: *millrn*: Müllern? Vgl. DW 12, Sp. 2654.

74 *lon*: Hs. *bon*; *um den lon gend* ist von jüngerer Hand mit dickem Rotstift unterstrichen.

75 Vor *rukin* ist *ruken* gestrichen.

76 *suppen*: Hs. *suppem*

77 *truff*: kontrahiert aus *dor vff*

78 Über *Item* von jüngerer Hand mit dickem Rotstift ein Kreis.

79 *hirtzen kopff* von jüngerer Hand mit Rotstift unterstrichen.

80 *vor essen m*: von jüngerer Hand mit blauem Stift unterstrichen.

81 *quin ſit*: Verschreibung für Diminutiv *quintlin*?

82 *groß*: Hs. *glocz*

83 Vor *vnd* ist *hart* oder *hert* gestrichen.

<23>

Item daß xlviij: vf sant martis tag oder oben so sol man gen iiij ~~lb~~ fleisch durch gott vnd durch sant martiß willen[84] fv́r daß sih vich.

<24>

Item daß xlix: vf *f*elicis[85] et audacti so git man aller leig gemůz ein gůt schußlen vol vnd ein schußlen mit saltz[86].

fol. 14v

<25>

Item daß ·l·: wen man j ferli metzget, so sol man die vordren hamen saltzen v*n*d[87] die hindren kochen.

<26>

Item daß lj: wen eß iij liechter[88] sind, so git man zum tor vj eiger iij stuk keß, jn der vasten all fritag iij haring.

<27>

Item daß lij: wenn man ein kind anleit, So můß man iij moß anken[89] han vnd c eiger oder me zů kuͤchlinen vnd fv́r ij ß[90] muttschellen zů dem můß vnd ij lot saffret vnd tresit[91].

---

84 Vor *willen* ist *tag* gestrichen.

85 *felicis*: Hs. *selicis*; dem ersten Buchstaben fehlt der beim *f* übliche Querstrich (vgl. das vorhergehende Wort *vf*).

86 Vor *saltz* ist *gebachen* gestrichen.

87 *vnd*: Hs. *vmd*

88 *liechter*: vgl. Glossar

89 Vor *anken* ist *hung hang* gestrichen.

90 *ß*: Währungszeichen für Schilling; den Hinweis verdanke ich Prof. Dr. Kurt Andermann vom Generallandesarchiv in Karlsruhe.

91 *tresit*: vgl. Glossar

Kommentar

Die Handschrift, welche die vorliegenden Kochrezepte und Almosen-Anweisungen enthält, entstammt dem im 15. Jahrhundert bedeutenden Zisterzienserinnenkloster Günterstal bei Freiburg im Breisgau[92]. Von der Adeligen Adelheid zusammen mit ihrer Schwester Berta 1221 als nicht regulierte Gemeinschaft gegründet, wird diese 1224 im Kontext einer Altarweihe durch den Konstanzer Bischof Konrad von Tegerfelden erstmals urkundlich erwähnt. In demselben Jahr übernehmen die Frauen die Zisterzienserregel, und im Jahr 1278 erfolgt die Weihe dreier Altäre, der Klosterkirche, eines Kirchhofs sowie einer Kapelle, was auf den zügigen Ausbau des Klosters schließen lässt. Die Zisterze Günterstal unterstand der geistlichen Leitung des Klosters Tennenbach und brachte es durch Besitzübertragungen der in das Kloster eintretenden Konventualinnen, die meist dem Ministerialenadel und dem städtischen Patriziat entstammten, bereits 1344 zu Besitzungen in 90 Ortschaften. Die Äbtissinnen hatten Sitz und Stimme in den vorderösterreichischen Landständen.[93] So ist es nicht verwunderlich, dass Günterstal nach dem Zeugnis der vorliegenden Handschrift im 15. Jahrhundert über eine stattliche Bibliothek verfügte, deren Anfänge sogar bis in das 13. Jahrhundert zurückreichen dürften.[94] „Günterstal ist das einzige Kloster unter den Institutionen der Kleinen Provenienzen, das überhaupt einen mittelalterlichen Bibliothekskatalog aufweisen kann."[95] Von den 199 Handschriften, welche der 1457 zu datierende Katalog verzeichnet, wurden 150 im Kloster bzw. im Chor aufbewahrt, 51 im Günterstaler Hof in Freiburg, drei waren nach Tennenbach ausgeliehen.[96]

Die vorliegende Handschrift gilt mit ihren Nachrichten aus dem Klosterleben im Zeitraum zwischen 1455 und 1519 als wichtige Quelle für die Klostergeschichte. In diese Nachrichten sind auch einige Kochrezepte eingestreut.

---

92 Heute ist Günterstal ein Stadtteil Freiburgs.

93 Zu weiteren Informationen über das Kloster Günterstal vgl. Die kleinen Provenienzen (wie Anm. 4), Einleitung S. 70 sowie die dort verzeichnete Literatur. Vgl. ferner http://www.kloester-bw.de/klostertexte.php?kreis=&bistum= Konstanz&alle=&ungeteilt=&art=alt&orden=&orte=&buchstabe=F&nr=772&thema=Geschichte sowie http://de.wikipedia.org/wiki/G%C3%BCnterstal (Wikipedia-Artikel Günterstal).

94 Vgl. Die kleinen Provenienzen, (wie Anm. 4), S. 69.

95 Ebd., S. 70.

96 Vgl. ebd., S. 70.

Dem Notizbuch-Charakter der Handschrift entsprechend finden sich in dem hier edierten Abschnitt Kochrezepte und Notizen in buntem Wechsel. Kochanweisungen oder Küchenkniffe unterscheiden sich von den Notizen anfangs sprachlich deutlich durch die für Kochrezepte typische Konditionalsatz-Einleitung: *so du wilt (...) machen, so nim (...)* (Nr. 1 u. ö.) bzw. *wiltu (...) machen, sud eß (...)* (Nr. 12)[97]. Demgegenüber sind die Notizen über die Zuteilung von Speisen anfangs mehrfach in Sätze ohne Subjekt und ohne Verb gefasst, in denen die Begünstigten als Dativobjekte und die Gaben als Akkusativobjekte erscheinen, wie z. B. in Nr. 5: *den swestren vf dem graben 3 schußlen gemůz. Item den swestren jn der augustiner gassen 2°*. Die Verpflichtung kann jedoch auch mit Infinitiv + *zu* ausgedrückt werden, wie in Nr. 7: *am mentag můß zu kochen 2° schußlen gerste. Item am zinstag vnd am samstag 2° mit weissen. Item am mittwochen vnd fritag 3 mit growen erpsen.*

An die Form der Rezepte angeglichen wurden die letzten beiden Notizen, in denen der Anlass der Gabe in den ersten Teil eines Konditionalgefüges gestellt wird, welches den Zeitpunkt angibt, während die Gabe, die zu diesem Zeitpunkt zu übergeben ist, im zweiten Teil erscheint: *wen eß iij liechter sind, so git man zum tor vj eiger iij stuk keß jn der vasten all fritag iij haring* (Nr. 26).

97 Zur sprachlichen Gestalt von Kochrezepten vgl. Trude Ehlert: *„Nehmet ein junges Hun, ertrånckets mit Essig."* Zur Syntax spätmittelalterlicher Kochbücher. In: Essen und Trinken in Mittelalter und Neuzeit. Vorträge eines interdisziplinären Symposions vom 10.–13. Juni 1987 an der Justus-Liebig-Universität Gießen. Hrsg. von Irmgart Bitsch, Trude Ehlert und Xenja von Ertzdorff. Sigmaringen: Thorbecke 1987, S. 261–276. Vgl. ferner: Elvira Glaser: Die textuelle Struktur handschriftlicher und gedruckter Kochrezepte im Wandel. Zur Sprachgeschichte einer Textsorte. In: Textarten im Sprachwandel – nach der Erfindung des Buchdrucks. Hrsg. von Rudolf Grosse und Hans Wellmann. Heidelberg: Winter 1996 (Sprache – Literatur und Geschichte. 13), S. 225–249; Thomas Gloning: Textgebrauch und sprachliche Gestalt älterer deutscher Kochrezepte (1350–1800). Ergebnisse und Aufgaben. In: Textsorten deutscher Prosa vom 12./13. bis 18. Jahrhundert und ihre Merkmale. Akten zum Internationalen Kongress in Berlin 20.–22. September 1999. Hrsg. von Franz Simmler. Bern u. a.: Lang 2002, S. 517–550; Nicola Hödl: Vertextungskonventionen des Kochrezepts vom Mittelalter bis in die Moderne (D-E-F-S). In: Eva Martha Eckkrammer, Nicola Hödl und Wolfgang Pöckl: Kontrastive Textologie. Wien: Praesens 1999, S. 47–76.

Vergleicht man die Kochrezepte, also die Nummern 1, 2, 3, 12, 13, 14, 15, 16, 17, 18, 22, 25, mit der bisher bekannten Kochrezeptliteratur[98], so fällt auf, dass sie sich keinem der vier bekannten Textkorpora[99] zuordnen lassen.

Nr. 1: Süßer Eierkuchen mit süßen Äpfeln

Es lässt sich keine Übereinstimmung mit anderen bekannten Apfel-Eierkuchen-Rezepten erkennen. In den meisten Rezepten anderer Überlieferungsträger werden ausdrücklich saure Äpfel als Zutat verlangt.

Nr. 2: Mönch

Zwar treten Gerichte dieses Namens in anderen Handschriften auf,[100] jedoch gibt es keine formalen und nur entfernte inhaltliche Übereinstimmungen mit dem hier vorliegenden Rezept. Während der Name dort in der Regel ein Gericht bezeichnet, bei dem Brot in Eiern oder Eierteig in der Pfanne ausgebacken wird, handelt es sich hier um eine Fülle auf der Basis von weichgekochten Äpfeln, für die in der heißen Pfanne verlaufene Eier als „Mönchskutte" ausgebacken werden, wohl um die Fülle darin einzuschlagen.

Nr. 3: Fladen mit Quark

Nur entfernte inhaltliche, jedoch keine formale Ähnlichkeit mit diesem rudimentären Rezept weist folgendes Rezept auf: Wien, Österreichische Nationalbibliothek, Cod. vind. 4995; fol. 222r (ed. Aichholzer 1999, Nr. 154)

98 Ein Abgleich wurde vorgenommen mit Hilfe der Datenbank „Portal der Pflanzen des Mittelalters" (http://medieval-plants.org/), welche die meisten der bisher publizierten mittelalterlichen Kochrezepte enthält.

99 Zur Gliederung der bisher bekannten mittelalterlichen Kochrezeptliteratur in vier Textkorpora, Streuüberlieferung und Sondertraditionen vgl. Marianne Honold: Studie zur Funktionsgeschichte der spätmittelalterlichen deutschsprachigen Kochrezepthandschriften. Würzburg: Königshausen & Neumann 2005 (Würzburger medizinhistorische Forschungen. 87).

100 1. Wolfenbüttel, Herzog-August-Bibliothek, Cod. Guelf. 226 Extr., fol. 67r (ed. Fouquet 2000, Nr. 22); 2. Wolfenbüttel, Herzog-August-Bibliothek, Cod. Helmst. 1213, fol. 106v–107r (ed. Wiswe 1956, Nr. 90) (in ein Pfannkuchenblatt eingeschlagene Eier, das Ganze in Eiern ausgebacken).

Ein fladen oder praitig
Waichen kes, buttern, pfeffer das meng zuo sammen und mach ainen hafen von taig und füll den mit dem keß mer den über halbn. Las in bachen in ainem oven.

Nr. 12: gebachen hůn

Bei diesem Rezept für panierte Hühnerteile ließ sich keine Übereinstimmung mit irgendeinem der zahlreich überlieferten Hühnerrezepte feststellen.

Nr. 13: Maienmus

Zu diesem Rezept zeigt eines des Meister Hanns eine gewisse Ähnlichkeit: Basel, Öffentliche Bibliothek der Universität, A.N.V. 12; fol. 26r (ed. Ehlert 1996a, Nr. 33)

Item ain sueß milich daran muost ău hab[e]n / zeh[e]n ayer die schlahe doran durch ain tuoch / wann du das wild. So geuss die milich / an den hafen vnd die ayr da mit, wann / die milich jn dem hafen sey. So rür / die milich das die ayer die milich be / greiffen, wenn sy dick wil werden / So solt hab[e]n ain tuoch das rain sej wen[n] / sy wallennd das die ayer zue samen / wallen, So geuß es vf das tuoch, So / macht du die milich beraitten, vnd / lass sy kalt werd[e]n so schneid sy wie / du wöllest.

Nr. 14: jung gumpestli

Entfernte inhaltliche Ähnlichkeit mit dieser Zubereitung von eingemachtem Spinat oder Mangold besteht zu den folgenden vier Rezepten, wobei die drei erstgenannten jedoch durch die Zugabe von Honig süße Varianten bieten:

1. München, Bayerische Staatsbibliothek, clm 15632; fol. 149v (ed. Ehlert 1999, Nr. 44)

Jtem wildu machen eingemacht kraut, so seudt weysse häupper vnd czway tayl seniff vnd drew tayl hönigk. vnd die selben prüe mach durch ein ander mit wein vnd thue dar ein küm vnd änіß, dez genueg sein. vnd leg dann daz gesoten kraut dar ein vnd gib ez kalt ze essen.

2. Berlin, Staatsbibliothek, Ms. germ. fol. 244; fol. 289v (ed. Gloning 1998, Nr. 30)

Wiltü einen behenden guden kappus machen so grab mangolt usz / mit den worczelen vnd wesche daz gar süberlich vnde süde isz in / gesalczem wasser in eime kessel bisz daz isz genüch sij So czuge isz usz / vnd lege isz von ein ander uff ein schone bret adir düch vnd lasz isz wol / kalten So du yme die übirhüt abe vnd lege visz dan in eine geschirre / vnd du senff eszig honig vnd saffran darczu so hastu eine[n] güden kappusz.

3. Karlsruhe, Badische Landesbibliothek, Aug. Pap. 125; fol. 119r (ed. Ehlert 1996b, Nr. 95)

Sussen kumpost / wäsch jungen mangold vnd schab die wurcz vnd sud es jn aim gesalczne wasser vnd zuchs vf ain bret bis es ersich. nim hong vnd win glich fil vnd er well dar jn figa vnd baiderlay winber vnd färbs vnd guß es alles vff den mangolt vnd stroe enis vnd mandel dar vnder. du macht ouch nespla vnd biera dar in tuon.

4. Karlsruhe, Badische Landesbibliothek, Aug. Pap. 125; fol. 118v (ed. Ehlert 1996b, Nr. 92)

Zuo aime guoten kunpost nim mangolt vnd wasch den gar suber vnd schab die wurtza vnd sud in mit pleter vnd mit in gesalczem wasser.

Nr. 15: Birnenlatwerge

Zwar gibt es mindestens sieben weitere Rezepte für Birnenlatwerge, jedoch weist keines von ihnen textliche Übereinstimmung mit dem vorliegenden Rezept auf.[101]

Nr. 16: Rote Rüben eingemacht

Die Tatsache, dass die Rüben gekocht werden sollen, bis sie sich schälen lassen, scheint mir darauf hinzudeuten, dass hier rote Bete gemeint ist, auch als rote Rüben bezeichnet, die ja in der Regel mit der Schale gekocht werden, damit sie nicht ausbluten. Das einzige Rezept für sauer Eingemachtes, das wenigstens in der Zubereitungsart und hinsichtlich der Gewürze eine gewisse Ähnlichkeit aufweist, jedoch keine roten Rü-

101 1. Basel, Öffentliche Bibliothek der Universität, D.II.30, fol. 300va–b (ed. Sorbello Staub 2002, Nr. 6); 2. Heidelberg, Universitätsbibliothek, cpg 551, fol. 197v (ed. Sorbello Staub 2002, Nr. H 2.5); 3. Salzburg, Universitätsbibliothek, M I 128, fol. 319r (ed. Beatrix Koll, UB Salzburg: http://www.ubs.sbg.ac.at/sosa/lucull/lucull-128.htm, Nr. 6); 4. Köln, Hist. Archiv der Stadt, Best. 7004 (GB 4°) 27, fol. 26v–27r (ed. Ehlert 2010, Nr. 156); 5. Basel, Öffentliche Bibliothek der Universität, A.N.V. 12, fol. 98v–99r (ed. Ehlert 1996a, Nr. 259); 6. Graz, Universitätsbibliothek, Ms. 1609, fol. 17v-18r (ed. Hans Zotter, UB Graz, [o. J.]: http://sosa2.uni-graz.at/sosa/druckschriften/dergedeckteTisch/pdf/ms1609/ms._1609_transkription.pdf, Nr. 34); 7. Wolfenbüttel, Herzog-August-Bibliothek, Cod. Helmst. 1213, fol. 86r–v (ed. Wiswe 1956, Nr. 13). Weitere Rezepte für Birnenlatwerge in noch nicht editorisch erschlossenen Überlieferungen listet Andrea Hofmeister-Winter in ihrem Beitrag (in diesem Band, S. 233) auf.

ben als Basis angibt und auch ansonsten nicht wörtlich mit dem hier vorliegenden Text übereinstimmt, befindet sich in der Handschrift Karlsruhe, Badische Landesbibliothek, Aug. Pap. 125, fol. 118v (ed. Ehlert 1996b, Nr. 93):

> *Kumpost wil ain suren kumpost havn, so güß essich mit surem hefell dar an vnd gemalen sinf; oder süd win oder wasser mit win stain vnd laß daz luter werden vnd güsß daz vnder mit rotem gehacketten czibellen.*

Nr. 17: kek

Es lässt sich keine Übereinstimmung in der bisher bekannten Rezeptliteratur erkennen.

Nr. 18: Fladen mit Quark

Entfernte Ähnlichkeit in den Zutaten in den Zeilen 1–3 findet sich in der Handschrift Wien, Österreichische Nationalbibliothek, Cod. vind. 4995, fol. 222r (ed. Aichholzer 1999, Nr. 154):

> *Ein fladen oder praitig*
> *Waichen kes, buttern, pfeffer das meng zuo sammen und mach ainen hafen von taig und füll den mit dem keß mer den über halbn. Las in bachen in ainem oven.*

Nr. 22: Hirsch- oder Rehhaupt

Mit den vier Rezepten für die Zubereitung eines Rehhauptes der bisher bekannten spätmittelalterlichen Kochrezeptliteratur hat das hier vorliegende weder sprachliche noch inhaltliche Ähnlichkeit in der Zubereitung.[102]

Die Tatsache, dass die hier aufgezeichneten Kochrezepte sich weder in den vier bekannten Korpora der spätmittelalterlichen Kochrezeptliteratur noch in der Streu- oder Sonderüberlieferung verorten lassen, legt die Vermutung nahe, dass sie aus dem unmittelbaren Alltagsgebrauch den Weg in die Schriftlichkeit gefunden haben. Dafür spricht auch, dass

102 1. Basel, Öffentliche Bibliothek der Universität, D.II.30, fol. 301va (ed. Sorbello Staub 2002, Nr. 13); 2. Heidelberg, Universitätsbibliothek, cpg 551, fol. 198v (ed. Sorbello Staub 2002, Nr. H2.12); 3. Heidelberg, Universitätsbibliothek, cpg 551, fol. 189v (ed. Sorbello Staub 2002, Nr. H1.21); 4. Wien, Österreichische Nationalbibliothek, Cod. vind. 5486, fol. 86v (ed. Aichholzer 1999, Nr. 48).

sie nicht als zusammenhängendes Korpus, sondern in buntem Wechsel mit anderen Notizen niedergeschrieben wurden.

Glossar

Die Angabe in eckigen Klammern nach dem Lemma bezieht sich auf Folio und Zeile.

behenglich, adv. [11r, Z. 23]: ev. kontrahierte Form zu *behendeclîche*, adv.: mit Geschick, schnell (Lexer I, 154)

bútchli, s.n. [13r, Z. 14]: Diminutiv zu *büte, bütte*, s.f. (Lexer I,401): der kleine Bottich (Mone 1851, S. 186)

felicis et audacti [14r, Z. 16]: 30. August; in einigen Gegenden 31. August; vgl. Grotefend, S. 99 s. v. Felicis et Audacti; vgl. auch Kalender Straßburg sowie Kalender der Augustiner-Eremiten: 30. August.

fronen, sw.v. [13v, Z. 16]: *vroenen, vronen*, intr.: dienen, Frondienst leisten (Lexer III, Sp. 532)

gretten, sw.v., *grett* [11r, Z. 2], *gegrett*, [11r, Z. 17]: eigentlich: Würste, Fleisch gretten: im Kessel abkochen, halbweich sieden (DW 9, Sp. 203); hier bezogen auf Äpfel: weich kochen

geuglerinn?, s.f. [12v, Z. 5]: Geuklerin, Nebenform zu Gauklerin (DW 6, Sp. 4636; 4, Sp. 1566)

karb, s.m. [12v, Z. 5]: Nebenform zu *korp*, auch *korb, karb, karp* Korb (Lexer I, Sp. 1684f.)

kek, s.n. [11v, Z. 7; 13r, Z. 18; 13v, Z. 18]; *keckt* [13v, Z. 13, 15, 17]: zu *gehäcke, gehäck*, s.n.: gehacktes Fleisch u. ä., von Wurstfüllsel (DW 5, Sp. 2313f.; vgl. auch *gehäcks*, DW 5, Sp. 2314), Farce, klein gehacktes Fleisch

keßhuß, s.n. [11v, Z. 18]: Käsehaus (DW 5, Sp. 252f. s. v. Käsekammer: Kammer zur Aufbewahrung der Käse; (...) sie ist meist eigens gebaut, zu freiem Luftdurchzug, ähnlich einem Taubenhaus; mit Verweis auf Adelung, der „Käsehaus“ führe)

liecht, s.n. [14v, Z. 3]: Licht; vgl. die mit Licht assoziierten Heiligenfeste Johannes oder Johannes und Paulus: 24. bzw. 26. Juni (Grotefend, S. 101) sowie Michelstag 29. September (Grotefend, S. 123)

mattkúmich, s.m. [12v, Z. 13; 13r, Z. 13]: hd. für Wiesenkümmel (DW 11, Sp. 2590 mit Verweis auf Diefenbach 104a; N. gl. 77b); die Endung auf *-ch* ist laut DW (ebd.) „hauptsächlich dem Südwesten eigen“.

milren [13v, Z. 6]: Bedeutung bislang ungeklärt

mutschellen [13v, Z. 6; 14v, Z. 9] zu *mutsche* s.f.m.: ein Brot von geringer Größe und Beschaffenheit; mürbes Gebäck in dreieckiger oder Halbmondform; in Freiburg heißt eine geringere Mehlsorte *mutschelmel* (Lexer I, Sp. 2259f.)

ŏmi, s.f.n.m. [12r, Z. 4]: Ohm, ein bestimmtes großes Flüssigkeitsmaß (DW 13, Sp. 1200). Vgl. auch Kahnt und Knorr: *Alte Masse, Münzen und Gewichte* sowie Wolfgang Trapp: *Kleines Handbuch der Maße, Zahlen, Gewichte und der Zeitrechnung*; ferner Wikipedia s. v. Ohm.

snetzen, sw.v. [12r, Z. 21]: 1. zu mhd. *snitzen*, sw.v. (mit Senkung): in Stücke schneiden (Lexer II, Sp. 1039); 2. schnätzen, „schnitzen, zerschneidend oder bildend" (DW 15, Sp. 1199).

sŏm, s.m. [12r, Z. 3]: zu *soum*, Nebenformen *saum, sâm, sôm*: als Maßbestimmung (ursprünglich soviel wie ein Saumtier tragen kann), z.B. *ein sôm weins* (Lexer II, Sp. 1060)

tresit, s.n. [12v, Z. 10]: *trisanet, driet, trisanei*: gestoßenes rötliches Pulver aus verschiedenen vegetabilen Stoffen (Zucker und Zimt), laut Amaranthes, Frauenzimmerlexicon 1715 auch die daraus bereitete (Kontrast-) Brühe (Hopf 2003, S. 50, Nr. 0617); vgl. auch DW 22, Sp. 166–168 s. v. *tresenei*. Vgl. auch Adelung, Bd. 4, Sp. 685–686 s. v. *Tresenet*.

vß ballen, sw.v. [12v, Z. 10]: ausballen: *exprimere instar globi*: wie einen Ball auspressen (DW 1, Sp. 827); oder doch zu *walgern, wällen*: ausrollen, platt auswalzen (Hopf 2003, S. 176; DW 1, Sp. 1008; DW 13, Sp. 1238). Im letzten Falle wäre von einer Ersetzung von initialem *w* in der Stammsilbe durch *b* auszugehen: Auch wenn die Frühnhd. Gr. § L 44.4 die Schreibung von initialem *b* anstelle von *w*, die seit dem 14. Jh. auftritt, v. a. dem Schwäb., Schles., Oobd., Obfrk., vereinzelt auch Teilen des Obsächs./ Thür. zuschreibt, so sieht sie eine *b*-Aussprache der *b*-[statt *w*-]Schreibungen für diejenigen Räume als plausibel an, in denen mhd. *b* nicht der Spirantisierung unterlag, „also für das Hchalem./Schwäb. und Teile des Sbair." D. h. indirekt ja auch, dass es *b*- für *w*-Schreibungen auch in diesen Räumen gegeben haben muss. *vß ballen* könnte also durchaus auch „auswellen" entsprechen.

weiss(en), s.m. [11v, Z. 11]: mhd. *weize, weizze, weiz*: Weizen (Lexer III, Sp. 748); frühnhd. *Weiß* (Götze 226)

zinstag, s.m. [11v, Z. 12]: Tag, an dem Zins bezahlt wird (Lexer III, Sp. 1130) oder für *zîstag, zinstag*; s.m.: Dienstag; in alem. Denkmälern *zîstag*; Verweis auf Diefenbach 180c: *zinstag* (Lexer III, Sp. 1130 und III, Sp. 1136)

Bei der Bestimmung der Schreibsprache verwendete Abkürzungen

alem.	alemannisch
bair.	bairisch
frühnhd.	frühneuhochdeutsch
hchalem.	hochalemannisch
md.	mitteldeutsch
mhd.	mittelhochdeutsch
nalem.	niederalemannisch
obd.	oberdeutsch
obfrk.	oberfränkisch
obsächs.	obersächsisch
ofrk.	ostfränkisch
oobd.	ostoberdeutsch
ostalem.	ostalemannisch
sbair.	südbairisch
schwäb.	schwäbisch
s.f.	Substantiv, fem.
s.m.	Substantiv, mask.
s.n.	Substantiv, neutr.
sw.v.	schwaches Verb
thür.	thüringisch

Literaturverzeichnis

Adelung, Johann Christoph: Grammatisch-kritisches Wörterbuch der hochdeutschen Mundart. 2., verm. und verb. Ausg. 4 Bände. Leipzig: Breitkopf und Härtel 1793–1801. Online: http://lexika.digitale-sammlungen.de/adelung/

Aichholzer, Doris: „*Wildu machen ayn guet essen ...*" Drei mittelhochdeutsche Kochbücher. Erstedition, Übersetzung, Kommentar. Bern u. a.: Lang 1999 (Wiener Arbeiten zur germanischen Altertumskunde und Philologie. 35).

Amaranthes: Nutzbares, galantes und curiöses Frauenzimmerlexicon. Neudruck der Ausg. Leipzig 1715. Mit einem Nachwort von Manfred Lemmer. Leipzig: Edition Leipzig 1980.

Baufeld, Christa: Kleines frühneuhochdeutsches Wörterbuch. Tübingen: Niemeyer 1996.

Bohnenberger, Karl: Die Alemannische Mundart. Umgrenzung, Innengliederung und Kennzeichnung. Tübingen: Mohr 1953.

DW: Grimm, Jacob, und Wilhelm Grimm: Deutsches Wörterbuch. 16 Bände. Leipzig: Hirzel 1854–1971. Online: http://dwb.uni-trier.de/de/

Diefenbach, Lorenz: Glossarium Latino-Germanicum. Mediae et infimae aetatis. Unveränd. reprograf. Nachdr. der Ausg. Frankfurt a. M. 1857. Darmstadt: Wissenschaftliche Buchgesellschaft 1968.

Ehlert, Trude: *„Nehmet ein junges Hun, ertrånckets mit Essig."* Zur Syntax spätmittelalterlicher Kochbücher. In: Essen und Trinken in Mittelalter und Neuzeit. Vorträge eines interdisziplinären Symposions vom 10.–13. Juni 1987 an der Justus-Liebig-Universität Gießen. Hrsg. von Irmgard Bitsch, Trude Ehlert und Xenja von Ertzdorff. Sigmaringen: Thorbecke 1987, S. 261–276.

Ehlert 1996a: Hanns, des von wirtenberg koch. (Faksimile der Handschrift A.N.V. 12 der Universitätsbibliothek Basel). Transkription, Übersetzung, Glossar und kulturhistorischer Kommentar von Trude Ehlert im Auftr. von Tupperware. Donauwörth: Auer 1996.

Ehlert 1996b: Das Reichenauer Kochbuch aus der Badischen Landesbibliothek. Edition und Kommentar. Von Trude Ehlert in Verbindung mit Patrick Benz, Rick Chamberlin, Diana Finkele, Barbara Gölz, Erwin Heidt, Wolfgang Höhne, Ruth Karasek, Heike Kränkel, Birgit Mayer, Eberhard Müller, Annette Roser und Nicole Wolf. In: Mediävistik 9, 1996, S. 135–188.

Ehlert 1999: Münchner Kochbuchhandschriften aus dem 15. Jahrhundert. Cgm 349, 384, 467, 725, 811 und Clm 15632. Im Auftrag von Tupperware Deutschland hrsg. von Trude Ehlert in Zusammenarbeit mit Gunhild Brembs, Marianne Honold, Daniela Körner, Jörn Christoph Krüger, Robert Scheuble, Mirjam Schulz, Christian Suda und Monika Ullrich. Frankfurt a. M.: Tupperware 1999.

Ehlert 2010: Küchenmeisterei. Edition, Übersetzung und Kommentar zweier Kochbuch-Handschriften des 15. Jahrhunderts (Solothurn S 490 und Köln Historisches Archiv GB 4/ 27) von Trude Ehlert. Mit einem reprographischen Nachdruck der Kölner Handschrift. Frankfurt a. M. u. a.: Lang 2010 (Kultur – Wissenschaft – Literatur. Beiträge zur Mittelalterforschung. 21).

Fouquet 2000: Goldene Speisen in den Maien. Das Kochbuch des Augsburger Zunftbürgermeisters Ulrich Schwarz († 1478). Hrsg. von Gerhard Fouquet. St. Katharinen: Scripta Mercaturae 2000 (Sachüberlieferung und Geschichte. Siegener Abhandlungen zur Entwicklung der materiellen Kultur. 30).

Frühnhd. Gr.: Ebert, Robert Peter; Oskar Reichmann, Hans-Joachim Solms, Klaus-Peter Wegera: Frühneuhochdeutsche Grammatik. Tübingen: Niemeyer 1993 (Sammlung kurzer Grammatiken germanischer Dialekte. A, 12).

Glaser, Elvira: Die textuelle Struktur handschriftlicher und gedruckter Kochrezepte im Wandel. Zur Sprachgeschichte einer Textsorte. In: Textarten im Sprachwandel – nach der Erfindung des Buchdrucks. Hrsg. von Rudolf Grosse und Hans Wellmann. Heidelberg: Winter 1996 (Sprache – Literatur und Geschichte. 13), S. 225–249.

Gloning 1998: Rheinfränkisches Kochbuch um 1445. Text, Übersetzung, Anmerkungen und Glossar von Thomas Gloning. Kulturhistorische Würdigung von Trude Ehlert. Im Auftrag von Tupperware Deutschland. Frankfurt a. M.: Tupperware 1998.

Gloning, Thomas: Textgebrauch und sprachliche Gestalt älterer deutscher Kochrezepte (1350–1800). Ergebnisse und Aufgaben. In: Textsorten deutscher Prosa vom 12./13. bis 18. Jahrhundert und ihre Merkmale. Akten zum Internationalen Kongress in Berlin 20.–22. September 1999. Hrsg. von Franz Simmler. Bern u. a.: Lang 2002 (Jahrbuch für internationale Germanistik. Reihe A: Kongressberichte. 67), S. 517–550.

Götze, Alfred: Frühneuhochdeutsches Glossar. 7. Aufl, unveränd. Nachdruck der 6. Aufl. Berlin: de Gruyter 1967 (Kleine Texte für Vorlesungen und Übungen. 101).

Grotefend, Hermann: Taschenbuch der Zeitrechnung des deutschen Mittelalters und der Neuzeit. 14. Aufl. Hannover: Hahn 2007.

Die Handschriften 65/1–1200 im Generallandesarchiv Karlsruhe. Beschrieben von Michael Klein. Wiesbaden: Harrassowitz 1987 (Die Handschriften der Staatsarchive in Baden-Württemberg. 2)

Hepp, Eva: Die Fachsprache der mittelalterlichen Küche. Ein Lexikon. In: Hans Wiswe: Kulturgeschichte der Kochkunst. München: Moos 1970, S. 185–224.

Hödl, Nicola: Vertextungskonventionen des Kochrezepts vom Mittelalter bis in die Moderne (D-E-F-S). In: Eva Martha Eckkrammer, Nicola Hödl und Wolfgang Pöckl: Kontrastive Textologie. Wien: Praesens 1999, S. 47–76.

Honold, Marianne: Studie zur Funktionsgeschichte der spätmittelalterlichen deutschsprachigen Kochrezepthandschriften. Würzburg: Königshausen & Neumann 2005 (Würzburger medizinhistorische Forschungen. 87).

Hopf 2003: Bunsmann-Hopf, Sabine: Zur Sprache in Kochbüchern des späten Mittelalters und der frühen Neuzeit – ein fachkundliches Wörterbuch. Würzburg: Königshausen & Neumann 2003 (Würzburger medizinhistorische Forschungen. 89).

Kahnt, Helmut und Bernd Knorr: Alte Maße, Münzen und Gewichte. Ein Lexikon. Mannheim u. a.: Bibliogr. Institut 1987.

Krünitz, Johann Georg: Oeconomische Encyclopädie. Allgemeines System der Staats- Stadt- Haus- und Landwirthschaft in alphabetischer Ordnung. 242 Bände. Berlin: Pauli 1773–1858. Online: http://www.kruenitz1.uni-trier.de/

Lexer: Lexer, Matthias: Mittelhochdeutsches Handwörterbuch. Zugleich als Supplement und alphabetischer Index zum Mittelhochdeutschen Wörterbuche von Benecke-Müller-Zarncke. 3 Bände. Nachdr. der Ausg. Leipzig 1872–1878. Stuttgart: Hirzel 1970.

Mhd. Gr.: Paul, Hermann: Mittelhochdeutsche Grammatik. 25. Aufl., neu bearb. von Thomas Klein, Hans-Joachim Solms und Klaus-Peter Wegera. Mit einer Syntax von Ingeborg Schröbler, neubearb. und erw. von Heinz-Peter Prell. Tübingen: Niemeyer 2007 (Sammlung kurzer Grammatiken germanischer Dialekte. A, 2).

Mone, Franz Josef: Almosenordnung. In: Zeitschrift für Geschichte des Oberrheins 1, 1850, S. 147f.

Mone 1851: Mone, Franz Josef: Haushaltung und Sitten im 15. und 16. Jahrhundert. In: Zeitschrift für Geschichte des Oberrheins 2, 1851, S. 184–193.

N. gl.: Diefenbach: Novum glossarium Latino-Germanicum mediae et infimae aetatis. Beiträge zur wissenschaftlichen Kunde der neulateinischen und der germanischen Sprachen. Frankfurt a. M.: Sauerländer 1867.

Sorbello Staub 2002: Sorbello Staub, Alessandra: Die Basler Rezeptsammlung. Studien zu spätmittelalterlichen deutschen Kochbüchern. Erstausgabe mit Kommentar und Fachglossar der Handschriften Basel, ÖUB D II 30, Bl. 300ra–310va, und Heidelberg, UB cpg 551, Bl. 186r–196v und 197r–204r. Würzburg: Königshausen & Neumann 2002 (Würzburger medizinhistorische Forschungen. 71).

Trapp, Wolfgang: Kleines Handbuch der Maße, Zahlen, Gewichte und der Zeitrechnung. 2. Aufl. Stuttgart: Reclam 1996 (Universal-Bibliothek. 8737. Reclam Wissen).

Weinhold: Weinhold, Karl: Mittelhochdeutsche Grammatik. 2. Ausg., unveränd. [fotomechan.] Nachdr. [der Ausg.] Breslau, 1883. Paderborn: Schöningh 1967.

Wiswe 1956: Wiswe, Hans: Ein mittelniederdeutsches Kochbuch des 15. Jahrhunderts. In: Braunschweigisches Jahrbuch 37, 1956, S. 19–55.

Mediävistik zwischen Forschung, Lehre und Öffentlichkeit

Herausgegeben von Wernfried Hofmeister

Band 1 Markus Hinterholzer: *Alte HeldInnen braucht die Schule.* Das *Nibelungenlied* und der *Herr der Ringe* als literaturdidaktische Beispiele für einen gehirn-gerechten Mittelalterunterricht. 2007.

Band 2 Sigrid Rachoinig: *Wir tun kund und lassen dich wissen.* Briefe, Urkunden und Akten als spätmittelalterliche Grundformen schriftlicher Kommunikation, dargestellt anhand der Lebenszeugnisse Oswalds von Wolkenstein. 2009.

Band 3 Wernfried Hofmeister (Hrsg.): Mittelalterliche Wissensspeicher. Interdisziplinäre Studien zur Verbreitung ausgewählten ‚Orientierungswissens' im Spannungsfeld von Gelehrsamkeit und Illiteratheit. Unter Mitarbeit von Andrea Hofmeister-Winter. 2009.

Band 4 Ylva Schwinghammer: Rittergeschichten für die Klein(st)en. Die Welt des Mittelalters im aktuellen deutschsprachigen Kinderbuch. 2010.

Band 5 Daniela Karner: Täuschung in Gottes Namen. Fallstudien zur poetischen Unterlaufung von Gottesurteilen in Hartmanns von Aue „Iwein", Gottfrieds von Straßburg „Tristan", Des Strickers „Das heiße Eisen" und Konrads von Würzburg „Engelhard". 2010.

Band 6 Theresa Zifko: Literatur lokalisiert. Museologische Überlegungen zur Präsentation von literarischen Texten mit besonderer Bezugnahme auf das Designkonzept des Projekts *Steirische Literaturpfade des Mittelalters.* 2013.

Band 7 Ylva Schwinghammer: Das Mittelalter als Faszinosum oder Marginalie? Länderübergreifende Erhebungen, Analysen und Vorschläge zur Weiterentwicklung der Mittelalterdidaktik im muttersprachlichen Deutschunterricht. 2013.

Band 8 Andrea Hofmeister-Winter / Helmut W. Klug / Karin Kranich (Hrsg.): Der Koch ist der bessere Arzt. Zum Verhältnis von Diätetik und Kulinarik im Mittelalter und in der Frühen Neuzeit. Fachtagung im Rahmen des Tages der Geisteswissenschaften 2013 an der Karl-Franzens-Universität Graz, 20.6.–22.6.2013. 2014.

www.peterlang.com

www.ingramcontent.com/pod-product-compliance
Ingram Content Group UK Ltd.
Pitfield, Milton Keynes, MK11 3LW, UK
UKHW041119041026
8980IPUK00024B/72

9 783631 652473